ALLE ZEIT WACH
1842

H. Frenzel

Spontan- und Provokations-Nystagmus

Seine Beobachtung, Aufzeichnung und Formanalyse als Grundlage der Vestibularisuntersuchung

Zweite, völlig neu bearbeitete und erweiterte Auflage von

B. Minnigerode und H. H. Stenger

mit einem Beitrag von R. Grohmann

Mit 102 Abbildungen

Springer-Verlag Berlin Heidelberg New York 1982

Professor Dr. B. MINNIGERODE
Direktor der Universitäts-Hals-Nasen-Ohrenklinik und Poliklinik Essen,
Hufelandstr. 55, D-4300 Essen-Holsterhausen

Professor Dr. H. H. STENGER
Ehem. Direktor der städt. Hals-, Nasen- und Ohrenklinik,
Pawelstr. 4, D-3300 Braunschweig

Professor Dr. Dr. R. GROHMANN
Leiter der Abteilung für Audiometrie und Vestibulometrie
der Universitäts-Hals-Nasen-Ohrenklinik und Poliklinik Essen,
Hufelandstr. 55, D-4300 Essen-Holsterhausen

ISBN-13:978-3-642-68194-3 e-ISBN-13:978-3-642-68193-6
DOI: 10.1007/978-3-642-68193-6

CIP-Kurztitelaufnahme der Deutschen Bibliothek
Frenzel, Hermann:
Spontan- und Provokations-Nystagmus : seine Beobachtung, Aufzeichn. u. Formanalyse als Grundlage d. Vestibularisunters. / H. Frenzel. – 2., völlig neu bearb. u. erw. Aufl. / von B. Minnigerode u. H. H. Stenger. Mit e. Beitr. von R. Grohmann. – Berlin ; Heidelberg ; New York : Springer, 1982.
ISBN-13:978-3-642-68194-3

NE: Minnigerode, Bernhard [Bearb.]

Softcover reprint of the hardcover 2nd edition 1982

2122/3130 – 543210

Vorwort zur zweiten Auflage

Wenn seit dem Erscheinen eines Buches mehr als zwei Jahrzehnte vergangen sind, versteht es sich, daß die Verfasser in der Nachfolge des Autors und ihres langjährigen Lehrers manches hinzuzufügen oder zu berichtigen haben. Trotzdem erscheint dieses wesentlich auf diagnostische Zwecke ausgerichtete Praktikum für Beobachtung, Aufzeichnung und Formanalyse des Spontan- und Provokations-Nystagmus ohne grundsätzliche Veränderungen, damit die Einheit des Ganzen durch nachträgliche Eingriffe im einzelnen nicht gestört wird. Der Grundgedanke, der diesem Buch sein Daseinsrecht gibt und auf den alles ankommt, nämlich einen Leitfaden für die ärztliche Praxis zu bilden, hat sich bewährt, nicht nur den Verfassern selbst, sondern auch nach dem Urteil vieler mit der Vestibularisuntersuchung und -forschung befaßter Wissenschaftler. Dennoch bedarf eine neue Auflage im Hinblick auf die inzwischen eingetretene Entwicklung der Vestibularis- und Nystagmusuntersuchung eine Begründung.
Neue Methoden und die Ausarbeitung zahlloser Techniken der Vestibularisprüfung haben die Frage, was wesentlicher Bestandteil der klinischen Vestibularisuntersuchung sein muß und in welcher Form sie durchzuführen ist, immer schwieriger und unübersichtlicher werden lassen. Die Bemühungen um eine allgemeingültige und vergleichbar standardisierte Untersuchungsmethodik und deren Auswertbarkeit haben bisher nicht zum Ziele geführt und vielfach ist dabei die seit der Einführung der experimentellen Vestibularisprüfung durch *Bárány* selbstverständliche Regel und Forderung nach einer vorherigen Feststellung vestibulärer Spontansymptome, insbesondere eines etwaigen *Spontannystagmus,* in Vergessenheit geraten.
Bei diesem Stande der Entwicklung erschien es daher angezeigt, das für die diagnostischen Entscheidungen bezüglich der in der ärztlichen Praxis wesentlichen Untersuchungszwecke unerläßliche *systematische Fahnden nach Spontan- und Provokationsnystagmus* in seiner geschlossenen Darstellung neu herauszugeben. Dort, wo neuere Erkenntnisse das Verständnis erweitern konnten, wurden sie in den Text aufgenommen, aus der praktischen Erfahrung methodologisch Überflüssiges dagegen fortgelassen oder nur der Vollständigkeit halber erwähnt. Abweichungen bezüglich des im Einzelfalle zweckmäßigen Verfahrens im Sinne einer gezielten Prüfung unter klinischen und unter Praxisbedingungen wurden hervorgehoben. Für die klinische Nystagmusforschung nützliche Hinweise, die über das für die Praxis Notwendige hinausgehen, wurden wiederum in Kleindruckabschnitten und Anmerkungen eingefügt. Neu aufgenommen wurde anhangsweise ein Ab-

schnitt über die Bewertung der Elektronystagmographie für die Erfassung von Spontan- und Provokationsnystagmus. Das Literaturverzeichnis, das sich auf die in dem Leitfaden zitierten Arbeiten beschränkt, wurde so neugeordnet, daß es ein weiterführendes Studium von Einzelfragen ermöglicht. Hinzugefügt wurde ein Sachverzeichnis, das der schnellen Orientierung bei der Handhabung des vorliegenden Praktikums dienen soll.

Essen/Braunschweig B. MINNIGERODE · H. H. STENGER

Aus dem Vorwort zur ersten Auflage

Die Diskussion über die Untersuchungsmethodik des Vestibularis ist neuerdings wieder lebhaft im Gange. Auf der einen Seite bemüht man sich um eine kritische Sichtung der bisherigen Methoden zum Zwecke einer international anerkannten Standardisierung, auf der anderen Seite werden neue Methoden und Techniken ausgearbeitet.

Die *Cupulometrie* (VAN EGMOND, JONGKEES, GROEN), die betonte Heranziehung des *2ten Drehnachnystagmus* (MITTERMAIER) unter Verwendung elektrisch betriebener Drehstühle und Drehkammern und der Elektronystagmographie, die Aufstellung von Testkombinationen (Relations- bzw. Doratests F. KOBRAKS), die thermische Technik HALLPIKES, sind neuere Versuche, um die Ergiebigkeit der Vestibularisprüfung zu steigern.

Für alle diese Methoden wird, wie das seit der Einführung der experimentellen Vestibularisprüfung durch BÁRÁNY als selbstverständliche Regel gilt, die vorherige Feststellung vestibulärer Spontansymptome, vor allem eines etwaigen *Spontannystagmus* gefordert.

Vestibulärer Spontannystagmus oder Provokationsnystagmus, d. h. der erst nach provozierenden Lockerungsmaßnahmen und Lagewechsel auftretende pathologische Nystagmus, sind überraschend häufige Symptome, wenn gründlich und planmäßig nach ihnen gesucht wird.

Die systematische Fahndung auf Spontan- und Provokationsnystagmus, der wichtigste und neben einer grob-quantitativen Erregbarkeitsprüfung der ergiebigste Teil der Vestibularisuntersuchung in der Praxis, ist in jedem Falle unerläßlich. Sie ermöglicht oft den Verzicht auf komplizierte, zeitraubende und wegen der hohen Variabilität vielfach fragwürdige fein-quantitative Erregbarkeitsprüfungen zugunsten der erwähnten meist mit einfachen Mitteln durchführbaren *gezielten grob-quantitativen Erregbarkeitsprüfung.*

Neben der Suche nach dem Vorhandensein eines pathologischen Nystagmus überhaupt ist die Erfassung des Gesamtbildes eines Nystagmus nach Schlagform, Schlagrichtung, Schlagfeld, Intensität und zeitlichem Ablauf unter verschiedenen Lockerungs- und Lagewechselbedingungen und dessen formanalytische Klassifizierung notwendig. Wollte man jedoch ein Gesamtbild dieser Art in Beschreibungen festlegen, so würde es zu einer für den Untersucher wie für den Leser ermüdenden und verwirrenden Aufzeichnung kommen. Der Gebrauch eines übersichtlichen *Aufzeichnungsschemas* ist daher ein zwar nur äußerlicher, aber praktisch wesentlicher Bestandteil der systematischen Untersuchung auf Spontan- und Provokationsnystagmus. Ein geeignetes ausführliches Schema habe ich 1938 vorgeschla-

gen, nachdem ich 1930 das Grundschema als Hilfsmittel für die formanalytische Abgrenzung bestimmter Nystagmustypen, vor allem eines *richtungsbestimmten Nystagmus* und eines *Blickrichtungsnystagmus* benutzt hatte.
Es erscheint mir angebracht, die Beobachtung und Aufzeichnung des Spontan- und Provokationsnystagmus in Form eines kurzen Praktikums für diagnostische Zwecke darzustellen und an einigen Beispielen zu erläutern. In der Einleitung wird ein Überblick über das Grundsätzliche der Vestibularisuntersuchung auf möglichst einfache Weise gegeben. Zu diesem Zweck muß natürlich manches schematischer und unproblematischer dargestellt werden, als es in Wirklichkeit ist. Für den vorliegenden Zweck dürfte jedoch diese Vereinfachung am Platze sein.
Die dargestellte Art der Nystagmus-Beobachtung und -Aufzeichnung ist auch von anderen Untersuchern verschiedentlich übernommen worden. Insbesondere hat die Einteilung in richtungsbestimmten und Blickrichtungsnystagmus Verbreitung gefunden, und das Prinzip der formanalytischen Klassifizierung ist auch auf den Lagenystagmus (richtungsbestimmter und richtungswechselnder Lagenystagmus nach L. B. SEIFERTH) und den Sonderfall des Kopfschüttelnystagmus (richtungsbestimmter, richtungswechselnder und unterbrochener Kopfschüttelnystagmus nach MORITZ) angewendet worden.
So möge die vorliegende Zusammenfassung und Ergänzung des bisher nur in einzelnen Zeitschriftenbeiträgen Niedergelegten nicht nur als Hilfe für die systematische Nystagmusbeobachtung in der ärztlichen Praxis, sondern auch für die klinische Nystagmusforschung nützlich sein. Für den letztgenannten Zweck sind Hinweise, die über das für die Praxis Notwendige hinausgehen, in Kleindruckabschnitten und Anmerkungen eingefügt.

Göttingen, im März 1954 H. FRENZEL

Inhaltsverzeichnis

1 Einleitung

1.1 Die Grundlagen der experimentellen Vestibulariserregung und der Entstehung von Spontansymptomen

Der Nervus vestibularis stellt anatomisch nicht nur den sensorischen Nerven des hochempfindlichen Vestibularapparates dar, sondern ist zugleich ein durch besonders zahlreiche und weitläufige Verbindungen zum vegetativen Nervensystem, zum optokinetischen System, zum Kleinhirn, zu den Spinalbahnen u.a.m. ausgezeichneter Hirnnerv. Aus diesen vielfältigen Verknüpfungen erklärt sich seine häufige Beteiligung nicht nur bei Erkrankungen des Ohres, sondern auch bei den verschiedenartigsten organischen Erkrankungen des Zentralnervensystems, und auf eine Störung bzw. Beteiligung des Vestibulariskomplexes ist infolgedessen auch die überwiegende Zahl von Schwindelzuständen bei Erkrankungen unterschiedlichster Art zurückzuführen.

Die Vestibularisuntersuchung gehört daher zu den klinisch wichtigen Untersuchungsmethoden, deren größerer Verbreitung über das Fachgebiet der Otologie hinaus vor allem die verwirrende Vielgestaltigkeit der Methodik und die oft schwierige Deutung der Befunde entgegenstehen.

Trotz sehr zahlreicher und mühevoller Forschungen sind nämlich auch heute noch unsere Kenntnisse in vieler Hinsicht lückenhaft und unsicher, so daß die Zahl der ätiologisch oder auch nur topisch-diagnostisch *entscheidenden* Befunde unter den so häufig feststellbaren Vestibularisstörungen verhältnismäßig gering ist. Ungeachtet dessen bietet die Vestibularisprüfung über die meist leicht diagnostizierbaren otitischen oder durch organische Erkrankungen des Zentralnervensystems verursachten Vestibularisstörungen hinaus sehr oft klinisch wertvolle Befunde. Vorwiegend handelt es sich dabei um vasculäre Prozesse unterschiedlicher Art, wie Insulte und mechanisch oder dysregulatorisch bedingte Durchblutungsstörungen, bei deren Zustandekommen neben einer allgemeinen vegetativen Dystonie auch Einflüsse der Schwerkraft und des Blutdruckes und vielerlei ätiologische Faktoren, wie Trauma, Allergie, Intoxikationen, Osteochondrose der Halswirbelsäule, hormonale Störungen und nicht zuletzt psychische Einflüsse auf das Vegetativum eine Rolle spielen (Abb. 1). Diese durchaus noch nicht vollständige Aufzählung läßt erkennen, daß es sich auch außerhalb des Faches der Otologie lohnt, der Vestibularisprüfung, insbesondere in Verbindung mit dem Hörbefunde, in der Neurologie, der inneren Medizin und der Unfallheilkunde, aber auch in der Allgemeinpraxis mehr Beachtung zu schenken, als das bisher der Fall ist.

Der aus den 3 Bogengängen und den beiden Vorhofsäckchen bestehende Vestibularapparat ist ein *Receptor für Dreh- und Linearbeschleunigungen* einschließlich

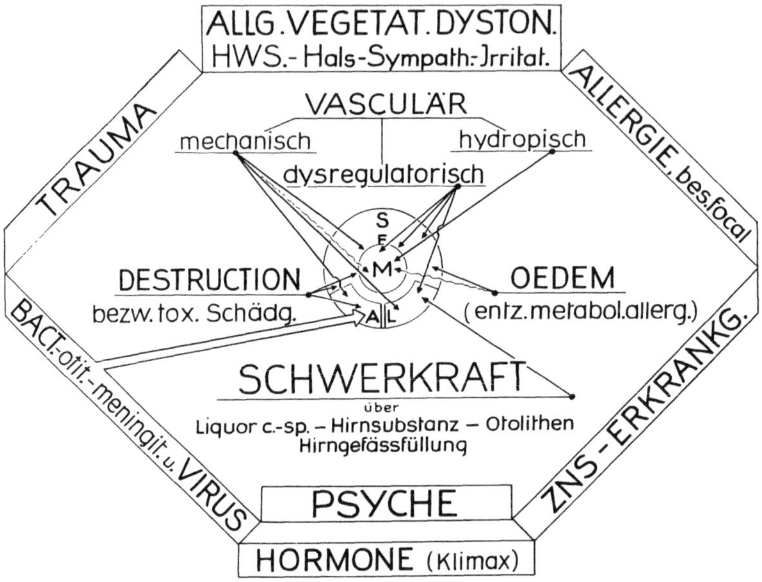

Abb. 1. Überblick über die pathogenetischen und aetiologischen (=Außenring mit umrandeten Feldern) Möglichkeiten, die bei der Diagnostik von Vestibularisstörungen in Betracht zu ziehen sind. *M* Anfallsschwindel Typ Menière, *A* Dauerschwindel Typ Labyrinthausfall, *L* Lage-, Lagerungs- und Bewegungsschwindel, *SF* Schwindelformen anderer Art

der Beschleunigungen der Lage im Gravitationsfeld der Erde. Die Cochlea ist ausschließlich Hörorgan.

Die engen anatomischen Beziehungen zwischen Vestibularapparat und Cochlea machen eine wechselseitige Beeinflussung der Funktionen, z. B. für das Raumhören oder die Schallrichtungsbestimmung, zwar wahrscheinlich, um so mehr als das Hören ebenso wie die Reception von Beschleunigungen nach Brünings (1911) ein spezifiziertes Tasten darstellt, jedoch hat die wiederholt geäußerte Ansicht, daß der Sacculus, der mit der Cochlea anatomisch enger verbunden zu sein scheint als mit Utriculus und Bogengängen, Receptoreigenschaften etwa für die dem Schall verwandten Vibrationen habe und daß seine Funktion von der des Utriculus getrennt werden müsse, bisher für die Verhältnisse beim Menschen keine allgemeine Anerkennung gefunden.

Zum Verständnis des Grundsätzlichen der Vestibularisprüfung soll die schematische Darstellung des Innenohres dienen (Abb. 2). Die Verhältnisse können aber noch weiter vereinfacht werden. Da nämlich eine *Statolithenprüfung* bisher noch keine klinisch verwertbare Methode geworden ist, können die Statolithen vorerst unberücksichtigt bleiben. Weiterhin spielen die vertikalen Bogengänge für die klinische Untersuchung eine untergeordnete Rolle, so daß es für das Grundsätzliche genügt, die *horizontalen Bogengänge* als die *Repräsentanten der Labyrinthfunktion* zu betrachten. Sie bilden daher das bevorzugte Objekt der klinischen Vestibularisprüfung (Abb. 3).

Der adäquate Reiz für die Bogengänge ist die durch Winkelbeschleunigungen bewirkte Trägheitsströmung der Endolymphe, die zur Verbiegung der Cupulae mit den Sinneshaaren führt. Dabei ist es grundsätzlich gleichgültig, ob eine *fließende*

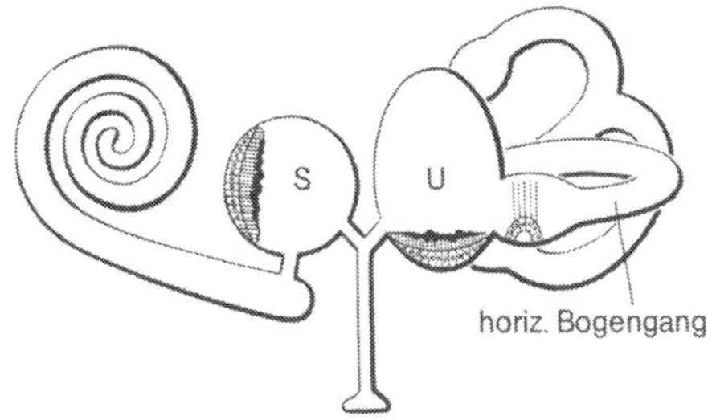

Abb. 2. *Schema des häutigen Labyrinthes.* In den Vorhofsäckchen (S = Sacculus, U = Utriculus) befinden sich die flächenhaften Sinnesendstellen der Statolithen (= Otolithen) mit den spezifisch schwereren Kalkkonkrementen auf den Sinneshaaren. Sie sprechen auf den Lagereiz der Erdbeschleunigung und auf Progressivbeschleunigungen an. In den Ampullen der Bogengänge – hier nur in der Ampulle des horizontalen Bogenganges gezeichnet – befinden sich die leistenförmigen Sinnesendstellen mit ihren zur Cupula verbundenen langen Sinneshaaren, die auf Drehbeschleunigungen durch lymphokinetisch bedingte Verbiegungen ansprechen. – Das Schema dient nur der Darstellung des Grundsätzlichen der Vestibularisfunktion ohne Anspruch auf anatomische Richtigkeit

Strömung zustande kommt oder nur eine Druckdifferenz – die Voraussetzung jeder Strömung – auftritt und die Cupulaverbiegung durch diese Druckdifferenz erfolgt.

Eine andere Frage ist die Wirkung einer generellen Steigerung des im Innenohr herrschenden Druckes, eines Labyrinthhydrops (Wittmaack, 1956), wie sie bei gewissen Erkrankungen des Labyrinthes, z. B. beim typischen Morbus Menièri als ausschlaggebender Faktor heute als gesichert anzusehen ist.[1]

Bei den alltäglich unzählige Male vorwiegend in der Horizontalebene ausgeführten Kopfdrehungen wirken die adäquaten Reize auf beide Labyrinthe. *Rechtsdrehung* des Kopfes führt zu einer ampullopetalen Trägheitsströmung im rechten und zu einer ampullofugalen Trägheitsströmung im linken horizontalen Bogengang; *Linksdrehung* des Kopfes führt dementsprechend umgekehrt zu einer ampullofugalen

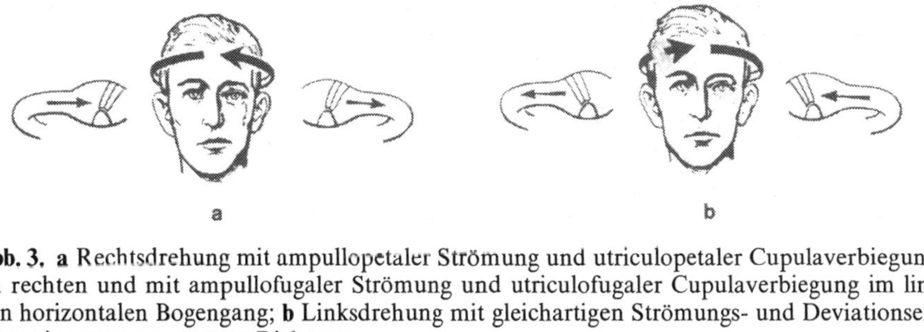

Abb. 3. a Rechtsdrehung mit ampullopetaler Strömung und utriculopetaler Cupulaverbiegung im rechten und mit ampullofugaler Strömung und utriculofugaler Cupulaverbiegung im linken horizontalen Bogengang; **b** Linksdrehung mit gleichartigen Strömungs- und Deviationseffekten in entgegengesetzter Richtung

---

1 Bereits 1871 nahm Knapp einen erhöhten Labyrinth-Druck als Menière-Ursache an, und 1880 sprach der Physiologe Hensen (zit. nach Werner 1940) von der Menièreschen Krankheit als einem „Ohrenglaukom".

Trägheitsströmung im rechten und zu einer ampullopetalen Strömung im linken horizontalen Bogengang (Abb. 3). *Die daraus resultierenden Cupulaverbiegungen bewirken eine je nach ihrer Richtung unterschiedliche Beeinflussung der elektrischen Spontan-Aktivität der Sinnesendstellen.* Auch in körperlicher Ruhestellung gehen nämlich ständig von jedem der beiden Labyrinthe elektrische Impulse zum gleichseitigen Vestibulariskern aus, die sich die Waage halten. Es besteht also ein symmetrischer Vestibular-Ruhetonus (Abb. 4).[2]

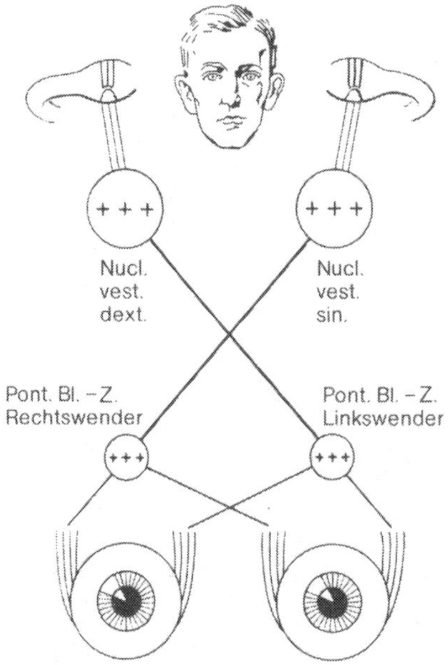

Abb. 4. Schema des vestibulären *Ruhetonus*

Utriculopetale Cupulaverbiegung führt regelmäßig zu einer Steigerung, utriculofugale Cupulaverbiegung zu einer Verminderung der elektrischen Aktivität der Sinnesendstellen in den horizontalen Bogengängen.

Bei Kopfdrehung nach rechts erfolgt infolgedessen eine Tonuszunahme im rechten und eine Tonusabnahme im linken Vestibulariskern. Es tritt eine *Vestibularistonusdifferenz* zugunsten der rechten Seite (Abb. 5a) und bei Kopfdrehung nach links eine solche zugunsten der linken Seite ein (Abb. 5b). Diese Vestibulartonusdifferenz wirkt sich auf ausgedehnte Muskelgebiete des ganzen Körpers aus, die in Form der

2 Ewald hat bereits 1892 das Vorliegen einer „beständigen Thätigkeit der Labyrinthe" angenommen, wie sie später durch die Registrierung elektrischer Vorgänge nachgewiesen wurde. Von ihm stammt die Bezeichnung Tonuslabyrinth. Als Ursache nahm er eine Flimmertätigkeit der Cupulahaare nach Art des Flimmerepithels an. Vor ihm hatte schon Bechterew 1883 Annahmen ähnlicher Art geäußert. Högyes hatte noch früher (1881) gleichmäßige bilaterale Reflex-Nervenreize angenommen, die fortwährend von den beiderseitigen häutigen Labyrinthen ausgehen würden.

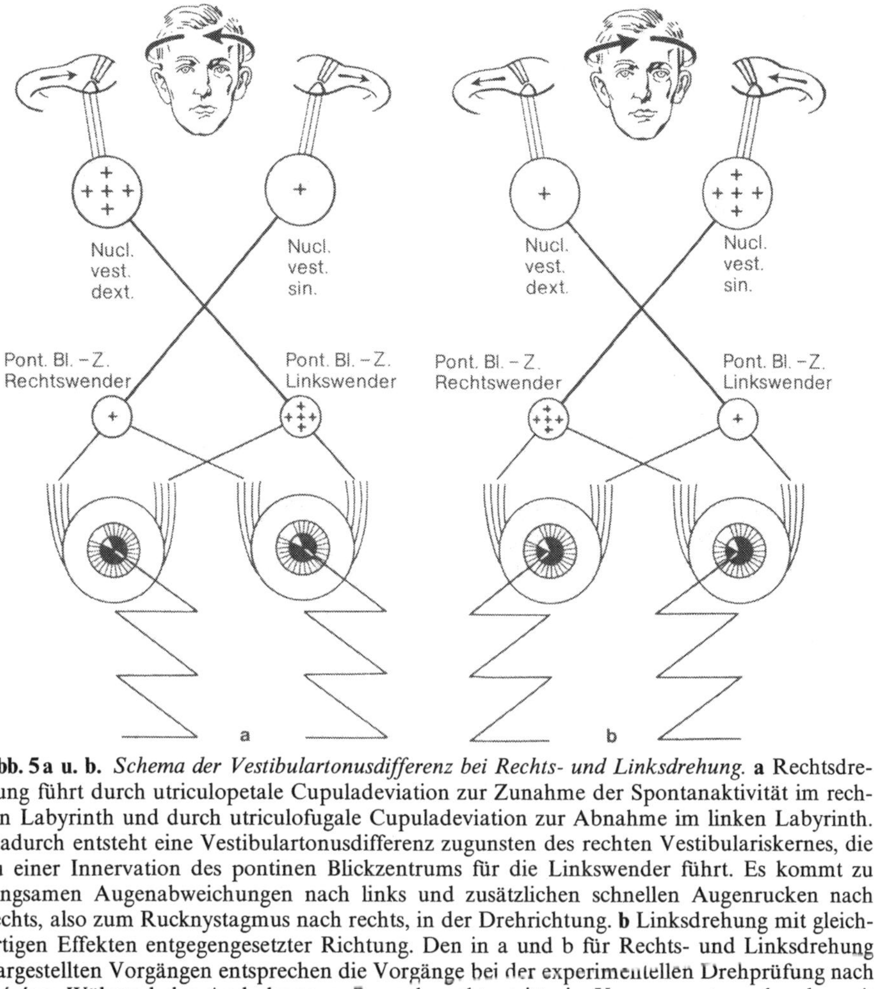

Abb. 5 a u. b. *Schema der Vestibulartonusdifferenz bei Rechts- und Linksdrehung.* **a** Rechtsdrehung führt durch utriculopetale Cupuladeviation zur Zunahme der Spontanaktivität im rechten Labyrinth und durch utriculofugale Cupuladeviation zur Abnahme im linken Labyrinth. Dadurch entsteht eine Vestibulartonusdifferenz zugunsten des rechten Vestibulariskernes, die zu einer Innervation des pontinen Blickzentrums für die Linkswender führt. Es kommt zu langsamen Augenabweichungen nach links und zusätzlichen schnellen Augenrucken nach rechts, also zum Rucknystagmus nach rechts, in der Drehrichtung. **b** Linksdrehung mit gleichartigen Effekten entgegengesetzter Richtung. Den in a und b für Rechts- und Linksdrehung dargestellten Vorgängen entsprechen die Vorgänge bei der experimentellen Drehprüfung nach *Bárány*. Während der Andrehung, z. B. nach rechts, tritt ein Vorgang entsprechend a mit Rechtsnystagmus auf, der bei fortgesetzter Drehung allmählich in den Zustand des Ruhetonus (Abb. 4) übergeht. Nach dem Anhalten aus der Drehung tritt der Drehnachnystagmus entsprechend dem Vorgang b auf

verschiedensten Muskelaktionen an den Augen, am Rumpf und an den Extremitäten auftreten. Tonuszunahme des Vestibulariskernes der einen Seite ebenso wie Tonusabnahme des Vestibulariskernes der anderen Seite oder beide zusammen, also ein Überwiegen des Vestibulartonus einer Seite, führen zu Bewegungen zur Gegenseite (Abb. 6). Ein Überwiegen des rechtsseitigen Vestibulartonus bedingt daher:

1. Abweichen der Augen nach links,
2. Kopfdrehung nach links,
3. Rumpfdrehung nach links,
4. Abweichen der ausgestreckten Arme nach links und Absinken des linken Armes,
5. Schwerpunktverlagerung des Körpers nach links mit Fallneigung nach links,
6. Gangabweichung nach links.

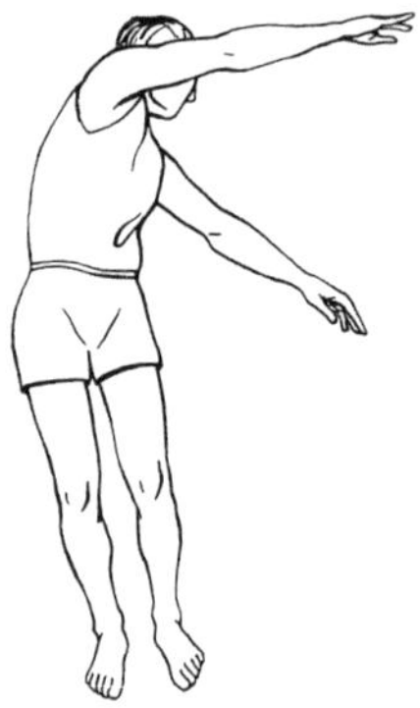

Abb. 6. Auswirkungen einer experimentellen Labyrintherregung mit Überwiegen der rechtsseitigen Labyrinthaktivität und einer Vestibulartonusdifferenz zugunsten des rechten Vestibulariskernes (Diskuswerferstellung nach M. H. Fischer)

Alle diese Vorgänge treten allerdings unter physiologischen Bedingungen (z. B. Kopfdrehungen) im täglichen Leben nicht ohne weiteres in Erscheinung. Im Zusammenwirken mit optischen und tiefensensiblen Einflüssen dienen sie der Gleichgewichtserhaltung und werden unmerklich zu den jeweils für das Körpergleichgewicht und die Orientierung im Raum zweckmäßigen Muskelaktionen verarbeitet.
Hinsichtlich der bogengangsbedingten Augenbewegungen besteht insofern eine Besonderheit, als es nicht nur zu *einer* langsamen Deviation nach der Seite des geringeren Vestibulartonus kommt, sondern zu regelmäßig wiederholten Deviationen, die jeweils durch schnelle Rückbewegungen der Augen unterbrochen werden, also zu dem *rhythmischen Vorgang des in regelmäßigem Wechsel aus langsamen und schnellen Phasen zusammengesetzten Rucknystagmus.* Die schnellen Phasen sind dabei ein zusätzlicher zentraler, nicht unmittelbar labyrinthär bedingter Vorgang.
Der bei Kopfdrehungen auftretende *Drehnystagmus* tritt unter den Bedingungen des täglichen Lebens ebenfalls nicht in Erscheinung, da er regelmäßig durch eine schnelle, die Augen in Drehrichtung vorauswerfende, nicht vestibulär bedingte Augenbewegung überlagert wird. Nur bei langsamen Kopfdrehungen (Rundblickbewegungen) läßt sich der Drehnystagmus z. B. durch Palpation der Bulbi mittels Zeige-, Mittel- und Ringfingerkuppen durch die zart geschlossenen Augenlider hindurch nachweisen.
Mit zunehmender Rechtsdrehung des Kopfes läßt sich neben dem Drehnystagmus eine Verlagerung der Augenbewegung immer mehr in die rechte, bei zunehmender Linksdrehung immer mehr in die linke Orbitalhälfte feststellen. Es tritt also eine *Schlagfeldverlagerung* des Drehnystagmus ein, die einen zusätzlichen Vorgang zu den vestibulär bedingten Augenbewegungen darstellt und von der Tiefensensibilität durch Halsreflexe verursacht wird.
Ein *Drehnystagmus* kann bei offenen Augen auch rein *optokinetisch* entstehen. Bei einer Kopfdrehung führt nämlich die scheinbar vorübergleitende Umgebung – vorausgesetzt, daß die Augen geöffnet sind und fixieren – ebenso wie die tatsächlich vorübergleitende Umgebung im optischen Drehrad zu einem dem vestibulären Drehnystagmus in Schlagform und Schlagrichtung vollkommen gleichenden optokinetischen Nystagmus.

Auch bei Labyrinthlosen läßt sich trotz fehlender vestibulärer Funktionen ein Drehnystagmus nachweisen, der bei offenen Augen während langsamer Kopfdrehungen rein optokinetisch ausgelöst, bei geschlossenen Augen und isolierten Kopfdrehungen dagegen durch die normalerweise nur zur Schlagfeldverlagerung führenden Halsreflexe erzeugt wird. Dieser dem vestibulären Drehnystagmus in Schlagform und Schlagrichtung ebenfalls gleichende halsreflektorische Nystagmus wird bei Labyrinthlosen nach Ausschaltung der Fixation unter der Leuchtbrille erkennbar, wenn der Körper gegen den im Raume fixierten Kopf auf einem Drehstuhl nach rechts und links gedreht wird.

Die *vestibulär, optisch* und *halsreflektorisch* begründete *Dreifachsicherung des Drehnystagmus* ist als Hinweis auf seine offensichtlich wichtige physiologische Bedeutung zu werten. Diese Bedeutung wird erkennbar, wenn man bei langsamen Kopfdrehungen durch Fixation eines mit gleicher Winkelgeschwindigkeit bewegten Gegenstandes das Auftreten des Nystagmus unterdrückt: Es treten dann gegensinnige Scheinbewegungen der Umgebung auf.
Der Drehnystagmus hat also die Aufgabe, bei Rundblickbewegungen des Kopfes die Umgebung als ruhig stehend abzubilden. Durch den Nystagmus wird die vorübergleitende Umgebung in eine Reihe von Teilbildern zerlegt, die nach Art einer Filmaufnahme jeweils kurze Zeit stille stehen. Das geschieht während der langsamen Nystagmusphase, in der die Augen zwar in den Augenhöhlen des sich drehenden Kopfes eine Bewegung vollführen, im Raum aber jeweils in Ruhe verharren. Während der anschließenden schnellen Phase springen sie zur nächsten Aufnahme in der Drehrichtung weiter.
Die geschilderten physiologischen Vorgänge der Bogengangserregung stellen die *Grundlage* sowohl für das *Verständnis der Spontansymptome* bei Labyrintherkrankungen als auch *der experimentellen Erregung* zum Zwecke der klinischen Vestibularisprüfung dar.
Die *vestibulären Spontansymptome* bei peripheren Vestibularisstörungen[3] gleichen im wesentlichen den beschriebenen Erregungseffekten nach Drehreizen, d. h. sie beruhen auf einer Vestibulartonusdifferenz. Das wird aus Abb. 5 b und Abb. 7 offensichtlich, die in starker Vereinfachung die neurophysiologische Grundlage für den als Erregungseffekt bei der experimentellen Prüfung wie auch als Spontansymptom wichtigsten Nystagmusvorgang, nämlich den horizontalen Nystagmus, wiedergeben.
Im Ruhezustand tonisiert das *rechte Labyrinth* den rechten Vestibulariskern und dieser wiederum über das linke pontine Blickzentrum den rechten Musculus internus und den linken Musculus abducens, also die *Linkswender der Augen*. In gleichem Maße tonisiert das *linke Labyrinth die Rechtswender der Augen*, es herrscht Tonusgleichgewicht und es besteht kein Nystagmus.
Eine Labyrinthschädigung, im Beispiel der Abb. 7 der rechten Seite, vermindert oder unterbricht die tonisierende Funktion des rechten Labyrinthes. Der rechte Vestibulariskern und das linke Blickzentrum erhalten also keine Impulse mehr. Der Tonus des linken Labyrinthes überwiegt nunmehr und führt über den linken Vesti-

3 Zentral ausgelöste Vestibularisstörungen unterscheiden sich von den peripher ausgelösten oft durch das Fehlen gesetzmäßiger Beziehungen zwischen den einzelnen Erregungseffekten (vestibuläre Dysharmonie) und durch das Fehlen gesetzmäßig verlaufender Kompensationsvorgänge. Bei zentralen Störungen sind die Verhältnisse wesentlich unübersichtlicher. Ob es sich auch bei ihnen – was als Analogieschluß naheläge – um Schädigungen tonisierender Funktionen oder tonisierter Gebiete handelt, oder ob andersartige Vorgänge entscheidend sind, ist vorläufig noch unklar. Zentrale Vestibularisstörungen bieten zudem oft ein buntes Symptomenbild auch von seiten der Augenbewegungen, weil häufig Kombinationssymptome des vestibulären und okulären Kernbahnensystems vorliegen, deren Isolierung voneinander im Einzelfalle nur selten möglich ist.

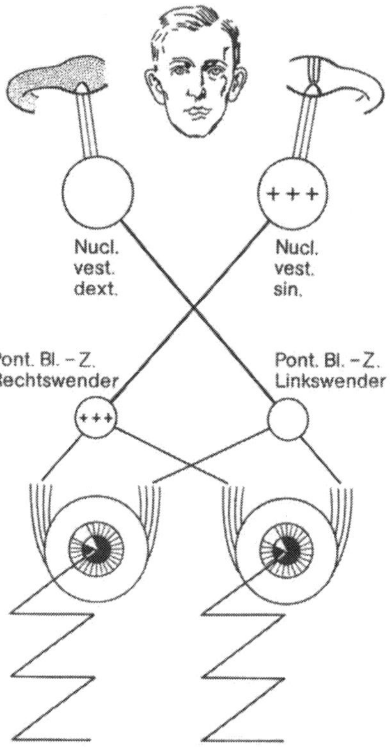

Abb. 7. Vestibulartonusdifferenz zugunsten der linken Seite mit Linksnystagmus infolge Labyrinthausfalles rechts

bulariskern und das rechte Blickzentrum zu einer Innervation der Rechtswender der Augen. Es kommt infolgedessen zunächst zu einer langsamen Augenbewegung nach rechts. Durch die nachfolgende schnelle Rückbewegung der Augen zur Gegenseite entsteht ein Rucknystagmus nach links. Bezüglich der bei einseitiger Labyrinthschädigung oder einseitigem Labyrinthausfall auftretenden Spontansymptome bedeutet das: *Spontannystagmus zur gesunden Seite* (die Richtung des Rucknystagmus wird stets nach der auffälligeren schnellen Phase bezeichnet, obwohl die langsame Phase der eigentliche vestibuläre Vorgang ist). Alle anderen motorischen Erregungseffekte wie Kopf- und Körperdrehung, Vorbeizeigen, Fallneigung und Gangabweichung verlaufen der langsamen Phase des Nystagmus gleichgerichtet, also zur kranken Seite.

Subjektive *Dreh- und Schwindelempfindungen* erlangen innerhalb der Spontansymptome eine besondere Bedeutung. Da physiologischerweise Drehwahrnehmungen nur bei intensiv darauf gerichteter Aufmerksamkeit bewußt werden – physiologischen Vestibularis-Schwindel gibt es im Gegensatz zum Nystagmus nicht –, gewinnen sie als Spontansymptom bei Vestibulariserkrankungen einen erheblichen diagnostischen Wert. Eine *gründliche Schwindelanalyse* bildet daher einen *wichtigen Teil der Vestibularisuntersuchung*. Darüber hinaus sind Drehempfindungen bzw. Schwindel auch wichtige Kriterien bei der experimentellen Prüfung.

Neben der Analyse und Beobachtung der Spontansymptome Schwindelempfindung und Nystagmus besteht die Vestibularisuntersuchung in der Prüfung der experimentellen Erregbarkeit. Sie wird mittels *Drehprüfung, thermischer Prüfung* oder *elektrischer Prüfung* sowie in bestimmten Krankheitsfällen durch Druck- und Sog-Reize (*Fistelproben*) durchgeführt.

Der *Drehprüfung* liegt folgender Vorgang zugrunde: Im Beginn der Drehung tritt wie bei den Kopfdrehungen des täglichen Lebens eine Trägheitsströmung in den horizontalen Bogengängen mit Cupulaverbiegung entgegen der Drehrichtung auf. Bei fortgesetzter gleichförmiger Drehung nimmt die Endolymphe durch Reibungseinflüsse allmählich die Drehgeschwindigkeit der Bogengangswand an, die Cupula kehrt in ihre Ruhelage zurück. Nach dem Anhalten aus der Drehung strömt die Endolymphe, wiederum infolge ihrer Trägheit, in der Drehrichtung weiter und verbiegt die Cupula erneut, und zwar jetzt in entgegengesetzter Richtung (Abb. 5).

Bei der *thermischen Prüfung* wird durch Kaltspülung oder Heißspülung[4] des Gehörganges ein zum Schädelinneren fortschreitendes Temperaturgefälle erzeugt. Es erreicht den horizontalen Bogengang in seinem glatten Schenkel nahe der Ampulle am frühesten und kühlt hier die Flüssigkeitsteilchen der Endolymphe ab oder erwärmt sie (Abb. 8). Im erstgenannten Falle werden die Teilchen spezifisch schwerer und sinken nach unten, im zweiten Falle werden sie spezifisch leichter und steigen nach oben. Auf diese Weise kommt ebenfalls eine Endolymphströmung mit Cupulaverbiegung zustande, die nach Aufhören des Reizes allmählich abklingt und mit der Rückkehr der Cupula in ihre Ruhelage endet.

Der horizontale Bogengang steht am aufrechten Kopf nicht streng horizontal im Raume, sondern um 30° nach hinten geneigt. Die thermisch bedingten Flüssigkeitsströmungen lassen sich zwar schon bei aufrechtem Kopfe auslösen, sie werden je-

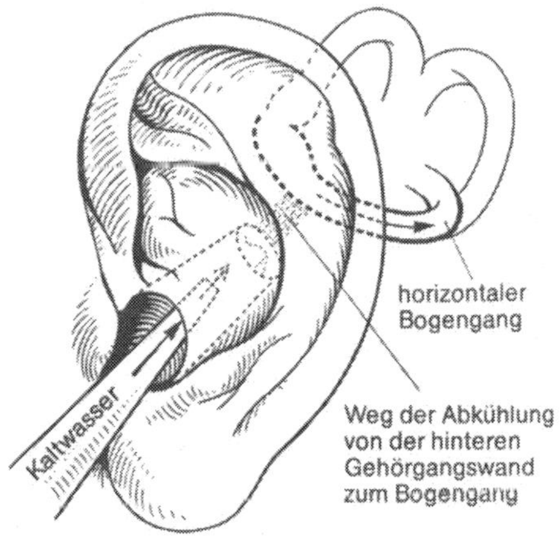

Abb. 8. Schema der thermischen Erregbarkeitsprüfung

4 An Stelle des Wassers kann angeblich mit vergleichbar guten Resultaten als Leitmedium auch entsprechend temperierte Luft verwendet werden, sog. air caloric test (Aanta 1967, Capps et al. 1973, Tole 1979).

doch wesentlich stärker, wenn die Bogengänge durch Rückwärtsneigen des Kopfes um 60° senkrecht gestellt werden (*Optimumstellung I nach* BRÜNINGS 1911) und werden noch ausgeprägter, wenn der Kopf zusätzlich um 45° zur gespülten Seite geneigt wird (*schiefe Optimumstellung nach* BRÜNINGS). Bei einer Neigung des Kopfes in der Optimumstellung I zur nicht gespülten Seite wird dagegen dem horizontalen Bogengang die Strömungsmöglichkeit entzogen, weil das Temperaturgefälle nunmehr direkt von oben angreift. Andererseits werden damit aber günstige Strömungsbedingungen für die vertikalen Bogengänge hergestellt. Aus dieser für die zusätzliche thermische Prüfung der vertikalen Bogengänge geeigneten *Pessimumstellung* des horizontalen Bogenganges resultiert ein rotierender Nystagmus (Abb. 9a–c).

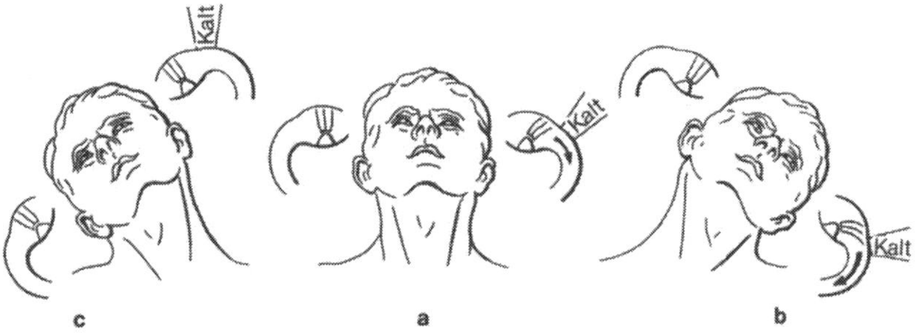

Abb. 9. a Optimumstellung I des horizontalen Bogenganges durch Kopfbeugung rückwärts um 60°. **b** Schiefe Optimumstellung des horizontalen Bogenganges durch zusätzliche Neigung des Kopfes zur gespülten Seite um 45°. **c** Pessimumstellung des horizontalen Bogenganges durch zusätzliche Kopfneigung zur nicht gespülten Seite um 45°; letztere ist gleichzeitig eine Optimumstellung für die vertikalen Bogengänge bzw. den vorderen vertikalen Bogengang der gespülten Seite. Die Erforschung der Optimum- und Pessimumstellung der Bogengänge für die thermische Prüfung erfolgte durch *Brünings*

Das Prinzip der experimentellen Vestibulariserregung ist bei der Drehprüfung und bei der thermischen Prüfung das gleiche: Flüssigkeitsströmung, Cupulaverbiegung, Zunahme oder Abnahme der elektrischen Labyrinthaktivität, Zunahme oder Abnahme des Vestibulartonus der einen oder der anderen Seite, experimentelle Vestibulartonusdifferenz mit den genannten Folgen des experimentellen Nystagmus, Vorbeizeigen, Kopfdrehung, Drehempfindung usw.

Im Gegensatz zur Drehprüfung, die stets beide Labyrinthe erregt, ermöglicht die thermische Prüfung die jeweilige Erregung nur eines Labyrinthes. Sie ist daher die klinisch wichtigere Methode.

Die *elektrische Prüfung* stellt elektrophysiologisch insofern einen Sonderfall dar, als auch die Durchströmung, also der *Stromfluß* erregt, wobei es möglicherweise zu einer unmittelbaren Beeinflussung der elektrischen Spontan-Vorgänge im Vestibularisbereich kommt. Als klinische Untersuchungsmethode ist die elektrische Prüfung von untergeordneter Bedeutung, aber im Rahmen einer gezielten Vestibularisprüfung keineswegs wertlos (MARX 1911, OHM 1940, v. ROMBERG 1942/43, KIRSTEIN 1949, PFALTZ 1972).

Die *Prüfung auf Fistelsymptom* (Fistelprobe) stellt eine sehr einfache Untersuchungsmethode mit hoher klinischer Ergiebigkeit dar. Sie muß in jedem Falle einer chronischen Mittelohrknocheneiterung ausgeführt werden, auch dann, wenn nicht über Schwindelerscheinungen geklagt wird, da der knochenzerstörende Prozeß verhältnismäßig häufig zu einem Knochenabbau des horizontalen knöchernen Bogenganges mit langsamem Eintritt eines Labyrinthwanddefektes und einer circumskripten Labyrinthitis des perilymphatischen Raumes führt. In diesem Stadium ist das Labyrinth noch funktionsfähig, der positive Ausfall der Fistelprobe deckt aber die drohende Gefahr einer diffusen Labyrinthitis auf.
Der Mechanismus der Fistelprobe ist aus Abb. 10 ersichtlich. Es handelt sich dabei ähnlich der thermischen Prüfung um lymphokinetische Vorgänge. Der Kompressions-Nystagmus schlägt im typischen Falle zur kranken, geprüften Seite, der Dekompressions- bzw. Aspirationsnystagmus im typischen Falle entgegengesetzt zur gesunden, nicht geprüften Seite. Je nach Lage des Labyrinthwanddefektes oder infolge besonderer Druckeinwirkungen kann aber das Fistelsymptom bei gleicher klinischer Bedeutung auch eine dem typischen Fall entgegengesetzte Nystagmusrichtung zeigen (umgekehrt positives Fistelsymptom), ebenso wie es gelegentlich auch positive Fistelsymptome bei Labyrintherkrankungen ohne Fistel gibt.

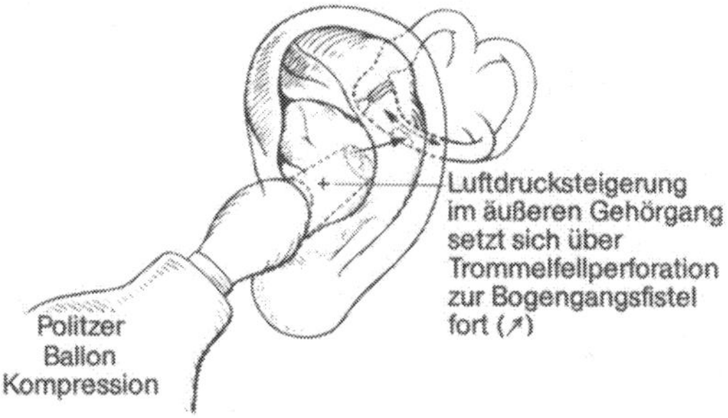

Abb. 10. Schema der Fistelprobe

Neben der Prüfung auf Fistelsymptom mit Hilfe des Politzer-Ballons kann sie auch durch die Lagerungsprüfung (Lagefistelsymptom), durch Anwendung der Bauchpresse, durch vorsichtige Kompression der Halsgefäße sowie durch Betasten der Bogengangsfistel selbst oder des ovalen Fensters mit einer Wattesonde (Schaukelsymptom) vorgenommen werden (Borries 1921, Hennebert 1909, Lund 1931, Mygind 1918, Nylén 1923, Ruttin 1909, Stenger 1953).
Die Entwicklung der Vestibularisuntersuchung in den letzten zwei Jahrzehnten hat zu komplizierten, zeitraubenden und z. T. nur mit umfangreichem und kostspieligem Gerät ausführbaren Untersuchungsmethoden geführt, die aber die Erwartungen auf Allgemeingültigkeit und vergleichbar standardisierte, etwa „audiogrammanaloge" Auswertbarkeit bisher nicht erfüllt haben. Sieht man von der elektronystagmographischen Registrierung eines bei der Leuchtbrillenuntersuchung nicht oder nicht sicher erfaßbaren Spontannystagmus unter verschiedenen Bedingungen des Fixationsausschlusses ab (siehe Anhang), bergen derart gesteigerte fein-quantitative Untersuchungsmethoden entgegen ihrem ursprünglichen Ziele die Gefahr in

sich, scheinbar pathologische Befunde *hinein*zuinterpretieren, statt wirklich pathologische Befunde *heraus*zuuntersuchen. *In der klinischen Praxis stellt daher die Beobachtung der Spontansymptome und unter ihnen des Spontan- und Provokationsnystagmus nach wie vor den wichtigsten und unerläßlichen Teil der Vestibularisuntersuchung dar*; sie kann durch moderne Prüfungsverfahren ergänzt, aber nicht ersetzt werden. Maßgebend für die Auswahl der Methode ist der jeweilige Untersuchungszweck und die Forderung nach einer *gezielten Untersuchung*, die durch die folgenden Fragestellungen bestimmt werden:

1. Besteht bei entzündlicher Mittelohrerkrankung eine Komplikation von seiten des Labyrinthes?
2. Besteht bei vorhandener Schallempfindungsschwerhörigkeit bzw. Taubheit, insbesondere bei einseitiger Hörstörung, eine Beteiligung des Vestibularis?
3. Ergibt der Vestibularisbefund bei einer Erkrankung des Zentralnervensystems oder einer mit Schwindel einhergehenden Erkrankung topische Hinweise auf die Lokalisation der Schädigung?
4. Bestehen krankhafte Vestibularisstörungen, die etwa bei sonst negativem neurologischen Befund das Vorliegen einer organischen Schädigung sichern und die insbesondere angegebene Schwindelerscheinungen objektivieren?

Für die genannten Untersuchungszwecke ist das systematische Fahnden nach Spontan- und Provokationsnystagmus und dessen formanalytische Klassifizierung nicht nur zur Erfassung der vestibulären Spontansymptome an sich, sondern auch als Grundlage zur Beurteilung der Erregbarkeitsprüfung und zur Durchführung einer zeitsparenden gezielten Untersuchung stets erforderlich.

Wenn beispielsweise bei oberflächlicher Beobachtung mit den immer noch üblichen Blicken nach rechts und links kein erkennbarer Nystagmus besteht, so kann trotzdem oft ein Spontannystagmus vorhanden sein, der bei systematischem Fahnden erkennbar ist. Unterläßt man daher die systematische Prüfung auf Spontannystagmus, so kann z. B. bei unerregbarem Labyrinth links ein Kaltreiz einen Spontannystagmus nach rechts infolge des durch die Kälte ausgelösten sensiblen Reizes mobilisieren und nun leicht sichtbar werden lassen, so daß eine Erregbarkeit des linken Labyrinthes vorgetäuscht wird. Auch die in der Literatur gelegentlich verzeichneten Befunde, daß ein Labyrinth durch einen thermischen Schwachreiz wesentlich besser erregbar ist als durch einen thermischen Starkreiz, dürften auf einem übersehenen Spontannystagmus beruhen. Ein übersehener Spontannystagmus kann ferner in Form eines Additions- oder Subtraktionseffektes bei der experimentellen Erregbarkeitsprüfung das Symptom des richtungsbestimmten Nystagmusüberwiegens (Abb. 42b) hervorrufen, sofern keine nennenswerte Seitendifferenz der Erregbarkeit besteht.

Würde dagegen ein z. B. vorhandener Spontannystagmus nach rechts rechtzeitig festgestellt, so läßt sich die Erregbarkeitsprüfung nicht nur zuverlässiger, sondern auch einfacher gestalten. Man kann dann nämlich von vornherein für die thermische Prüfung des linken Labyrinthes einen Heißreiz wählen, um einen entgegengesetzt zum Spontannystagmus gerichteten thermischen Nystagmus nach links als Erregbarkeitskriterium zu erhalten. Es erübrigt sich ferner in der Regel, durch Kalt- *und* Heißreize und möglicherweise noch durch Drehprüfungen nach dem Symptom des richtungsbestimmten Nystagmusüberwiegens (directional preponderance) zu suchen, denn der vorhandene Spontannystagmus zeigt bereits das Vorliegen einer spontanen Vestibulartonusdifferenz als sicher pathologisches und als pathologisch scharf abgrenzbares Symptom an. Er ist gegenüber der Norm viel sicherer abzugrenzen als ein richtungsbestimmtes Überwiegen des experimentellen Nystagmus.

1.2 Vestibularisschwindel

Die *Analyse der Schwindelempfindungen* und die *Klassifizierung des Vestibularisschwindels* als vielfach vernachlässigter Teil der Vestibularisprüfung orientiert sich zweckmäßig an dem von FRENZEL 1938 angegebenen Grundschema (Abb. 11). Es geht daraus hervor, daß der Vestibularisschwindel keineswegs nur ein Drehschwindel ist, sondern daß er alle möglichen Sensationen mit fließenden Übergängen zu dem vasomotorisch bedingten Hirnschwindel umfassen kann, denn zwischen Vestibularapparat und Kreislauf bestehen feste Korrelationen derart, daß die normale Funktion des einen Organs an die Unversehrtheit des anderen geknüpft ist (WETTERER, BODECHTEL, WULLSTEIN, 1961).[5]

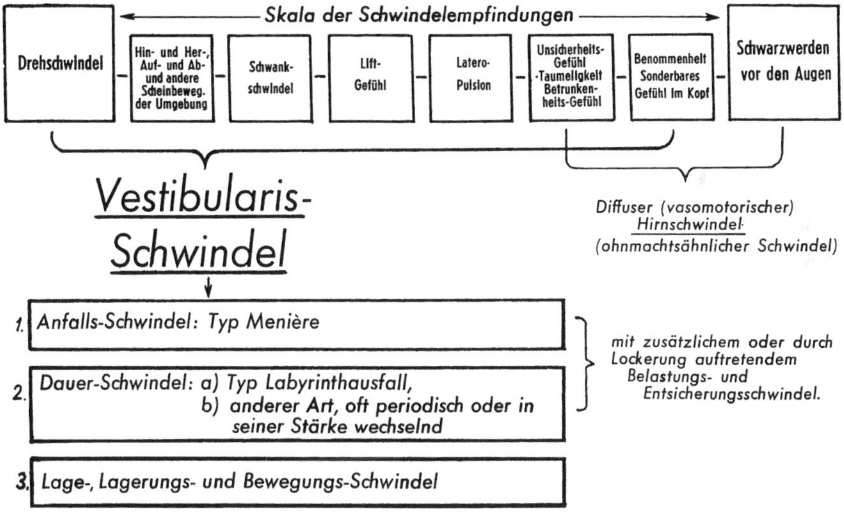

Abb. 11. Grundschema des Vestibularis-Schwindels

Auch zwischen Schwindelempfindungen und Gleichgewichtsstörungen sind die Übergänge fließend. Der Kranke spricht oft von Schwindel*anfällen*, wenn es sich etwa um einen in bestimmten Kopflagen auftretenden kurzdauernden (transitorischen) Schwindel, also einen Lageschwindel bestimmter Art handelt, der von dem eigentlichen spontanen Anfallsschwindel (Typ Menière) streng unterschieden werden muß. Ein durch Auge und Tiefensensibilität bereits kompensierter Schwindel kann in der Dunkelheit, bei Blick auf bewegte Gegenstände oder bei besonderen Gleichgewichtsleistungen wieder in Erscheinung treten. Es liegt dann ein gelockerter „latenter“ Schwindel, ein *Entsicherungsschwindel*, vor. Kopfbewegungen, Bücken oder ähnliches können als zusätzliche vestibuläre Belastungen zu einem *Belastungsschwindel*, z. B. im Menièreschen Anfall, führen oder ebenfalls einen kompen-

5 Nach LEIDLER und LOEWY (zit. nach BROSER 1958) hat der labyrinthäre Gefäßtonus parasympathischen Charakter und wirkt in diesem Sinne als Antagonist des Halssympathikus.

sierten latenten Schwindel lockern. Schließlich ist zu berücksichtigen, ob es sich bei dem nur unter bestimmten Bedingungen, z. B. nach Lagewechsel, auftretenden Vestibularisschwindel um nur kurzdauernden (transitorischen) „Sekunden"- oder „Moment"-Schwindel oder ob es sich um anhaltenden Schwindel handelt.

1.3 Charakteristik der Hauptformen von Vestibularisschwindel

Die Darstellung der Abb. 12 schneidet aus der Gesamtheit der Vestibularisstörungen drei Formen heraus, die sich in ausgeprägten Fällen gegeneinander und gegen den verbleibenden Rest von „Vestibularisstörungen anderer Art" gut abgrenzen lassen. Der Formenkreis Menière-artiger Krankheitsbilder stellt eine Sondergruppe dar.

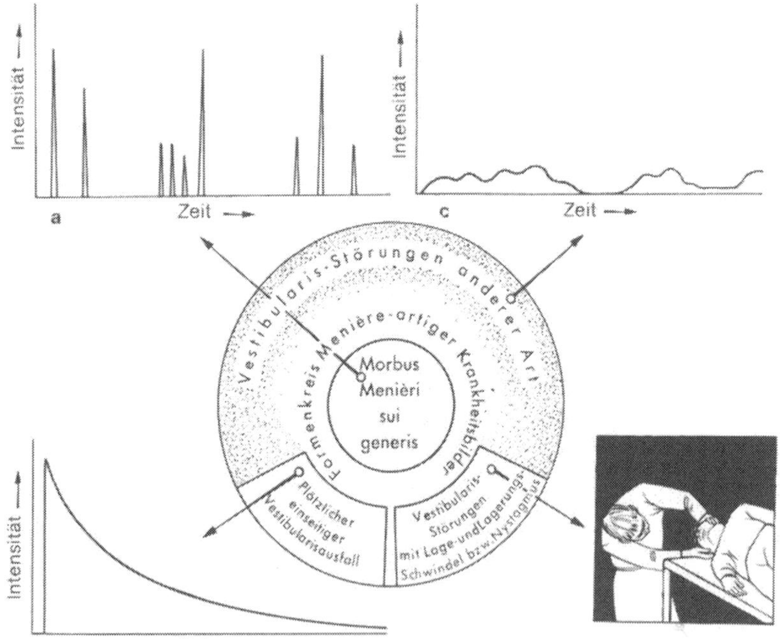

Abb. 12. *Schema der Vestibularisstörungen* mit synoptischer Schwindel-Charakteristik

1.3.1 Anfallsschwindel (Typ Menière)

Der Vestibularis-*Anfallsschwindel* in Form periodisch auftretender, Minuten bis Stunden andauernder Schwindelattacken wechselnder Intensität und wechselnder Häufigkeit ist das Charakteristikum des Morbus Menièri sui generis. Die Schwindelanfälle zeigen einen Ablauf gemäß dem Intensitäts-Zeitdiagramm Abb. 12 a. In Abhängigkeit von ihrer Intensität sind die Schwindelattacken von einem mehr oder weniger ausgeprägten *Spontan-Nystagmus* begleitet, der im Beginn eines schweren Anfalles oft schon durch die dann üblicherweise geschlossen gehaltenen Augenlider hindurch sichtbar ist. Die *thermische Vestibulariserregbarkeit* pflegt lange Zeit *normal* zu bleiben *oder nur unwesentlich gestört* zu sein, so daß in der Zeitperiode, in der die diagnostische Klärung zu erfolgen pflegt, in der Regel noch keine verwertbaren Erregbarkeitsstörungen nachweisbar sind.

1.3.2 Dauerschwindel (Typ Labyrinthausfall)

Vestibulärer *Dauerschwindel* mit schwerer initialer Vestibularisschwindelattacke und anschließendem gesetzmäßigen allmählichen Abklingen in einem individuell unterschiedlichen Zeitraum entsprechend dem Intensitäts-Zeitdiagramm Abb. 12b ist charakteristisch für den plötzlichen einseitigen Vestibularisausfall (z. B. infolge Trauma, diffuser bakterieller Labyrinthitis, vasculärer Prozesse etc.). Er ist durch den in gleicher Weise ablaufenden *richtungsbestimmten Vestibularisausfall-Nystagmus* zur gesunden Seite und durch die *thermische Unerregbarkeit* der kranken Seite gekennzeichnet.

1.3.3 Lage-, Lagerungs- und Bewegungsschwindel

Lage-, Lagerungs- und Bewegungsschwindel bzw. *-Nystagmus* stellt eine Vestibularisstörung dar, die entsprechend der Bezeichnung und der charakteristischen Angaben des Kranken von der *Kopflage* im Raum oder von dem Vorgang des Kopflagewechsels, also einer *Lagerung*, abhängig ist und im letztgenannten Falle zu einem transitorischen Nystagmus zu führen pflegt, der oft nur für wenige Sekunden mit dem allerdings häufig sehr heftigen Vestibularisschwindel verbunden ist. Von dem Kranken wird dieses Vorkommnis verständlicherweise nicht selten als Schwindelanfall bezeichnet, eine Nomenklatur, die der Arzt für diesen lagerungsabhängigen „Moment"- oder „Sekunden"-Schwindel besser vermeidet und durch die Bezeichnung „Lagerungsschwindel" oder „transitorischer Lageschwindel" ersetzt. Die *thermische Erregbarkeit* pflegt *ungestört* zu sein.

1.3.4 Formenkreis Menière-artiger Krankheitsbilder

Im Gegensatz zu dem *typischen* Morbus Menièri, der nur im Falle periodisch auftretender kurzdauernder Anfälle von Vestibularisschwindel mit praktisch schwindelfreien Intervallen bei einseitiger, progressiver, oft fluktuierender Innenohrschwerhörigkeit (mit positivem Recruitment) klinisch *ohne weiteres* diagnostiziert werden darf, gibt es nun, abgesehen vom „rein cochleären" oder „rein vestibulären" Morbus Menièri und von der Sonderform des *Lermoyez-Syndrom* – le vertige, qui fait entendre – in 10–20% der Fälle auch doppelseitige Menièresche Krankheiten, deren klinische Diagnose ebenso wie die der rein vestibulären Formen mangels ausreichender Charakteristika auf Schwierigkeiten stößt oder bei der man sich sogar mit Vermutungen begnügen muß.

Es bleibt daher nichts anderes übrig, als eine Nachbargruppe *„Formenkreis Menière-artiger Krankheitsbilder"* einzuführen mit fließenden Übergängen zu „Vestibularisstörungen anderer Art".

Durch den Verlauf und die Beobachtung mehrerer Anfälle – insbesondere hinsichtlich des Verhaltens des Nystagmus im Anfall, etwaiger Ohrgeräusche und des häufigen, sehr charakteristischen Druckgefühles in dem betroffenen Ohre – läßt sich im Laufe der Zeit aus der Gruppe des Formenkreises öfter noch eine Reihe von Krankheitsbildern als echte Menièresche Krankheit erkennen bzw. aussondern. Der Rest der Krankheitsbilder des Formenkreises, die ebenfalls durch einen periodischen kurzdauernden Anfallsschwindel mit praktisch freien Intervallen und dadurch in ihrer symptomatologischen Verwandtschaft zum Morbus Menièri gekennzeichnet sind, stellt sich dagegen als symptomatische Vestibularisstörung einer anderen Erkrankung, etwa einer zunächst noch nicht erkennbaren Erkrankung des Zentralnervensystems, heraus (FREMEL 1931) oder gehört zu anderen, diagnostisch unklar bleibenden Erkrankungen, die periodisch, wohl *auch* infolge von Durchblutungsstörungen oder anderen flüchtigen Einflüssen, etwa im Rahmen einer Allergie (MINNIGERODE 1962), die ja auch retrolabyrinthär angreifen können, zu „Vestibularis-Anfallsschwindel Typ Menière" führen.[6]

1.3.5 Vestibularisstörungen anderer Art

Wenn man nach den genannten Gesichtspunkten die wohlcharakterisierten drei Hauptformen von Vestibularisstörungen und den Formenkreis Menière-artiger Krankheitsbilder ausgeschlossen hat, dann bleiben noch die zahlenmäßig am häufigsten auftretenden *Vestibularisstörungen anderer Art* übrig, über deren Pathogenese und Ätiologie bisher leider nur wenig Sicheres bekannt ist. Sie stellen die große Gruppe der gering intensiven Vestibularisstörungen mit sehr unterschiedlichen Schwindelerscheinungen dar. In der Regel besteht ein sich über längere Zeiträume erstreckender Dauerschwindel, der oft als periodisch und in seiner Stärke wechselnd angegeben wird und durch das Intensitäts-Zeitdiagramm der Abb. 12c charakterisiert werden kann.

Bei diesen Kranken werden in der Praxis nur selten Vestibularisprüfungen veranlaßt. Sie pflegen sich in hausärztlicher, internistischer oder neurologischer Behandlung zu befinden, und der angegebene Schwindel wird meist als Symptom der behandelten Kreislaufstörungen, einer allgemeinen vegetativen Dystonie, einer Versagensreaktion, einer Arteriosklerose oder des Klimakterium und anderes mehr aufgefaßt, symptomatisch behandelt und wenig beachtet. Wird bei solchen Patienten, die über Schwindel klagen, eine Vestibularisprüfung vorgenommen, so lassen sich sehr häufig bei systematischem Fahnden auf Spontan- und Provokations-Nystag-

---

6 Die Bezeichnung „Morbus Menièri" ist nicht allgemein gebräuchlich. Besonders im angelsächsischen und romanischen Schrifttum wird auch von einem *Menièreschen Syndrom mit oder ohne Labyrinthhydrops* gesprochen. An dem Schema der Abb. 12 wird nichts Entscheidendes geändert, wenn man statt Morbus Menièri sui generis „Menière-Syndrom mit Labyrinthhydrops" einsetzt und den Formenkreis Menière-artiger Krankheitsbilder als Menière-Syndrom schlechthin bezeichnet. Es wird aber die Abgrenzbarkeit und die Orientierung im Gebiet der Vestibularisstörungen schwieriger.
Es wäre darüber hinaus auch nichts Grundsätzliches dagegen einzuwenden, außerdem noch von einem *„Menièreschen Symptomenkomplex"* zu sprechen und etwa die Initialattacke einer Labyrinthverletzung oder eines Vestibularisausfalles damit zu kennzeichnen oder die Bezeichnung *„Menière-Schwindel"* zu verwenden, wenn man über das Gebiet der Vestibularisstörungen so weit orientiert ist, daß mit diesen Bezeichnungen keine Verwirrung angerichtet wird. Die Erfahrung lehrt aber, daß selbst in der wissenschaftlichen Literatur bis in die neueste Zeit solche Verwirrungen allzu leicht entstehen, so daß es ratsam ist, vor allem die letztgenannte Bezeichnung im wissenschaftlichen Schrifttum zu vermeiden und nötigenfalls nur von einem vestibulären Anfallsschwindel Typ Menière zu sprechen.
Grundsätzlich ist anzustreben, den Namen Menière's künftig nur noch im Zusammenhang mit dem echten Morbus Menièri zu gebrauchen.

mus eindeutig pathologische Vestibularisbefunde erheben und auch manche absonderlich anmutenden Schwindelschilderungen, die ohne Vestibularisuntersuchung mitunter als psychogen gedeutet werden, als Ausdruck einer organischen Vestibularisstörung erkennen. Eine Differenzierung der „Vestibularisstörungen anderer Art" in bestimmte Typen ist vorläufig nicht möglich.

1.4 Übergänge, Mischformen und Zwischenformen

Wie überall im Bereiche des Biologischen gibt es auch bei den Vestibularisstörungen *Übergänge* und *Mischformen* sowie *Skalen von Zwischenformen* teils quantitativer, teils qualitativer Art, bei deren Symptomatik überdies noch Zeitfaktoren eine wesentliche Rolle spielen. Dies gilt vor allem für den plötzlichen einseitigen Vestibularisausfall und für Vestibularisstörungen mit Lage- und Lagerungs-Nystagmus.
Der einseitige Vestibularisausfall ist absichtlich und ausdrücklich mit dem Epitheton „plötzlich" versehen, weil das Auftreten der heftigen initialen Schwindelattacke und des richtungsbestimmten Vestibularis-Ausfall-Nystagmus zur gesunden Seite von dem *plötzlichen* Ausfall der Labyrinthaktivität einer Seite und damit dem Eintritt einer akuten Vestibulartonusdifferenz im Kerngebiet abhängig ist. Der gesetzmäßige Ablauf des Dauerschwindels und des Spontan-Nystagmus beruht auf dem Vorgang der sofort einsetzenden zentralen Kompensation. Bei dem *allmählichen* Funktionsausfall eines Labyrinthes wird die Kompensation bereits *während* des allmählichen Funktionsverlustes wirksam. Je nach dem Tempo des Funktionsverlustes erstreckt sich infolgedessen eine durch diesen Zeitfaktor bestimmte Skala von Zwischenformen von dem einen charakteristischen Eckpfeiler des mit dramatischer Symptomatik verbundenen *plötzlichen* Vestibularisausfalles bis zu dem anderen Eckpfeiler des *langsam* eintretenden Vestibularisausfalles, der infolge der ständig mit ihm Schritt haltenden Kompensation „symptomlos" – d. h. *subjektiv* symptomlos – verläuft.
Demgegenüber steht eine quantitative Skala, die durch das Vorkommen mehr oder minder starker einseitiger Teilschäden des Vestibularis bestimmt wird, so daß sich die Ausläufer dieser Skala in uncharakteristischen Spurenbefunden verlieren können. Während der plötzliche und der subjektiv symptomlose Vestibularisausfall objektiv an der thermischen Unerregbarkeit der betroffenen Seite erkennbar sind, läßt die Erregbarkeitsprüfung bei den geringen Teilschäden im Stich, so daß vorhandene Spurbefunde in den Bereich der erwähnten Übergänge, z. B. zu „Vestibularisstörungen anderer Art" führen.
Für den einseitigen Vestibularisausfall ergibt sich daraus folgende Doppelskala:

Geringfügige einseitige Vestibularis-schädigung mit Spuren-befund.	— *Skala der Zwischen-formen* —	**Plötzlicher einseitiger Vestibularis-ausfall** mit dramatischer Symptomatik.	— *Skala der Zwischen-formen* —	**Langsamer einseitiger Vestibularis-ausfall** (symptom-loser Vestibu-larisausfall).

Bei den Vestibularisstörungen mit *Lage-* und *Lagerungs*-Nystagmus müssen neben einer qualitativen und einer quantitativen Skala noch fünf verschiedene Zeitfaktoren berücksichtigt werden:

1. die Latenzzeit,
2. die Nystagmusdauer,
3. die Reproduzierbarkeit,
4. die Gesamtdauer der Vestibularissymptome (Krankheitsdauer),
5. das Tempo des Lagewechsels.

Für den transitorischen Lagerungs-Nystagmus und Lagerungsschwindel ist charakteristisch, daß er erst einige Sekunden nach Einnahme einer anderen Kopflage, also mit Latenz auftritt (Zeitfaktor 1), einen schnell zu seinem Maximum anschwellenden und wieder abschwellenden Schwindel- bzw. Nystagmusvorgang begrenzter Dauer bis zu 20–30 sec darstellt (Zeitfaktor 2) und nicht sofort, sondern erst nach längerer Pause in voller Stärke reproduzierbar zu sein pflegt (Zeitfaktor 3).
Die Verlaufsdauer dieser Vestibularisstörung kann sehr verschieden sein. Sie kann innerhalb von Tagen, Wochen oder Monaten zu spontanem Verschwinden neigen, sie kann aber auch über Jahre hinaus bestehen bleiben oder wiederholt in Perioden auftreten (Zeitfaktor 4).
Schließlich ist auch das Tempo des Lagewechsels von Bedeutung (Zeitfaktor 5). Durch langsamen Lagewechsel kann das Auftreten von Lagerungs-Nystagmus vermieden werden, der bei dem gleichen Kranken nach schnellem Lagewechsel stürmisch einsetzt.

Gelegentlich tritt ein statischer Lage-Nystagmus erst ein, wenn bei der Lageänderung die Mittellinie überschritten wird. Diese sogenannte *„strenge Lateralität"* eines Lage-Nystagmus wurde bereits von BÁRÁNY (1906) beschrieben und von RUTTIN 1930 als wichtiges Kriterium angesehen.

Zu berücksichtigen ist weiterhin die jeweils vorliegende *Art der Gegenläufigkeit* eines Lagerungs-Nystagmus. So ist für den durch Lagerung aus dem Sitzen in die Kopfhängelage entstehenden, meist rotierenden transitorischen Lagerungs-Nystagmus charakteristisch, daß das Wiederaufrichten zum Sitzen zu einem erneuten transitorischen, aber dem primären Lagerungs-Nystagmus nunmehr in seiner Richtung entgegengesetzten Nystagmus führt, der gleichsam den zweiten Teil eines Lagerungs-Nystagmus bildet. Dieses von STENGER 1955 als „Gegenläufigkeit" bezeichnete Verhalten kennzeichnet den Lagerungs-Nystagmus als richtungswechselnden Nystagmusvorgang in Abhängigkeit von der Rücklagerung.
Andere Arten der Gegenläufigkeit sind der nach einer kurzen Pause *ohne* Änderung der Kopflage *spontan* auftretende Richtungsumschlag eines Lagerungs-Nystagmus, wie er beispielsweise bei Lagerungs-Nystagmen mit rein horizontaler Schlagrichtung nach Einnahme der Seitenlage vorkommt, oder der nach einer sofort nach dem Einsetzen des Nystagmus vorgenommenen Rückdrehung in die Rückenlage bei zunächst unbeeinflußt weiterschlagendem primärem Lagerungs-Nystagmus ohne erneuten Lagereiz nach kurzer Pause auftretende gegenläufige Nystagmus in der vorher nystagmusfreien Rückenlage. Ein spontaner Richtungsumschlag läßt sich gelegentlich auch bei einem rotierenden Lagerungs-Nystagmus in Kopfhängelage beobachten, wenn die Rücklagerung nicht sofort nach dem Aufhören des Lagerungs-Nystagmus vorgenommen wird.

Die Zusammenfassung von Lage- und Lagerungsschwindel bzw. Nystagmus ohne ausdrückliche Trennung in *einer* Störungsgruppe ergibt sich daraus, daß auch hier Zwischenformen vorkommen, die die eindeutige Absonderung etwa eines statisch bedingten Lage-Dauer-Nystagmus[7] ohne Latenz und ohne Anfallcharakter von einem kinetischen Lagerungs-Nystagmus mit Latenz und Anfallcharakter erschweren.
Für Vestibularisstörungen mit Lage- und Lagerungs-Nystagmus ergibt sich daraus folgende Skala der qualitativen Zwischenformen:

Gegenläufigkeit

|

Tempo des Lagewechsels
(Zeitfaktor V)

|

nicht oder nur abgeschwächt bzw. nur
verzögert *reproduzierbar* (Zeitfaktor III)

|

Lage-Dauernystagmus ——— *Skala der Zwischenformen* ——— **Lagerungs-Nystagmus,**

Lage-Dauernystagmus: ohne Latenz (Zeitfaktor I)

Lagerungs-Nystagmus: transitorisch (Zeitfaktor II) mit Latenz (Zeitfaktor I)

|

stets *sofort reproduzierbar*
(Zeitfaktor III)

|

Krankheitsdauer
(Zeitfaktor IV)

|

Lateralität

1.5 Bemerkungen zur Differentialdiagnose zwischen peripher und zentral bedingten Vestibularisschäden unter Berücksichtigung des richtungsbestimmten Überwiegens des experimentellen Nystagmus

Hinsichtlich der topischen Diagnostik von Vestibularisstörungen bestehen vorläufig noch besondere Schwierigkeiten. Zwar gibt es neben den groben Erregbarkeitsstörungen Befunde, vor allem von seiten des Spontan-Nystagmus und seines zeitlichen

---

7 Bezüglich eines Dauer-Nystagmus ist zu berücksichtigen, daß damit nicht unbedingt ein unerschöpflicher Nystagmus im eigentlichen Sinne dieses Wortes gemeint ist, sondern nur ein gegenüber dem transitorischen Nystagmus-„Anfall" länger dauernder und ohne die sonstigen Charakteristika des an- und abschwellend transitorischen Nystagmus ablaufender Vorgang, bei dessen zeitlicher Abgrenzung für die Praxis 30 sec als Mindestdauer für einen Dauernystagmus anzusetzen sind.

Ablaufes, die eine zuverlässige Lokalisation in das Labyrinth oder in die hintere Schädelgrube ermöglichen, jedoch ist auch hierbei durch neuere Beobachtungen die Entscheidung schwieriger geworden. So kommt z. B. der richtungswechselnde Lage-Nystagmus auch als peripher-labyrinthär bedingtes Symptom vor, und zwar auch in Fällen *ohne* Labyrinthfistel (GERLINGS 1948, ASCHAN u. STAHLE 1957), und dem Postulat MYGIND's 1953, daß auf Lagereize zu antworten Aufgabe des Labyrinthes und nicht des Gehirns sei, steht die Beobachtung LINDSAY's 1945 gegenüber, daß sich experimentell durch Hirnläsionen im Bereich des Nodulus cerebelli bei der Katze Lage-Nystagmus auslösen läßt. Nach unseren Erfahrungen muß jedoch der stark intensive, richtungswechselnde Lage-Nystagmus – von den leicht erkennbaren Fällen mit Labyrinthfistel abgesehen – in der klinischen Diagnostik nach wie vor als zentrales Symptom gelten, obwohl es auch ohne Labyrinthfistel und ohne Pseudofistel besondere, lageabhängige Vorgänge nach Art der von STENGER 1953 Lagefistelsymptom genannten Nystagmusabläufe mit charakteristischer, gegenläufiger Schlagrichtung gibt, deren Auslösung peripher bedingt sein kann. Schließlich steht auch der Feststellung von RÜEDI und ESCHER (1949), daß peripher bedingter Spontan-Nystagmus stets eine horizontale oder horizontal-rotierende, niemals aber eine diagonale oder vertikale Schlagrichtung aufweist, die Beobachtung peripherer Vertikalnystagmen von FÜRSTNER und KRALOVANSZKY (1969) gegenüber.

Die Frage *peripher* oder *zentral* zieht sich wie ein roter Faden durch die Entwicklung der Vestibularissymptomatik seit MENIÈRE (1861) bis in die Gegenwart. Eines der großen Verdienste MENIÈRE's war es bekanntlich, daß er nachwies, daß das nach ihm benannte Krankheitsbild, das man bis dahin als Folge einer „congestion cérébrale apoplectiforme“ deutete, peripher im Ohrlabyrinth ausgelöst wird. Manches, was nach MENIÈRE an Vestibulariserscheinungen bekannt und untersucht wurde, erschien dann wiederum zentral bedingt. So vertrat GÜTTICH 1930 z. B. die Auffassung, daß isolierte Erkrankungen des Vestibularis oder Cochlearis ausnahmslos retrolabyrinthärer Natur seien. In neuerer Zeit besteht wieder mehr die Tendenz, die Auslösung vestibulärer Erscheinungen auch bei Allgemeinleiden wie Arteriosklerose, Hypertonie, Allergie, Leberschäden usw. in das periphere Labyrinth zu verlegen und auf Störungen im Labyrinthdruck zu beziehen. Nach der Anschauung MYGIND's 1952, die z.T. auf der Labyrinthhydropslehre WITTMAACK's (1956) fußt, besteht im Labyrinth ein sehr prompt und präzise arbeitender vasculärer Regulationsmechanismus, der das Labyrinth normalerweise vor Druckschwankungen schützt. Labyrinthaffektionen auch geringfügiger Art, z. B. bei und nach entzündlichen Mittelohrerkrankungen, infolge Gefäßfunktionsanomalien – nach MAYOUX (1951) aus dem Gefäßbefund am Augenhintergrund erkennbar – und nach Traumata sollen die Grundlage für das Versagen des Regulationsmechanismus und das Auftreten vestibulärer Erscheinungen sein. MONTANDON 1950 hat im Hinblick auf solche Zusammenhänge den Begriff des „Trigger-Labyrinthes“ geprägt.

Bezüglich der topischen Diagnostik sind bisher durch die neueren Vestibularisprüfungen keine *entscheidenden* Fortschritte erreicht worden. Gelegentlich erscheint sogar die periphere oder zentrale Zuordnung der Befunde noch verwirrender bzw. unsicherer geworden zu sein. Lediglich der Rückschluß von einer in das Innenohr zu lokalisierenden Cochlearisstörung mit positivem Recruitment-Phänomen oder gleichwertigen Befunden des überschwelligen Hörens auf die dann wahrscheinlich auch labyrinthär bedingte vestibuläre Begleitstörung stellen vom *Cochlearis* her einen topisch-diagnostischen Fortschritt in der Lokalisation von Vestibularisschäden dar.

Das richtungsbestimmte Überwiegen des experimentellen Nystagmus[8], kurz „Richtungsüberwiegen" genannt (siehe auch S. 71), in dem man anfänglich stets ein zentrales Symptom sah, ist ebenfalls ein Symptom, dessen *Auslösung* sowohl durch periphere Labyrinthschäden (UNTERBERGER 1937) als auch durch Erkrankungen des Zentrums möglich ist. Seine *Entstehung* muß natürlich ebenso wie die des Spontan-Nystagmus stets zentral erfolgen. Beide, das richtungsbestimmte Nystagmusüberwiegen wie der Spontan-Nystagmus, insbesondere der richtungsbestimmte Spontan-Nystagmus, sind Zeichen einer Vestibulartonusdifferenz, d. h. entweder einer durch Vorgänge im peripheren Labyrinth induzierten Störung der Zentren oder einer ohne Beteiligung des Labyrinthes eingetretenen Schädigung der Zentren oder Bahnen.

Nach unseren Erfahrungen geht ein pathologisches richtungsbestimmtes Nystagmusüberwiegen in der Regel mit Spontan-Nystagmus oder Provokations-Nystagmus einher. Die quantitative Teilhaberschaft eines Spontan-Nystagmus an dem Vorgang des richtungsbestimmten Nystagmusüberwiegens ist allerdings nicht einheitlich und nicht in allen Fällen durch einen einfachen Additions- oder Subtraktionseffekt im arithmetischen Sinne zu erklären. Ein zu Spontan-Nystagmus führender Labyrinthschaden kann offenbar Störungen in dem komplizierten Schaltwerk der vestibulären Zentrale verursachen, die über den Bereich der peripher betroffenen Neurone hinausgehen und deren Art und Quantität vorläufig im einzelnen nicht zu überblicken sind.

Unabhängig von der Problematik der quantitativen Beziehungen zwischen Spontan-Nystagmus und richtungsbestimmtem Nystagmusüberwiegen ist es vorläufig durchaus noch fraglich, ob es überhaupt ein pathologisches richtungsbestimmtes Nystagmusüberwiegen ohne einen bei systematischem Fahnden nachweisbaren Spontan- oder Provokations-Nystagmus gibt. Es findet sich dieses vieldiskutierte Symptom nämlich auch als Normalbefund bei 12–17% gesunder Versuchspersonen (JONGKEES 1950, SCHIERBECK 1953).

Man muß jedenfalls damit rechnen, daß es ein pathologisches richtungsbestimmtes Überwiegen des experimentellen Nystagmus ohne gleichzeitigen Spontan- oder Provokations-Nystagmus gar nicht gibt (LANGENBECK 1964, TOROK 1948). Die Entscheidung dieser Frage, die bindend erst aufgrund umfangreicher Serienuntersuchungen Gesunder und Kranker mit jeweils mindestens 3maliger Wiederholung aller quantitativen Prüfungen möglich wäre, erscheint deshalb von wesentlicher Bedeutung, weil gegebenenfalls zahlreiche mühevolle experimentelle Prüfungen entbehrlich würden und durch die relativ einfache systematische Nystagmusfahndung ersetzt werden könnten. *Aufgrund der eigenen Erfahrungen neigen wir nach wie vor zu der Auffassung, daß in der Praxis nichts Wesentliches übersehen wird, wenn man auf die mit allen Finessen durchgeführten quantitativen Erregbarkeitsprüfungen verzichtet und den Akzent der Vestibularisprüfung auf die gründliche und systematische Suche nach Spontan- und Provokations-Nystagmus legt.*

---

8 Synonyma: Nystagmusbereitschaft, Nystagmusprädilektion, richtungsbestimmte Nystagmusneigung, Kalt-Heiß-Kontrast, Vestibulartonusdifferenz, gekreuzte Asymmetrie, directional preponderance, prédominance directionelle, dysréflexie vestibulo-oculaire croisée.

Ungeklärt und infolgedessen problematisch sind auch immer noch die von der Großhirnrinde und vom Kleinhirn herkommenden hemmenden Einflüsse (Mygind 1953), die tierexperimentell nach Exstirpation, Unterkühlung oder Hirnhautläsion einer Großhirnhälfte untersucht wurden (Hofmann 1961, Minnigerode 1970, Menzio u. Voena 1965, Fredrickson et al. 1966). Es ist davon auszugehen, daß es sich hierbei um die Schädigung gleichseitig oder gekreuzt hemmender Großhirnbahnen mit vorübergehender Änderung der funktionellen Aktivität und des Aktionsmechanismus in den Vestibulariskernen handelt (Minnigerode 1970, Menzio u. Voena 1965). Es ist infolgedessen schwer vorstellbar, daß es corticale, den Tonus hemmende Bahnen zu den Vestibulariskernen gibt, deren Schädigung einen experimentellen Nystagmusvorgang im Sinne eines richtungsbestimmten Überwiegens auslösen kann (De Kleyn u. Versteegh 1927, Vogel 1929, Hallpike 1965, Carmichael u. Mitarb. 1954), ohne als Ausdruck einer Vestibulartonusdifferenz einen Spontan- oder Provokations-Nystagmus zu verursachen. Auch wenn man annimmt, daß solche Bahnen nicht zu den Vestibulariskernen, sondern zu anderen Stationen des vestibulo-oculären Systems ziehen, wäre das Auftreten eines richtungsbestimmten Nystagmusüberwiegens ohne Spontansymptome von seiten der Augenbewegungen ungewöhnlich. Die gut bekannten gekreuzten corticalen Blickbahnen vom Stirnhirn zum pontinen Blickzentrum, die bekanntlich tonisierenden Einfluß auf einen für die Nystagmusentstehung wesentlichen Teil des Kern-Bahn-Komplexes haben und deren Schädigung zu spontanen Augenbewegungen führt, sind bisher in diesem Zusammenhang noch wenig beachtet worden (Abb. 13).

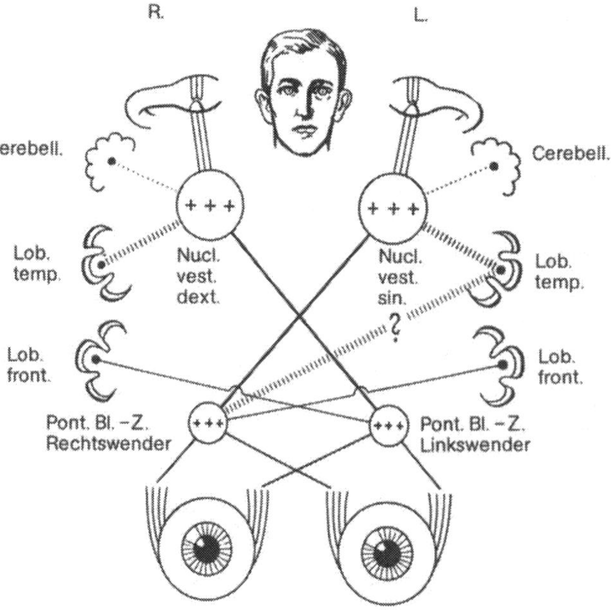

Abb. 13. *Schema des Vestibulariskomplexes* mit den tonisierenden Bahnen der corticalen Blickzentren und den hypothetischen gleichseitigen und gekreuzten (?) Hemmungsbahnen vom Schläfenlappen und Kleinhirn (. . . . und | | | |)

Sofern also keine leicht diagnostizierbare Grundkrankheit vorliegt, stößt man bezüglich der Lokalisation der ursächlichen Schädigung bei der Klärung des Einzelfalles vorerst oft noch auf unüberwindliche Schwierigkeiten. Für die topische Diagnostik von Vestibularisstörungen gelten daher weiterhin die Regeln:

1. Jeder Nystagmus *entsteht* zentral.
2. Nystagmus kann zentral oder peripher *verursacht* sein.
3. Nystagmus kann zentral oder peripher *ausgelöst* werden.
4. Trotz peripherer Auslösung kann die *Ursache* zentral gelegen sein.

2 Der Spontan- und Provokations-Nystagmus

2.1 Begriffsbestimmung

Im Vorangegangenen ist dem experimentellen Nystagmus, wie er durch thermische Reize oder Dreherregung des Vestibularapparates zu Untersuchungszwecken hervorgerufen wird, vielfach der Spontan-Nystagmus als Symptom einer krankhaften Störung im Vestibulariskomplex gegenübergestellt worden.

Spontan-Nystagmus im eigentlichen Sinne ist nur das Symptom, das wirklich spontan und ohne weiteres Zutun vorhanden ist.

Dementsprechend dürfte streng genommen nur der in Mittelstellung der Augen vorhandene Nystagmus als Spontan-Nystagmus bezeichnet und die Einnahme anderer Blickrichtungen müßte bereits als provozierende Maßnahme angesehen werden. Eine derartige Abgrenzung eines durch Blickbewegungen provozierten von einem spontan vorhandenen Nystagmus würde aber eine für die Praxis wertlose Überspitzung der Definition bedeuten. Es gibt zwar Nystagmen, deren Entstehung ausschließlich von der Einnahme bestimmter Blickrichtungen abhängig ist (Blickrichtungsnystagmus, Kontrastnystagmus, s. S. 50), jedoch beeinflussen verschiedene Blickrichtungen einen wirklich spontan vorhandenen Nystagmus, z. B. den peripher bedingten Labyrinthnystagmus nur quantitativ. Es erscheint daher gerechtfertigt, unter einem Spontan-Nystagmus auch den in den zwanglosen 5 Hauptblickrichtungen vorhandenen Nystagmus zu verstehen (s. S. 40 u. 47). Seine Differenzierung erfolgt durch die Formanalyse des Nystagmus-Gesamtbildes.

Dem *Spontan-Nystagmus als sicher pathologischem Symptom* gleichbedeutend sind Nystagmen, die erst nach gewissen provozierenden Maßnahmen wie Kopfschütteln, Bücken oder Lageveränderungen des Kopfes in Erscheinung treten. Es handelt sich dabei um Maßnahmen, die einen ohne weiteres nicht erkennbaren „latenten" Spontan-Nystagmus[1] „lockern" oder einen andersartigen pathologischen Nystagmus z. B. durch bestimmte Lagen oder Lagewechsel hervorrufen. Zweckmäßig wird daher zwischen Lockerungsmaßnahmen und Lageprüfung zum Zwecke der Erzeugung eines Provokations-Nystagmus unterschieden. Provokations-Nystagmus kommt ebenso wie der Spontan-Nystagmus beim Gesunden nicht vor. Mygind 1952, Youngermann (1933) sowie Knapp 1950 fanden zwar bei Normalpersonen vereinzelt gering-intensive Spontan-Nystagmen ohne gleichzeitige subjektive Erscheinungen (Schwindel, Gleichgewichtsstörungen) und ohne nachweisbare Erreg-

1 Ein latenter vestibulärer Nystagmus darf nicht mit dem latenten oculären Nystagmus verwechselt werden. Letzterer tritt bei Verdecken eines Auges in Erscheinung und schlägt als Rucknystagmus in Richtung des unverdeckten Auges.

barkeitsstörung des Vestibularapparates, jedoch muß darin wohl der belanglose Restbefund einer zu einem früheren Zeitpunkt einmal abgelaufenen Vestibularisstörung erblickt werden[2].

KOBRAK 1949 hat gegen die Bezeichnung Lockerungsmaßnahmen geltend gemacht, daß es sich dabei um Tonisierungsvorgänge im neurovestibulären Gebiet handele. Der hier verwandte Begriff der Lockerung bezieht sich jedoch nicht auf die Natur des neurophysiologischen Vorganges, sondern lediglich auf die Lockerung eines „festsitzenden" und infolgedessen nicht ohne weiteres erkennbaren Zustandes, hat also nur didaktische Bedeutung im Interesse einer übersichtlichen Systematik.
Ebenso könnte gegen den Begriff des durch Lockerungsmaßnahmen oder Lagewechsel hervorgerufenen *Provokations*-Nystagmus eingewendet werden, daß im französischen Schrifttum der experimentelle Nystagmus als „nystagmus provoqué" bezeichnet wird. Mißverständnisse sind aber nicht zu erwarten, wenn man aus den gleichen didaktisch-systematischen Gründen den Provokations-Nystagmus von dem eigentlichen Spontan-Nystagmus abgrenzt. Eine solche Abgrenzung ist im Hinblick auf gewisse Gesetzmäßigkeiten im Rahmen des Provokationsnystagmus zweckmäßig, wie z.B. die transitorischen Vorgänge mit gegenläufiger Schlagrichtung, deren Ätiologie und Pathogenese noch nicht im vollen Umfange geklärt ist, denen wahrscheinlich lage- oder stellungsbedingte Durchblutungsstörungen oder endokranielle Druckschwankungen zugrunde liegen und denen offenbar differentialdiagnostischer Wert gegenüber dem eigentlichen Spontan-Nystagmus zukommt (s. S. 83).

Der durch Lockerungsmaßnahmen provozierte Nystagmus steht unmittelbar an der Grenze zum experimentellen Nystagmus, da Kopfschütteln, Bücken und Wiederaufrichten und Ähnliches gleichzeitig Dreherregungen des Vestibularapparates darstellen, die allerdings unter normalen Bedingungen nach Beendigung der Bewegungen keinen Nystagmus mehr ergeben. Auch die experimentelle Prüfung selbst stellt eine Lockerungsmaßnahme dar. Diese Tatsache hat in dem Nystagmusschema (s. S. 56) in der Rubrik „nach Abschluß der Erregbarkeitsprüfungen" ihre Berücksichtigung gefunden.

2.2 Nystagmusbeobachtung und Nystagmusregistrierung

Einen *vollwertigen* Ersatz der Beobachtung des Spontan- bzw. Provokations-Nystagmus für *klinische* Zwecke gibt es nicht, denn die zahlreichen ausgearbeiteten elektronystagmographischen und photo-elektronystagmographischen Techniken der Vestibularisprüfung haben das angestrebte Ziel, den Informationsgehalt eines registrierten Nystagmus bezüglich aller seiner Kenngrößen möglichst vollständig und eindeutig zu erfassen, bisher nicht erreicht. Darüber hinaus gehen in die registrierten Nystagmuskurven auch Mängel und Fehler apparativer und physiologischer Natur ein, die ihre zuverlässige Interpretation außerordentlich erschweren, wie z.B. die Nichterfaßbarkeit rotierender Nystagmen, wiederholter langsamer Deviationen als schwächste Grade eines Spontan-Nystagmus, sehr langsame Augenbewegungen, durch Hautpotentiale sowie optische, akustische oder taktile Einflüsse ausgelöste Artefakte, Doppeltransformation der Augenbewegungen u.a.m. (MINNIGERODE et

2 1975 berichteten MULCH und TRINCKER über einen „physiologischen Spontan- und Lagenystagmus" [Z. Laryng. Rhinol. 54, 841 (1975)]. Die mitgeteilten Untersuchungsergebnisse, die infolge Fehlens entsprechender Angaben zur Methodik nicht nachprüfbar sind, schließen eine früher abgelaufene, u.U. als Kreislaufdysregulation fehldiagnostizierte Vestibularisstörung nicht aus. Bei dem physiologischen Lage-Nystagmus wird es sich mit überwiegender Wahrscheinlichkeit um einen gelockerten „latenten" Spontan-Nystagmus oder bei mangelnder Fixation des Kopfes relativ zum Körper um ein halsreflektorisches Augenrucken handeln. Die von KORNHUBER (1974) in diesem Zusammenhang geäußerte Erklärung, wird von ihm selber als biokybernetische Hypothese bezeichnet, bedarf also noch des Beweises.

al. 1977). Unbestritten haben sich mittels der Elektronystagmographie für die Erforschung der Physiologie des Gleichgewichtsorgans wertvolle Erkenntnisse ergeben. Bezüglich ihrer Aussagekraft zum Zwecke einer Krankheitsdiagnose oder auch nur als Ergebnis der Funktionsprüfung eines Hirnnerven für die ärztliche Praxis der Vestibulariserkrankungen kann die Elektronystagmographie das Fahnden auf Spontan- und Provokationsnystagmus vorerst nur ergänzen, aber nicht ersetzen (FRENZEL 1965, DITTRICH 1965, GROHMANN 1975, MINNIGERODE 1977).

Für die quantitative Auswertung eines *experimentellen* Nystagmus von einheitlicher, vorwiegend der dafür in Frage kommenden horizontalen Schlagrichtung lassen sich bestimmte Feststellungen allerdings nur aus elektronystagmographisch registrierten Kurven entnehmen. Hierzu gehören die Messungen der Nystagmusamplituden und der Geschwindigkeit der langsamen Phase des Nystagmus. Die Nystagmusamplituden sind in dem leider auch relativ stark streuenden Wert der Gesamtamplitude (BUYS 1913, zit. n. FISCHER 1928, JUNG 1948) vielfach als Kriterium der Nystagmusintensität und als Maß der Erregbarkeit benutzt worden (MITTERMAIER 1954), da die Gesamtamplitude eine günstigere Konstanz aufweist als die Dauer oder Schlagzahl eines experimentellen Nystagmus. Die Messung der Winkelgeschwindigkeit der langsamen Nystagmusphase zur Intensitätsbestimmung eines Nystagmus (DOHLMAN 1936, HENRIKSSON 1955) sowie die auf der Grundlage der Theorie des Drehnystagmus entwickelte vollständige Ausmessung eines Nystagmogrammes mittels der Amplituden und der Zeitkoordinaten jedes einzelnen Nystagmusschlages (GROHMANN 1975) stellen weitere, aber für klinische Zwecke vorläufig noch zu aufwendige und nicht regelmäßig anwendbare Meßtechniken dar.

In der Praxis bleibt man für den Spontan- und Provokations-Nystagmus bisher – und voraussichtlich auch in Zukunft – auf die *Nystagmusbeobachtung* angewiesen. Gänzlich ungenügend ist allerdings die noch vielfach verbreitete Art, den Kranken zum Zwecke der Nystagmusbeobachtung nur nach links und nach rechts blicken zu lassen. Gröbere Nystagmen lassen sich so oder auch bei Geradeausblick zwar erkennen, und der Erfahrene wird in einzelnen Fällen auch diesen Befund schon, z. B. bei der multiplen Sklerose oder bei oculär bedingten Nystagmen, diagnostisch verwerten können, das Symptom des Nystagmus ist aber so vielgestaltig und gerade in seinen schwach-intensiven Formen so häufig, daß eine solche Prüfungsweise nur den primitiven Anfang einer Nystagmusbeobachtung darstellt.

Für eine systematische Beobachtung ist mindestens erforderlich:

1. Beobachtung der Augen in den zwanglosen 5 Hauptblickrichtungen ohne Beobachtungsbrille.
2. Beobachtung der Augen bei Blick geradeaus unter Ausschluß der Fixation.
3. Beobachtung der Augen bei Blick geradeaus unter Ausschluß der Fixation und unter Anwendung von Lockerungsmaßnahmen (Kopfschütteln, Bücken und Wiederaufrichten usw.).
4. Beobachtung der Augen bei Blick geradeaus unter Ausschluß der Fixation und nach langsamer Einnahme von Rechts- und Linkslage, Rückenlage, Kopfhängelage und schnellem Aufrichten aus der Rückenlage.

Diese zunächst umfangreich und zeitraubend erscheinenden Mindestforderungen für eine systematische Nystagmusbeobachtung sind bei eingespieltem Untersuchungsgang und negativem Befund in wenigen Minuten durchführbar, bedürfen im Falle eines positiven Befundes jedoch oft noch einer, den Zeitaufwand dann aber lohnenden Erweiterung (s. Abschn. 3.0 ff.).

2.3 Nystagmusbeobachtung unter Ausschluß der Fixation Die Leuchtbrille

Jede optische Fixation spannt die Augenmuskulatur reflektorisch an und unterdrückt auf diese Weise gering-intensiven vestibulären Nystagmus. Bei erhaltener Fixation scheint daher *außerordentlich häufig* Augenruhe zu bestehen, obwohl ein Nystagmus vorhanden ist. Schon in den Anfängen der Vestibularisuntersuchung wurden daher Brillen zum Fixationsausschluß z. B. mit undurchsichtigen Metallscheiben (ABELS 1926) oder mit Mattgläsern (HAUTANT 1933) verwendet, die zwar den angestrebten Effekt erzielten, aber die Beobachtung erschwerten. Die von BARTELS (1922) benutzte Brille mit Gläsern von +20 di leistet dagegen als besonders einfache Methode bei Berücksichtigung gewisser Kautelen auch heute noch in der Praxis gute Dienste.

Durch Vorhalten einer +20 di-Lupe (oder -Linse) vor ein Auge und Abdecken des anderen mit der flachen Hohlhand läßt sich die Bartels-Brille improvisieren (Abb. 14). Dabei muß aber durch gelegentliches Abheben der Hand überprüft werden, daß keine Konvergenzbewegungen auftreten, sondern daß der Kranke zwanglos in die Ferne blickt. Konvergenzbewegungen können nämlich mit nystagmusartigen Rucken oder willkürlichem Nystagmus verbunden sein, denen kein Krankheitswert zukommt, die aber zu diagnostischen Irrtümern führen können.

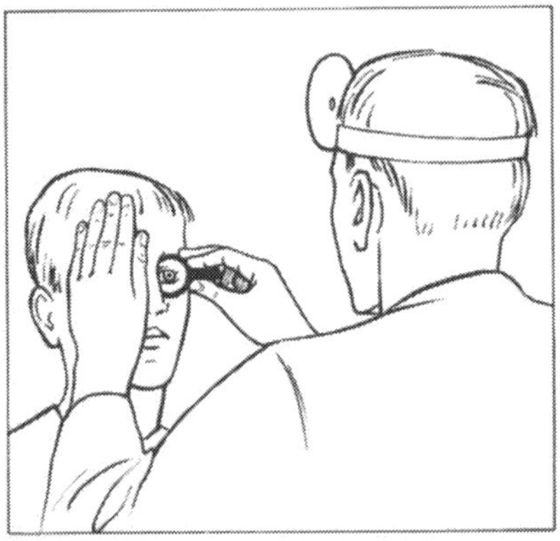

Abb. 14. *Improvisierte Bartels-Brillenbeobachtung mittels +20 di-Lupe.* Ebenso wie bei der Bartels-Brille muß jede noch so geringe Bewegung im Gesichtsfeld des Kranken streng vermieden werden, da sonst wesentlich leichter als am unbewaffneten Auge ein optokinetischer Nystagmus auftreten und zu diagnostischen Irrtümern führen kann

Mit der Anwendung der Bartels-Brille und des +20 di-Monokels wird der Kranke künstlich zu einem Myopen von −20 di gemacht, d. h. er sieht alles unscharf. Die Fixation ist also nicht aufgehoben, sondern nur herabgesetzt. *Als unerläßliche Vorsichtsmaßnahme bei der Verwendung der Bartels-Brille muß daher jede noch so geringe Bewegung im Gesichtsfeld des Kranken vermieden werden.* Andernfalls ist mit dem Auftreten eines deutlichen, mitunter starken optokinetischen Rucknystagmus zu rechnen, der unter der Bartels-Brille sehr viel leichter entsteht als ohne Brille und zur Verwechslung mit vestibulärem Nystagmus führen kann (BORRIES 1923). Wenn es ohne Brille nur zu langsamen Führungsbewegungen der Augen kommt, entsteht unter gleichen Bedingungen hinter der Bartels-Brille bereits ein grober Nystagmus. Um die störenden Lichtreflexe an den Brillengläsern zu umgehen, ist die Neigung zu unwillkürlichen leichten Kopfbewegungen des Untersuchers bei Verwendung der Bartels-Brille besonders groß.

Eine zuverlässige und trotzdem für die tägliche Praxis genügend einfache Ausschaltung der Fixation bei gleichzeitig optimaler Beobachtungsmöglichkeit der gut beleuchteten Augen läßt sich nur mit der von Frenzel 1925 eingeführten *Leuchtbrille* erreichen (Abb. 15)[3]. *Unerläßliche Vorbedingung für ihre Anwendung ist die Unter-*

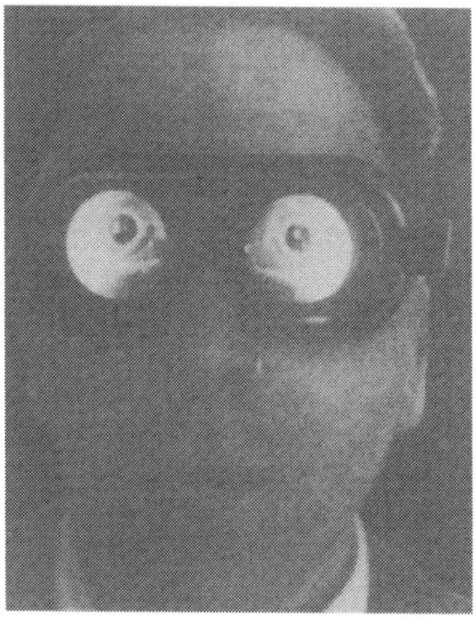

Abb. 15. Leuchtbrille

3 Die Leuchtbrille wird von mehreren Instrumentenfirmen in unterschiedlicher Ausführung hergestellt. Folgende technische Forderungen müssen an ein brauchbares Leuchtbrillenmodell gestellt werden:
1. Starres Brillengestell; Abstand von Brillenglasmitte zu Brillenglasmitte 60 mm.
2. Möglichst geringes Gewicht.
3. Gute Paßform, am besten mit Abstützung der genügend breitbasigen oder gummigepolsterten Ränder des Brillengestells auf Stirnhöckern und Jochbeinen; ausreichender Nasenausschnitt auch für große und breite Nasen.
4. Möglichst weitgehende Annäherung der Brillengläser an die Augen, so daß nur so eben die Berührung mit den Wimpern vermieden wird.
5. Abblendung der Brillenlämpchen zu den Gläsern hin, so daß keine Lichtreflexe in den Gläsern entstehen.
6. Ausreichende Ventilationslöcher oder -schlitze oberhalb und unterhalb der Lämpchen, ohne daß der unvermeidliche Lichtaustritt in den Raum einen störenden Umfang annimmt (in 30 cm Entfernung darf im Dunkelzimmer ein heller – aber natürlich nicht selbst leuchtender – langsam hin- und herbewegter Gegenstand auch nicht schemenhaft erkennbar sein).
7. Gute Auswechselbarkeit der Lämpchen; festhaltende Gewinde.
8. Seitliche Anordnung der Lämpchen in mindestens 1 cm Entfernung (Hitzewirkung!) und höchstens 2 cm Entfernung vom Auge.
9. Schnell und bequem einhakbare Halterung, teils elastisch (Gummiband oder übersponnene Spiralfeder), teils fest (Leder oder Kunststoff) mit Ösen oder Lochschlitzen; ausreichende Länge des Haltebandes (50 cm) auch für großen Kopfumfang.

suchung im Dunkelzimmer oder fast dunklen Zimmer. Der Beobachtungsabstand soll wenigstens 30 cm betragen, um auf jeden Fall etwaige schemenhafte Seheindrücke des Untersuchten zu vermeiden.
Die Leuchtbrille beruht auf einem anderen Prinzip der Fixationsausschaltung als die Bartels-Brille: Durch die Innenbeleuchtung mit Schwachstromlämpchen kommt es zu einer reflektorischen Pupillenverengerung, und der optische Kontakt des Kranken mit der Umgebung wird dadurch nicht nur im absolut dunklen, sondern auch im nur stark abgedunkelten Raum ebenso unterbrochen, wie das beim Autofahrer der Fall ist, dem in der Dämmerung ein anderes Auto mit voll strahlenden Scheinwerfern entgegenkommt. Unter der vollen Einwirkung des Scheinwerferlichtes ist dem Autofahrer auch in der Dämmerung nichts mehr von der Umgebung erkennbar. In grundsätzlich gleicher Weise schaltet die Innenbeleuchtung der Leuchtbrille im dunklen oder nahezu dunklen Raum das Sehen der Umgebung und damit die Fixation aus. Bei Benutzung der Leuchtbrille im hellen Zimmer fällt diese Wirkung dagegen fort, und die Leuchtbrille entspricht dann lediglich einer Bartels-Brille mit Innenbeleuchtung, die eine Entstehung von optokinetischem (Eisenbahn-) Nystagmus nicht ausschließt, die dann also keine Ausschaltung, sondern nur eine Herabsetzung der Fixation bedingt.
Die + 15 di-Gläser der Leuchtbrille dienen im Gegensatz zu den Convexgläsern der Bartels-Brille nicht zur Beeinflussung der Fixation, sondern lediglich als Lupen zur Verbesserung der Beobachtung auch letzter Feinheiten der Nystagmusvorgänge.
Die Verwendung eines Leuchtbrillenmodells mit aufklappbaren Gläsern (Abb. 16) bietet neben der Untersuchung im Dunkelraum unter Ausschluß der Fixation die Möglichkeit, durch einfaches Hochklappen der Gläser und *gleichzeitiges Einschalten der Zimmerbeleuchtung* schnell von der Leuchtbrillenbeobachtung zur Beobachtung ohne Brille bei Blick geradeaus übergehen zu können. Sie gestattet weiterhin

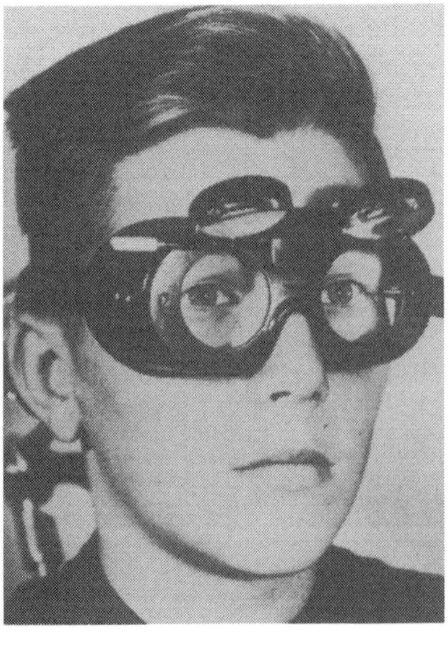

Abb. 16. Leuchtbrille mit aufklappbaren Gläsern

bequeme Vergleichsuntersuchungen der durch unterschiedliche thermische Reize ausgelösten Nystagmusdauer *bei Blick geradeaus ohne Brille* mit der Technik von HALLPIKE 1966 und *bei Blick geradeaus unter der Leuchtbrille* in ihrer Modifikation nach FRENZEL 1959. Schließlich läßt sich ein Beschlagen der Gläser während der Untersuchung, wie es trotz guter Ventilationsbedingungen bei leicht schwitzenden Kranken vorkommen kann, durch Aufklappen und Abwischen der Gläser schnell beseitigen, ohne die Leuchtbrille absetzen zu müssen.

Die Leuchtbrille kann mit einer Taschenlampenbatterie betrieben werden, wie z. B. bei dem Modell mit Batteriehandgriff (Abb. 17) zur Untersuchung am Krankenbett. Zweckmäßig ist jedoch der Anschluß an einen Transformator am Arbeitsplatz, der sowohl eine Untersuchung am sitzenden Patienten als auch bei der Lage-Lagerungsprüfung am liegenden Patienten gestattet.

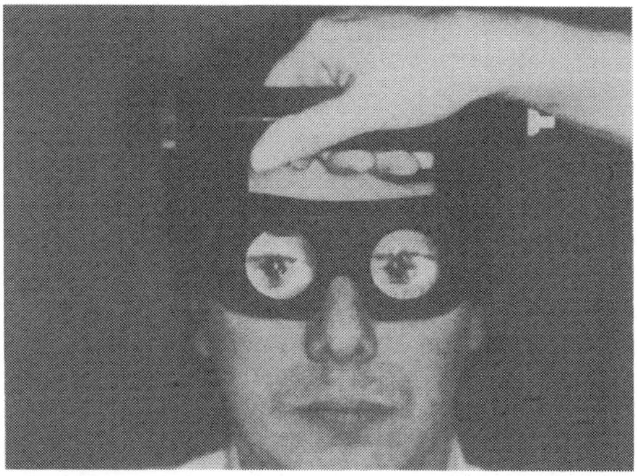

Abb. 17. Leuchtbrille mit Batteriehandgriff

Die Lichtstärke der Innenlämpchen soll soeben einem weißen Leuchten entsprechen. Neigung zum Zwinkern zeigt eine zu große Lichtstärke an und erfordert Drosselung der Beleuchtung. Zu Beginn der Leuchtbrillenuntersuchung läßt sich – allerdings nur an beiden Augen gleichzeitig – die Pupillenreaktion auf Lichteinfall durch Auf- und Abregeln des Transformators prüfen.

Eine *motorisch wirksame Fixation* im Brilleninneren kommt auch bei seitlichem Blick in die Lämpchen ebensowenig zustande wie beim Blick (ohne Brille) auf einen *dicht vor den Augen* bewegten Gegenstand. In letzterem Falle treten nämlich nicht die sonst entstehenden langsamen Führungsbewegungen auf, sondern nur ruckende Folgebewegungen nach Art des Lesevorganges. Die Beeinflussung der Augenbewegungen durch einen Lichttonus bei der Leuchtbrillenbeobachtung ist weiterhin noch umstritten. Aufgrund von Hebelregistrierungen behauptete OHM 1940 eine solche lichttonische Dämpfung, und DI MARZIO u. FERRERI (1927), TOROK (1948) sowie MEGIGHIAN u. WALDECKER (1961) registrierten unter Lichteinfluß eine Amplitudenabnahme des Nystagmus. H. KOBRAK jun. 1932 stellte dagegen bei Beobachtungsvergleichen mit lichtdichten Bulbuskappen keinen Unterschied fest. Auf jeden Fall kommt einem etwaigen Lichttonus im Gegensatz zu dem Fixationsvorgang keine wesentliche Bedeutung zu.

Im Gegensatz zu manchen anderen Untersuchern benutzen wir die Leuchtbrille stets nur bei Blick geradeaus. Denn einer ihrer Vorteile besteht gerade darin, daß die bei Seitenblick und oft *durch* den Seitenblick auftretenden Nystagmen vermieden werden und die Nystagmusreize an den in Ruhestellung, also in der natürlichen Gleichgewichtslage befindlichen Augen angreifen. *Ein ohne Brille bei Blick in die schnelle Phase erkennbarer richtungsbestimmter Vestibularnystagmus ist unter der Leuchtbrille auch bei Blick geradeaus stets erkennbar.*[4] Oft ist sogar unter diesen Bedingungen ein deutlicher Nystagmus zu beobachten, der ohne Brille bei zwanglosem Seitenblick nicht und höchstens bei extremem Seitenblick in Erscheinung tritt.[5]

Die Verwendung extremer Seitenblicke ist jedoch zur Nystagmusbeobachtung unzweckmäßig, da bei dieser Augenstellung Nystagmus ohne Krankheitswert als physiologischer *Endstellungs-* oder *Ermüdungsnystagmus* auftritt. Nystagmen, die im Gegensatz etwa zum richtungsbestimmten Vestibularnystagmus ihrer Art nach nur bei Seiten- bzw. Auf- oder Abblick entstehen, werden durch die Beobachtung ohne Brille in den zwanglosen 5 Hauptblickrichtungen erfaßt. *Am Anfang einer systematischen und vollständigen Nystagmusbeobachtung steht stets die Beobachtung ohne Brille.*

Zur Nystagmusbeobachtung bei der *experimentellen Prüfung* ist die Verwendung der Leuchtbrille nicht grundsätzlich erforderlich. Ausnahmen bilden der Nachweis von Dreherregbarkeitsresten, die Beobachtung des in der Regel schwachen Drehnachnystagmus (Nystagmus postrotatorius II) sowie des schwach intensiven elektrischen Nystagmus, jedoch erweist sich auch in diesen Fällen ebenso wie bei den Methoden der quantitativen Vestibulariserregung die elektronystagmographische Ableitung und Registrierung des Nystagmusvorganges als zuverlässiger und der kombinierten Nystagmusbeobachtung ohne Brille im hellen Raum (Hallpike 1966) und mit Leuchtbrille im Dunkelzimmer (Frenzel 1959) eindeutig überlegen.

2.4 Die Bestimmungsstücke des Spontan- und Provokations-Nystagmus

2.4.1 Schlagform

Pendelnystagmus und *Rucknystagmus* bilden die beiden Hauptformen des Nystagmus (Abb. 18a u. b). Der Pendelnystagmus oder undulierende Nystagmus ist das Kennzeichen eines oculären Nystagmus. Oculär ist dabei ebenso wie vestibulär im weitesten Sinne zu verstehen, denn der wie jeder Nystagmus im Zentralnervensystem *entstehende* oculäre Nystagmus kann sowohl von Veränderungen an den Augen selbst als auch von solchen des optischen oder des oculomotorischen Kernbahnenkomplexes einschließlich der Blickzentren und Blickbahnen ausgelöst werden.

---

4 Siehe aber Anmerkung S. 42.

5 Eine einleuchtende Ausnahme von dieser Regel haben Dubbs (persönliche Mitteilung 1956) sowie Lange (1965) angegeben: Bei unsicherem Nystagmus bei Geradeausblick unter der Brille kann ein Horizontal-Nystagmus bei Aufblick verstärkt werden.

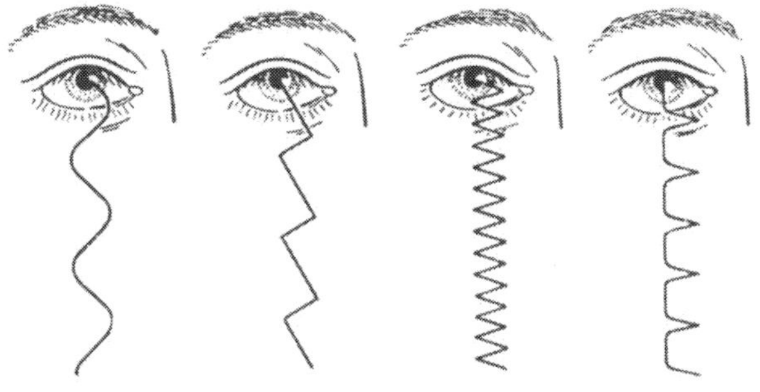

Abb. 18a–d. *Schema der Schlagformen des Nystagmus.* **a** Pendelnystagmus (undulierender Nystagmus). **b** Rucknystagmus. **c** Pendelartiges Rucken. **d** Hüpfender Nystagmus

Die Feststellung eines Pendelnystagmus, selbst nur in einer Blickrichtung, interessiert in diesem Zusammenhang nur insofern, als sie den Vorgang als Vestibularissymptom ausschließt und ihn als vorwiegend ophthalmologisch bedeutungsvolles Symptom kennzeichnet, auf das hier nicht näher eingegangen werden soll. Für diese Darstellung sind jedoch oculäre Rucknystagmen, wie sie auch ohne irgendeinen Pendelnystagmus vorkommen, von Interesse. Es handelt sich dabei in erster Linie um blickparetische bzw. fixationsparetische oder von den Blickzentren als sog. Großhirnrindennystagmus, gelegentlich auch als subcorticaler Hirnstammnystagmus ausgehende, oft grobe Rucknystagmen.

Neben den beiden Hauptformen, Pendel- und Rucknystagmus, lassen sich gelegentlich zwei weitere wohlcharakterisierte Nystagmusformen beobachten: das *pendelartige* (nicht *pendelförmige*!) *Rucken* und der *hüpfende Nystagmus* (Abb. 18c u. d).

Der *hüpfende Nystagmus* besteht aus zwei schnellen Phasen, einem schnellen Herausspringen der Augen aus der Blickrichtung und unmittelbar anschließender Rückbewegung mit typischen mehr oder weniger langen Pausen zwischen den einzelnen Doppelzuckungen. Er muß ebenfalls als oculärer Nystagmus gewertet werden. Bei elektrischer Reizung des hinteren Längsbündels in Höhe des pontinen Blickzentrums konnte Kirstein 1953 tierexperimentell hüpfenden Nystagmus erzeugen.

Das *pendelartige Rucken* ist durch ein *schnelles* Hin- und Herrucken der Augen charakterisiert, dem aber die blitzartige Schnelligkeit des hüpfenden Nystagmus und dessen Pausen fehlen. Pendelartiges Rucken muß sorgfältig von schnellen hin- und hergehenden Augenbewegungen als Folge einer bedeutungslosen Augenunruhe, dem „Blickflattern", unterschieden werden. Bei diesem sind häufig kleine Pausen an den Umkehrpunkten der Hin- und Herbewegungen eingeschaltet, die ihrer Art und ihrem Tempo nach an Lesebewegungen erinnern. Das pendelartige Rucken, bei dem man ohne weiteres keinen Geschwindigkeitsunterschied zwischen den beiden Phasen erkennt, kann sich unter der Leuchtbrille als typischer Rucknystagmus erweisen. *In der Regel verändert ein Rucknystagmus unter der Leuchtbrille seinen Intensitätscharakter dadurch, daß die Frequenz zugunsten der Amplitude abnimmt.* Beim pendelartigen Rucken kann diese Abnahme der Frequenz und Zunahme der Amplitude den Ruckcharakter mit langsamen und schnellen Phasen zum Vorschein bringen. In einem solchen Falle handelt es sich lediglich um einen Vorgang, bei dem ein typischer Rucknystagmus infolge der hohen Frequenz als pendelartig rukkend erscheint. Da der Geschwindigkeit der schnellen Phase naturgebunden eine obere Grenze gesetzt ist, muß sich eine Frequenzsteigerung in zunehmender Geschwindigkeit der langsamen Phase auswirken, bis bei etwa gleicher Geschwindigkeit beider Phasen ein pendelartiges Rucken erreicht wird.

Pendelartiges Rucken, das sich unter der Leuchtbrille nicht als typischer Rucknystagmus auflöst, ist in seiner klinischen Bedeutung noch ungeklärt.

Der im angelsächsischen Schrifttum als „jelly nystagmus" bezeichnete Zitternystagmus scheint dem pendelartigen Rucken zu entsprechen. Darüber hinaus gibt es auch Übergänge des pendelartigen Ruckens zum hüpfenden Nystagmus mit nur sehr kurzen oder fehlenden Pausen zwischen den Doppelzuckungen.

Während nun die Augenbewegungen beim pendelartigen Rucken eine annähernd gleichförmige Geschwindigkeit aufweisen und ebenso wie beim typischen Rucknystagmus die Richtungsumkehr plötzlich einsetzt, besteht der grundlegende Unterschied des undulierenden Pendelnystagmus, also des eigentlichen *pendelförmigen* Nystagmus, darin, daß die Geschwindigkeit vor den Umkehrpunkten abnimmt und im Beginn der Rückbewegung wieder ansteigt, so daß ein sinusförmiger Bewegungsablauf resultiert.

Grober Pendelnystagmus schließt eine vestibuläre Entstehung mit Sicherheit aus.[6]

Vestibulärer Spontan- und Provokationsnystagmus ist mit einer Ausnahme stets ein Rucknystagmus. Diese Ausnahme betrifft den stets schwach intensiven *pulssynchronen Pendelnystagmus*, wie er in erster Linie bei Labyrinthfisteln im Verlaufe von Mittelohreiterungen beobachtet wird (kontinuierliches Fistelsymptom MYGIND's 1918, vaskuläres Labyrinthfistelsymptom BORRIES 1923), gelegentlich aber auch ohne Fistel bei Innenohrerkrankungen vorkommt (STENGER 1953) und meist eine rotierende Schlagrichtung hat. Er entsteht wahrscheinlich unter bestimmten pathologischen Bedingungen durch feinste Hin- und Herbewegungen der Endolymphe, die durch Blutdruckschwankungen des Pulses hervorgerufen werden, so daß jeweils nur die langsamen Phasen eines Rucknystagmus mit ständig wechselnder Richtung auftreten. Der pulssynchrone Pendelnystagmus stellt also eine Art verstümmelten Rucknystagmus dar, bei dem infolge des fortlaufenden schnellen Strömungsrichtungswechsels der Endolymphe die schnellen Phasen nicht zur Ausbildung kommen.

Neben diesem gelegentlich zu beobachtenden pulssynchronen rotierenden Pendelnystagmus handelt es sich bei den diagnostisch über das rein ophthalmologische Gebiet hinaus wichtigen Nystagmusformen praktisch stets um Rucknystagmus. Ein den ausschließlich ophthalmologischen Interessenbereich überschreitender Pendelnystagmus kommt jedenfalls nur als Rarität einmal als Symptom von ZNS-Erkrankungen vor. Die mannigfaltigen, teilweise auch diagonal oder auf elliptischen oder kreisförmigen Bahnen verlaufenden pendelnden Schlagformen des Bergarbeiternystagmus haben ebenfalls nur ophthalmologisches Interesse.

Im folgenden wird daher im wesentlichen vom Rucknystagmus die Rede sein.

---

6 1967 berichteten BONNEFOY und BOUCHER über 3 Fälle von posttraumatischem Pendelnystagmus, den sie als zentral-vestibulär deuteten („L'épreuve rotatoire en position III confirmerait la lésion des voies vestibulaires centrales"). REBATTU stellte diese Deutung aber gestützt auf die Untersuchungen von AUBRY in Frage.

2.4.2 Schlagrichtung

Im Vordergrund steht die horizontale und in zweiter Linie die rotierende (raddrehende, frontale) Schlagrichtung. Daneben gibt es vertikale und als Zwischenform diagonale Schlagrichtungen sowie Kombinationsformen der genannten Schlagrichtungen, z. B. den häufigen horizontal-rotierenden oder auch vertikal-rotierenden Nystagmus. Diese klinische Bezeichnung der Schlagrichtungen bezieht sich auf die Augenbewegungen in der Lidspalte. In Wirklichkeit vollführen die Bulbi natürlich stets rotierende Bewegungen, nur mit jeweils wechselnder Lage der Drehachse. Zur Kennzeichnung der Schlagrichtung dienen Symbole, durch deren Pfeilrichtung sie, bezogen auf die Seite des Patienten, dargestellt wird:

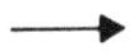

Horizontaler Ny. nach links

rotierender Ny. nach rechts

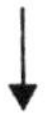

vertikaler Ny. nach unten

horizontal-rotierender Ny. nach links

Diese Pfeilsymbole kennzeichnen den eindeutigen, aus langsamen und schnellen Phasen zusammengesetzten Rucknystagmus. Feinste Grade des Rucknystagmus können sich im Auftreten nur einer langsamen Augendeviation, d. h. der langsamen Phase des Nystagmus, äußern. Damit der Vorgang als pathologisch erkennbar ist, muß ein solches langsames Ziehen der Augen in Deviationsstellung nach einer korrigierenden Blickbewegung immer wieder von neuem auftreten. Als Symbol für diesen Vorgang dient, z. B. für die horizontale Schlagrichtung, folgendes Zeichen:

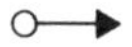

horizontales Ziehen (Deviation) nach links.

Darüber hinaus lassen sich noch Nystagmen wechselnder Schlagrichtung beobachten. So können z. B. die Augen eine Zeitlang horizontal nach rechts und dann eine Zeitlang vertikal nach oben schlagen, anschließend wieder horizontal nach rechts usw. Ein solcher Vorgang mit wechselnder Schlagrichtung des Nystagmus bei gleichbleibender Untersuchungsstellung des Kopfes wird durch ein +-Zeichen zwischen den entsprechenden Symbolen gekennzeichnet. Wenn dagegen in einer bestimmten Untersuchungssituation zunächst ein besonders gerichteter, z. B. rotierend nach rechts schlagender Nystagmus entsteht, der dann in einen anders gerichteten, z. B. horizontal nach links schlagenden, jetzt aber gleichbleibenden Nystagmus übergeht, so werden die Symbole durch einen Punkt verbunden und die Zeitdauer der einzelnen Vorgänge vermerkt, also:

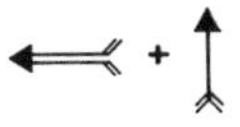

Wechselnder Ny., horizontal nach rechts und vertikal nach oben.

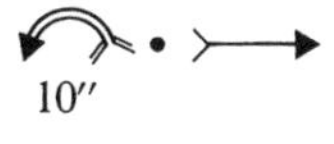

10 sec lang rotierender Ny. nach rechts, dann unerschöpflicher horizontaler Ny. nach links.

Im Gegensatz zur Aufzeichnung des Rucknystagmus, bei dem die Pfeilsymbole neben der eigentlichen Schlagrichtung auch die Seitenrichtung kennzeichnen, d.h. die Richtung, in der die auffälligere schnelle, nicht-vestibuläre Phase des Nystagmus schlägt, weist der Pendelnystagmus naturgemäß keine bevorzugte Seitenrichtung auf. In den seltenen Fällen, in denen es erforderlich ist, bedient man sich für seine Aufzeichnung gleichartiger Symbole, die dann aber Pfeile an beiden Enden tragen, z.B.:

Rotierender Pendel-Ny., feinschlägig, *sehr* wenig frequent

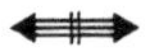

Horizontaler Pendel-Ny., grobschlägig, mittelfrequent

Bewegungsvorgänge, die zwar den Verdacht auf das Vorliegen eines Rucknystagmus erwecken, ohne aber das *sichere Kriterium eines pathologischen Rucknystagmus* aufzuweisen, nämlich die in regelmäßigem Wechsel mit schnellen Rucken auftretenden *langsamen Phasen*, sich aber andererseits grundsätzlich gegenüber belanglosen Hin- und Her-Rucken der Augen (Blickflackern) unterscheiden, können höchstens als unsicherer, nur angedeuteter Nystagmus mit dem folgenden Schlangenlinien-Symbol bezeichnet werden:

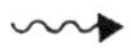

Unsicherer, nur angedeuteter horizontaler Ny. nach links.

Diese Aufzeichnung bedeutet dann für den Fall, daß bei einer späteren Untersuchung oder in einer anderen Untersuchungsstellung ein deutlicher Nystagmus entsprechender Schlagrichtung feststellbar wird, einen Hinweis darauf, daß dann wohl der unsichere Nystagmus der Vorläufer des pathologischen Nystagmus ist oder gewesen ist. Dieses Symbol ist also mehr von Interesse als von Bedeutung. *Niemals darf ein unsicherer, nur angedeuteter Nystagmus allein als pathologisch gewertet werden!*

Die Grenzziehung zwischen verwertbarem und nicht verwertbarem Befund ist keine Frage der Erfahrung oder besonderer Übung, sondern vielmehr der Sorgfalt der Beobachtung und des klaren Überblickes über die vorkommenden Bewegungsvorgänge. Denn bei aufmerksamer Beobachtung der Nystagmusvorgänge und Kenntnis des Zustandes der Augenruhe beim Blick in die Ferne entstehen keine Schwierigkeiten in der Abgrenzung des durch seine immer wieder auftretenden *langsamen* Phasen gekennzeichneten pathologischen Befundes von der Augenunruhe oder anderen nicht verwertbaren Bewegungsvorgängen. *Im Zweifelsfalle ist ein auf Nystagmus verdächtiger Bewegungsvorgang stets als unsicherer, nur angedeuteter Nystagmus zu bezeichnen!* Es besteht sonst die Gefahr, pathologische Befunde hinein- statt herauszuuntersuchen, was allerdings bei der experimentellen Vestibularisuntersuchung im Gegensatz zu der Beobachtung des Spontannystagmus wesentlich leichter eintreten kann.

2.4.3 Schlagfeld

Dieses Bestimmungsstück ist nur für den Rucknystagmus, nicht dagegen für den Pendelnystagmus von Bedeutung. Es ist ferner nur hinsichtlich der rechten und linken Orbitalhälften und nur mit Bezug auf die Ausgangsstellung „Blick geradeaus" von praktischem Wert. Theoretisch müßte dieses Bestimmungsstück natürlich auch für den aufwärts und abwärts gerichteten Nystagmus Geltung haben, jedoch haben wir bislang noch keinen einschlägigen Fall von Vertikalnystagmus mit Schlagfeld in den Orbitalhälften der schnellen Phase gesehen. Durch Blickbewegungen läßt sich das Schlagfeld eines Nystagmus beliebig verlagern, was aber bedeutungslos ist. Dagegen kann ein horizontaler Spontan-Nystagmus völlig gleicher Schlagrichtung und Seitenrichtung durch ein unterschiedliches Schlagfeld das eine Mal als üblicher vestibulärer Nystagmus, das andere Mal als ein von den Blickzentren ausgehender Großhirnrindennystagmus gekennzeichnet sein.

Der *vestibuläre Horizontalnystagmus* spielt sich vorwiegend in den Orbitalhälften derjenigen Seite ab, nach der die langsamen Phasen gerichtet sind, ein Rechtsnystagmus also in den linken, ein Linksnystagmus in den rechten Orbitalhälften. Das gilt in gleicher Weise für den experimentellen wie für den spontanen Nystagmus. Das ist ohne weiteres verständlich, wenn man sich das Zustandekommen des vestibulären Nystagmus vergegenwärtigt: Durch den vestibulären Reiz werden die Augen zunächst in die Richtung der langsamen Phase abgelenkt und in der anschließenden schnellen Phase wieder in die Ausgangsstellung zurückgeworfen.[7]

Der *Großhirnrindennystagmus* ist dagegen ein Krampfvorgang im corticalen Blickzentrum, durch den die Augen in klonischen Krämpfen in die Richtung der schnellen Phase hineingerissen werden, dann langsam wieder in die Ausgangsstellung zurückgleiten, wieder herausgerissen werden, wieder zurückgleiten usw. In Abb. 19 sind beide Vorgänge schematisch einander gegenübergestellt. Der Großhirnrindennystagmus ist oft mit einer Deviationstendenz der Augen in die Richtung der schnellen Phase verbunden. Er ist ein geläufiger Befund als Teilerscheinung eines

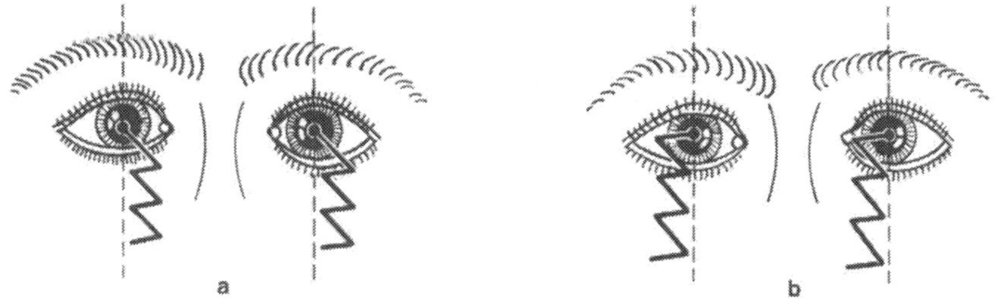

Abb. 19a u. b. *Schema eines horizontalen Rucknystagmus nach rechts mit unterschiedlichem Schlagfeld.* **a** Vestibularer Nystagmus. **b** Großhirnrindennystagmus

---

7 Die von Dittrich 1962 aufgrund von ENG-Befunden aufgestellte These, daß beim vestibulären Nystagmus nicht die langsame, sondern die schnelle Phase das Primäre sei, wurde von Frenzel 1967 mittels der Gitter-Kinematographie entkräftet. Groen hatte schon 1963 betont, daß „cette théorie de Dittrich provient d'une petite faiblesse de son instrument électronique".

Jacksonschen Krampfanfalles, kommt aber selten auch als isoliertes Symptom vor und ist dann an der genannten Schlagfeldverlagerung zu erkennen.
Bei subcorticalen hirnstammbedingten Krämpfen läßt sich in seltenen Fällen auch ein Krampfnystagmus beobachten, der mit einer Deviation in Richtung der *langsamen* Phase verbunden sein kann oder ist, und dann wie der vestibuläre Nystagmus, allerdings wesentlich ausgesprochener, in den Orbitalhälften der langsamen Phasen schlägt.

2.4.4 Intensität (Frequenz und Amplitude)

Die Erhebung eines Nystagmusbefundes erfordert neben der Festlegung der Schlagrichtung und der Seitenrichtung mit den entsprechenden Symbolen auch eine Intensitätsschätzung und -aufzeichnung. Zu diesem Zwecke wird die Amplitude als fein-, mittel- oder grobschlägig, die Frequenz als wenig, mittel oder sehr frequent gekennzeichnet, ein Schätzungsmaß, das sich durch einige Übung bald erlernen läßt. Man hat auch zahlenmäßig festzulegen versucht, wann Feinschlägigkeit, Mittelschlägigkeit und Grobschlägigkeit vorliegt und welche Frequenzen als wenig, mittel und sehr frequent zu gelten haben, indem die Zeit für jeweils 10 Nystagmusrucke mit der Stoppuhr gemessen und die Frequenz als Bruch der Zuckungszahl durch Sekunden festgelegt wurde. So unterschieden z. B. SPIEGEL und SOMMER (1931) sowie WESSELY (1942) einen langsamen (bis zu 40 Schlägen/min), einen mittelfrequenten (bis zu 100 Schlägen/min) und einen schnellen Nystagmus (angeblich bis zu 900 Schlägen/min)[8] und nach der *Excursionsgröße* einen grobschlägigen (über 3 mm), einen mittelschlägigen (1–3 mm) und feinschlägigen Nystagmus (unter 1 mm).
Die zahlenmäßige Erfassung eines Nystagmus ist aber bei einiger Übung entbehrlich und eine schätzungsmäßige Unsicherheit bei Grenzwerten der Amplitude und Frequenz auch unwesentlich. In ausgesprochenen Fällen wird keine Unsicherheit aufkommen. In Zweifelsfällen genügt es klinisch vollständig, Übergangsschätzungen zu nehmen, z. B. fein- bis mittelschlägig, denn es kommt nur darauf an, ein ungefähres Intensitätsbild zu gewinnen. Die Amplitude wird durch 1 bis 3 Pfeilstriche, die Frequenz durch 1 bis 3 Fähnchen gekennzeichnet:

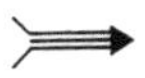

Grobschlägiger, wenig frequenter Horizontalnystagmus nach links.

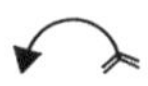

Feinschlägiger mittelfrequenter rotierender Nystagmus nach rechts.

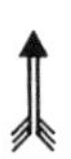

Mittelschlägiger, sehr frequenter Vertikalnystagmus nach oben.

Zwischenstufen können durch verkürzte Pfeilstriche bzw. Fortlassen des einen Striches eines Doppelfähnchens dargestellt werden:

8 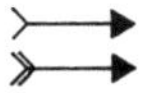 bis 10/15
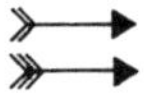 10/14–10/6
 10/5 –10/0,7 (Grenzfall)

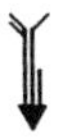

Mittel- bis grobschlägiger, wenig bis mittelfrequenter Vertikalnystagmus nach unten.

Sehr langsame Vorgänge, etwa 10 Rucke in mehr als 15 sec, können ferner noch durch Fortlassen aller Fähnchen als *sehr* wenig frequent aufgezeichnet werden:

Feinschlägiger Diagonalnystagmus nach links oben, *sehr* wenig frequent.

2.4.5 Intensitätsgefälle

Peripher ausgelöster Spontan-Nystagmus ist in der Regel, experimenteller Nystagmus ausnahmslos ein richtungsbestimmter Nystagmus (s. S. 48). Unabhängig von der eingenommenen Blickrichtung und meist auch unabhängig von Lockerungsmaßnahmen und Lagewechsel, also von einer Änderung der Beobachtungssituation, schlägt der richtungsbestimmte Nystagmus stets in der gleichen Seitenrichtung. Gewisse Änderungen der Schlagrichtung kommen zwar vor, z.B. in einer Blickrichtung horizontal-rotierender und in einer anderen nur horizontaler Nystagmus, sofern die Seitenrichtung aber in allen Blickrichtungen konstant bleibt, wird dadurch der Charakter als richtungsbestimmter Vorgang nicht geändert. *Die verschiedenen Blickrichtungen haben jedoch einen gesetzmäßigen Einfluß auf die Intensität des Nystagmus.* Aufgrund dieser Tatsache, die wohl auf der verschieden starken Ansprechbarkeit der Augenmuskeln in Abhängigkeit von ihrem Dehnungszustand beruht, ist für den richtungsbestimmten Nystagmus eine Intensitätsschätzung eingeführt (ALEXANDER 1912) und von einem *Nystagmus 1., 2. und 3. Grades* gesprochen worden. Entsprechend der großen Mehrzahl richtungsbestimmter Nystagmen mit einer Seitenrichtung entweder nach rechts oder nach links bezieht sich die Intensitätsbezeichnung praktisch nur auf diese beiden Seitenrichtungen. Durch Seitenblick in die Richtung der schnellen Phase pflegt ein solcher horizontaler oder horizontal-rotierender Nystagmus verstärkt, durch Blick in die Richtung der langsamen Phase abgeschwächt zu werden. Von einem Nystagmus 1. Grades spricht man, wenn der Nystagmus nur bei Blick in Richtung der schnellen Phase, von einem Nystagmus 2. Grades, wenn er auch bei Blick geradeaus (= Gradblick n. OHM 1939), und von einem Nystagmus 3. Grades, wenn er sogar bei Blick in Richtung der langsamen Phase in Erscheinung tritt. Diese Intensitätsbewertung und -bezeichnung, die sich auf die Augenbeobachtung ohne Brillenhilfsmittel bezieht, ist aber entbehrlich, wenn die Intensitätseinschätzung für alle Nystagmusformen, auch für den richtungsbestimmten Nystagmus, grundsätzlich durch Kennzeichnung mit den im vorangegangenen Abschnitt erläuterten Nystagmussymbolen für Frequenz und Amplitude durchgeführt wird.

Im Zusammenhang mit dem Begriff des *Intensitätsgefälles* gewinnt das geschilderte Verhalten des richtungsbestimmten Horizontalnystagmus jedoch diagnostische Bedeutung. Ein ohne Brille nur bei Blick in Richtung der schnellen Phase in Erscheinung tretender richtungsbestimmter vestibulärer Horizontalnystagmus ist stets von geringer Intensität. Tritt der Nystagmus auch bei Blick geradeaus auf, so ist er von schwacher Intensität und der Nystagmus bei Blick in Richtung der schnellen Phase um ein Geringes intensiver. Ist er sogar bei Blick in Richtung der langsamen Phase vorhanden, so besteht wiederum eine, allerdings nur mäßig stark ausgeprägte, Intensitäts-Differenz zur Blickrichtung geradeaus und derjenigen zwischen Blick geradeaus und Seitenblick in Richtung der schnellen Phase. Es herrscht dementsprechend ein *flaches* Intensitätsgefälle zwischen den drei Blickrichtungen. *Das flache Intensitätsgefälle ist ein Charakteristikum des richtungsbestimmten vestibulären Horizontalnystagmus.* Wird die Orbita gemäß Abb. 20 durch ein Sechseckschema in 5 Felder für die 5 zwanglosen Hauptblickrichtungen aufgeteilt, dann läßt sich das flache Intensitätsgefälle z. B. für einen horizontalen Rucknystagmus nach links in den

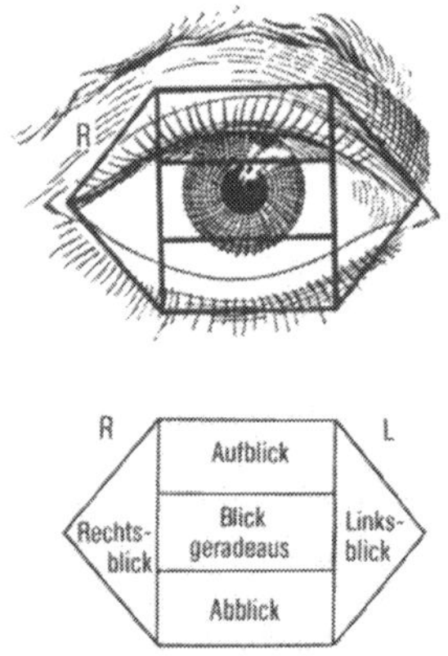

Abb. 20. *Sechseckschema.* Geometrische Einteilung der Orbita in ein Sechseck mit 5 Feldern für die zwanglosen 5 Hauptblickrichtungen

Blickrichtungen nach rechts, geradeaus und nach links durch + -Zeichen darstellen (Abb. 21 a–c). Horizontale Rucknystagmen gleicher Schlagform und Schlagrichtung wie der beschriebene vestibuläre Horizontalnystagmus können aber auch statt einem flachen ein steiles Intensitätsgefälle aufweisen (Abb. 21 d). *Ein* solches *steiles Intensitätsgefälle ist charakteristisch für einen blickparetischen Nystagmus,* wie er als isolierter Befund einer zentralen Störung oder kombiniert mit vestibulärem Nystagmus, insbesondere z. B. beim otogenen Kleinhirnabszeß vorkommt. Schwächere Formen der Blickparese gleichen dabei vollkommen einem vestibulären Nystagmus 1. Grades mit nur einem Unterschied, der bei der Beobachtung unter der Leuchtbrille bei Blick geradeaus erkennbar wird: Ein gering-intensiver richtungsbestimmter *vestibulärer* Nystagmus, der ohne Brille nur bei Blick in Richtung der schnellen Phase sichtbar wird, tritt unter der Leuchtbrille im Dunkelraum auch bei Blick ge-

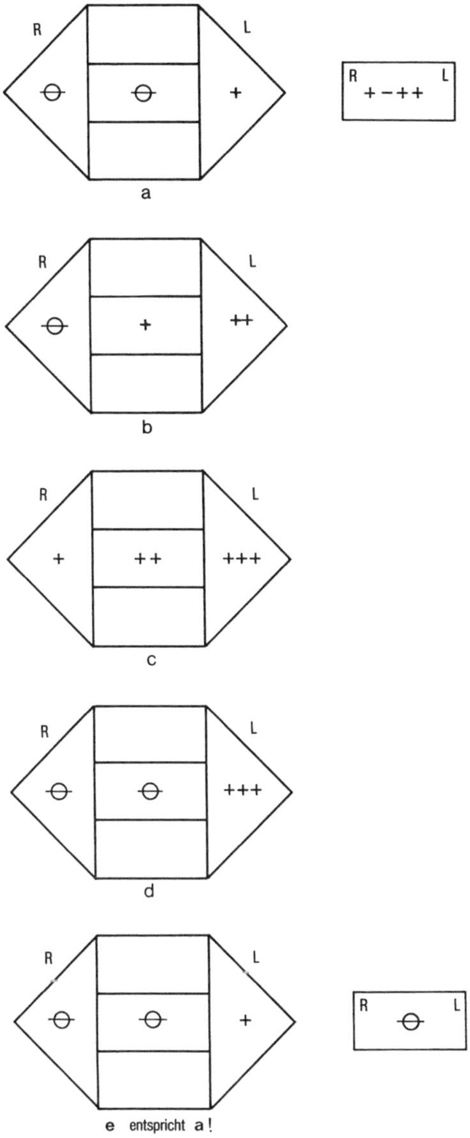

Abb. 21 a–e. *Schematische Darstellung des flachen (a–c) und des steilen (d–e) Intensitätsgefälles eines horizontalen Rucknystagmus nach links.* **a–c** Vestibulärer Links-Nystagmus ersten, zweiten und dritten Grades. **d u. e** Blickparetischer Nystagmus starken (**d**) und schwachen Grades (**e**). Die Nystagmusintensität ist durch die Anzahl von +-Zeichen in den in Frage kommenden drei Blickrichtungen dargestellt. Das Rechteckschema in **a** und **e** gibt den Nystagmusbefund unter der Leuchtbrille bei Blick geradeaus wieder. Der in **a** und **e** im Sechseckschema identische Befund wird unter der Leuchtbrille einmal als flaches Intensitätsgefälle (**a** vestibulärer Nystagmus) und zum anderen als steiles Intensitätsgefälle (**e** Blickparese) differenzierbar radeaus und meist sogar deutlicher in Erscheinung,[9] worin zugleich das flache Intensitätsgefälle des vestibulären Nystagmus zum Ausdruck kommt. Ein gering-intensiver *blickparetischer* Nystagmus pflegt dagegen auch bei Blick geradeaus unter der Leuchtbrille keinen Nystagmus zu ergeben, wodurch das steile Intensitätsgefälle erkennbar wird. *Das Intensitätsgefälle ist also ein Bestimmungsstück zur Differentialdiagnose zwischen vestibulärem und blickparetischem Nystagmus.* Da vertikale Blickparesen in dieser Beziehung von untergeordneter Bedeutung sind und es rotierende Blickbewegungen nicht gibt, beschränkt sich die Beurteilung des Intensitätsgefälles auf horizontale Nystagmen.

2.4.6 Der zeitliche Ablauf von Spontan- und Provokations-Nystagmus. Transitorischer und unerschöpflicher Nystagmus

Provokationsnystagmus kann sowohl kurzdauernd (transitorisch n. NYLÉN) für wenige Sekunden auftreten als auch unerschöpflich vorhanden sein. In der Regel tritt der transitorische Nystagmus nach Provokationsmaßnahmen wie Kopfschütteln, Bücken und Wiederaufrichten u.a.m. sowie nach Lagewechsel auf, während der eigentliche Spontan-Nystagmus unerschöpflich ist. Der kurzdauernde, transitorische Nystagmus einerseits, der üblicherweise das Begleitsymptom des kurzdauernden Moment- oder Sekundenschwindels ist (s. S. 14), und der unerschöpfliche Nystagmus andererseits sind nur die Eckpfeiler einer ganzen Skala von zeitlich unterschiedlichen Abläufen des Nystagmus, innerhalb derer alle Übergänge vorkommen. Für die Nystagmusuntersuchung ist aber vor allem die Erfassung des sehr charakteristischen transitorischen Nystagmus, der vielfach ein erst nach einer gewissen Latenz einsetzender an- und abschwellender, oft grober Vorgang von wenigen Sekunden Dauer ist, und seine Abgrenzung gegenüber dem über längere Zeit gleichmäßig stark vorhandenen Nystagmus notwendig. Das zeitliche Verhalten des Spontan- und Provokations-Nystagmus hat deshalb in dem Nystagmusschema durch die Sekunden-Rubrik innerhalb der einzelnen Rechtecke Berücksichtigung gefunden. Es ist klinisch wichtig, neben den im Vorhergehenden genannten Bestimmungsstücken auch den zeitlichen Ablauf des Nystagmus einschließlich einer etwaigen Latenzzeit zu notieren.

Bezüglich des zeitlichen Verhaltens des Nystagmus ist die Bezeichnung „unerschöpflich" nicht im strengen Sinne dieses Begriffes zu verstehen. Es gibt zwar unerschöpfliche Spontan-Nystagmen, die z.B. nach einer Labyrinthitis mit bleibendem Funktionsverlust, nach einer Labyrinthektomie oder einem einseitigen isolierten Vestibularisausfall jahre-, jahrzehntelang, gelegentlich sogar das ganze Leben hindurch in zwar geringer Intensität, aber in vollem Sinne des Wortes *unerschöpflich* bestehen. Es gibt andere zeitliche Abläufe, bei denen ein Spontan-Nystagmus während der Dauer einer Krankheit, etwa tage- bis monatelang oder im Menièreschen Anfall gleich diesem für Stunden besteht, dann aber verschwindet. Schließlich gibt es Provokations-Nystagmus, der beispielsweise 5 min lang anhält und dann wieder aufhört. Alle diese zeitlichen Abläufe müssen als Gegensatz zum transitorischen Nystagmus in der Praxis dem unerschöpflichen Nystagmus zugeordnet werden. Es

---

9 Für den rein rotierenden Nystagmus, der hier aber nicht zur Debatte steht, gilt diese Gesetzmäßigkeit nicht ausnahmslos!

würde einen übermäßigen Zeitaufwand erfordern, wenn man im Hinblick auf die Möglichkeit des Abklingens eines Nystagmus in einigen Minuten jeweils bis zum Ende dieses Vorganges in jeder Beobachtungssituation verweilen wollte. In erster Linie kommt es auf die Abgrenzung des transitorischen von einem unerschöpflichen Nystagmus an. Allgemein hat sich als zweckmäßig dafür eine Zeitdauer von 30 sec erwiesen. Ein darüber hinaus anhaltender Nystagmus wird als unerschöpflicher, d. h. langdauernder, nicht typisch transitorischer Nystagmus angesehen.

Die Bezeichnung „unerschöpflich" hat durch eine 1954 erschienene Veröffentlichung CAWTHORNE's (1954) einen doppelten Sinn erhalten. CAWTHORNE hat diese Bezeichnung nämlich mit den Benennungen „readily fatiguable, gradually fatiguable" und „nonfatiguable" für die Erscheinung verwendet, daß ein durch schnellen Lagewechsel hervorgerufener *Lagerungs*nystagmus bei sofortiger Wiederholung der Prüfung nur noch schwächer oder überhaupt nicht mehr, ein bei der Cawthorneschen Prüfung ausgelöster „*Lage*"-Nystagmus dagegen auch bei sofortiger Wiederholung unermüdbar wieder auftritt, also nonfatiguable, d. h. unerschöpflich ist. Im einschlägigen Schrifttum ist daher die unterschiedliche Verwendung der Bezeichnung „unerschöpflich" zu berücksichtigen. Besser wäre es daher, für den bei sofortiger Wiederholung der Prüfung nur noch schwächer oder überhaupt nicht mehr nachweisbaren transitorischen *Lagerungs*nystagmus die Bezeichnungen „schwächer reproduzierbar" und „nicht mehr reproduzierbar" bzw. für den *Lage*nystagmus „regelmäßig reproduzierbar" zu wählen und den Terminus „unerschöpflich" nur als Gegensatz zum transitorischen Nystagmus zu verwenden.

Innerhalb des unerschöpflichen Nystagmus haben bestimmte, sich über Tage oder Wochen erstreckende zeitliche Abläufe eines Spontan-Nystagmus ihre besondere Bedeutung. So zeigt z. B. der nach einseitigem plötzlichen Labyrinthausfall, etwa einer Labyrinthitis, einer Labyrinthfraktur oder einem anderweitigen plötzlichen Verlust der Labyrinthfunktion auftretende *Labyrinthausfall-Nystagmus,* der als richtungsbestimmter Nystagmus anfangs horizontal-rotierend, später rein horizontal schlägt, einen gesetzmäßigen Verlauf (s. S. 17 u. 97). Infolge zentraler Kompensationsvorgänge nimmt er in den ersten Tagen schnell, dann langsamer ab, um im Laufe von Monaten oder Jahren ganz zu verschwinden oder nur noch in Resten bei systematischem Fahnden bzw. nach Lockerungsmaßnahmen oder Lagewechsel erkennbar zu bleiben. Entsprechend dem begleitenden „Dauer"-Schwindel handelt es sich um einen „unerschöpflichen" Nystagmus mit einem zeitlichen Ablauf nach Art der Abb. 22. Einen anderen Verlauf zeigen zentral ausgelöste Nystagmen der Art, wie sie z. B. bei Kleinhirnprozessen vorkommen. Sie weisen keine gesetzmäßige Intensitätsabnahme, sondern ein Gleichbleiben oder sogar eine Intensitätszunahme im zeitlichen Verlauf auf. Dieses differentialdiagnostisch wichtige Verhalten bildet die Grundlage der sog. Neumannschen Regel (1907) für die Abgrenzung einer Labyrinthitis von einem Kleinhirnabszeß. Sie besagt, daß ein Nystagmus zur kranken Seite bei unerregbarem Labyrinth oder nach Labyrinthektomie auf einen Prozeß in der hinteren Schädelgrube, im Zweifel also auf einen Kleinhirnabszeß bezogen werden muß, ein Nystagmus zur gesunden Seite dagegen doppeldeutig ist, d. h. sowohl durch eine Labyrinthitis als auch durch einen Kleinhirnabszeß hervorgerufen werden kann. Im letztgenannten Falle ist eine Entscheidung erst aus dem weiteren Verlauf zu treffen: Der labyrinthäre Nystagmus nimmt an Intensität schnell ab, der zentrale Nystagmus bleibt unverändert bestehen oder nimmt noch an Intensität zu.

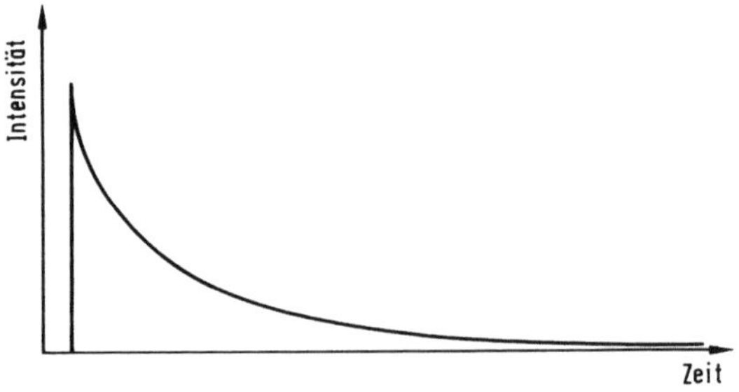

Abb. 22. *Schema des zeitlichen Ablaufes eines Labyrinthausfall-Nystagmus.* Nach dem plötzlichen Einsetzen des vom Tonusüberwiegen des gesunden Labyrinthes bedingten Nystagmus (vgl. Abb. 7) kommt es anfangs schnell, später langsamer zu einem spontanen Ausgleich der Vestibulartonusdifferenz und damit zum Verschwinden oder fast zum Verschwinden des Spontan-Nystagmus

2.4.7 Besonderheiten im Bewegungsablauf der Nystagmusrucke

Peripher bedingte vestibuläre Spontan-Nystagmen weisen stets, zentral bedingte Rucknystagmen in der Regel einen charakteristisch geordneten Ablauf der aus langsamer und schneller Phase zusammengesetzten „Zuckungseinheit" (Kobrak 1949) auf, deren Variabilität nur die im Vorhergehenden geschilderten Bestimmungsstücke betrifft. Gelegentlich lassen sich aber auch andersartige Bewegungsabläufe sowohl beim experimentellen Nystagmus als auch beim Spontan- bzw. Provokationsnystagmus beobachten, die dann auf eine zentrale Ursache hinweisen. So hat z. B. Evers (1951) auf einen auffallend langsamen Ablauf der Einzelrucke des experimentellen Nystagmus als Charakteristikum von Striatum-Erkrankungen sowie auf einen auffallend schnellen Ablauf „von wurfartigem Charakter" mit deutlichem Intervall zwischen den einzelnen Zuckungseinheiten („hüpfender Nystagmus"? s.S. 33) beim experimentellen und beim Provokations-Nystagmus als Charakteristikum von Pallidum-Schädigungen hingewiesen. Schilling (1959) beschrieb sog. „Kipp-Deviationen" im ENG von Stotterern als Hirnstammsymptom. Das von Neveling und Poeck (1960) beobachtete „Echternach"-Symptom des Nystagmus, d. h. eine Nystagmusform mit diskontinuierlicher intermittierender schneller Phase, wurde als Ausdruck eines Herdes in der Medulla oblongata mit Schädigung der dort lokalisierten Vestibulariskerne und -bahnen gedeutet. Bei der thermischen Labyrinthreizung in Narkose und ebenso in manchen Fällen von Apoplexie und von Hirntumoren kommt es nach Leicher (1957) lediglich zum Auftreten der langsamen Nystagmusphase, während die schnelle Phase unterbleibt. Khrapko (1960) fand bei Hirntumoren im Falle einer Stammhirnbeteiligung ganz unkoordinierte und willkürliche Nystagmusformen. Supratentorielle Prozesse waren durch eine Dissoziation der Reflexe gekennzeichnet; die Drehprüfungen führten zu einem lebhaften Nystagmus, die thermische Erregbarkeit war dagegen auffällig gering. Ganz allgemein muß aber gesagt werden, daß die Kenntnisse über Besonderheiten im Bewegungsablauf der Nystagmusrucke immer noch sehr lückenhaft sind.

2.5 Assoziierter und qualitativ oder quantitativ dissoziierter Nystagmus, retraktorischer Nystagmus

In der Regel liegen den diagnostisch bedeutsamen Nystagmen assoziierte Bewegungsvorgänge zugrunde, d. h. der Nystagmus läuft in Schlagrichtung und Intensität an beiden Augen gleichsinnig und gleichmäßig ab. Auch ausgesprochen einseitige Nystagmen kommen vor, und zwar ohne daß die assoziierten Bewegungen durch eine Augenmuskellähmung der einen Seite beeinträchtigt wurden. Den bisher in der Literatur mitgeteilten 51 Fällen lag aber anscheinend in erster Linie eine oculäre Ursache zugrunde. In seltenen Fällen gibt es *qualitativ dissoziierte* Nystagmen, bei denen die Schlagrichtung der Augen ungleichsinnig, unter Umständen sogar entgegengesetzt gerichtet ist. In anderen Fällen ist die Intensität unterschiedlich, so daß eine *quantitative Dissoziation* vorliegt. Sofern keine Augenmuskellähmungen vorhanden sind, die Ursache von Dissoziationen sein können, ist der qualitativ und der quantitativ dissoziierte Nystagmus als Hirnsymptom und niemals als peripher-vestibuläres Symptom zu werten. In erster Linie kommt er bei disseminierten Hirnprozessen, z. B. der multiplen Sklerose vor.

Die Sonderform des noch selteneren *retraktorischen Nystagmus* (Zusammenstellung bei LYLE u. MAYFIELD 1954) ist eine Koordinationsstörung der Augenmuskeln, bei der sich antagonistische Augenmuskeln gleichzeitig kontrahieren (JUNG 1953), und wird als Symptom von Erkrankungen im Bereich des Aquaeductus Sylvii, z. B. bei Tumoren mit Wirkung auf die Vierhügelgegend beobachtet. Er stellt einen rhythmischen Vorgang an allen Augenmuskeln dar, durch den die Bulbi schnell in die Orbitae hineingezogen und langsam wieder in ihre alte Stellung zurückbewegt werden. Gelegentlich kann ein synchron mit dem Nystagmus retractorius auftretender Konvergenzklonus registriert werden (MEGIGHIAN u. DECHER 1962).

Das im folgenden zu besprechende Nystagmusschema für den Gesamtvorgang des Nystagmus sieht die Einzeichnung aller dieser Sonderformen wegen ihrer Seltenheit nicht vor. Sie müssen daher gegebenenfalls, wie auch andere Sonderformen, gesondert neben dem Schema notiert werden.

3 Das Nystagmusschema und die formanalytische Differenzierung bestimmter Nystagmustypen

3.1 Das Grundschema

Ganz allgemein hat sich heutzutage eingeführt, den Befund einer systematischen Nystagmusbeobachtung im negativen wie im positiven Falle in ein geeignetes Schema einzuzeichnen. Eine derartige Aufzeichnung gestattet es, den Gesamtvorgang zu erfassen und mit einem Blick den vorliegenden Nystagmustyp zu erkennen.
Als *Grundschema* wurde von FRENZEL 1938 ein Sechseckschema für die Augenbeobachtung ohne Brille in den zwanglosen 5 Hauptblickrichtungen angegeben, das durch die Augenbeobachtung unter der Leuchtbrille bei Blick geradeaus ergänzt wird (Abb. 23). Das bereits im Abschnitt 2.4.5 verwendete Sechseckschema (Abb. 20) entspricht einer geometrischen Feldeinteilung der Orbita. In die Felder wird der Nystagmus mit den besprochenen Symbolen der Schlagrichtung und der Intensität eingezeichnet.

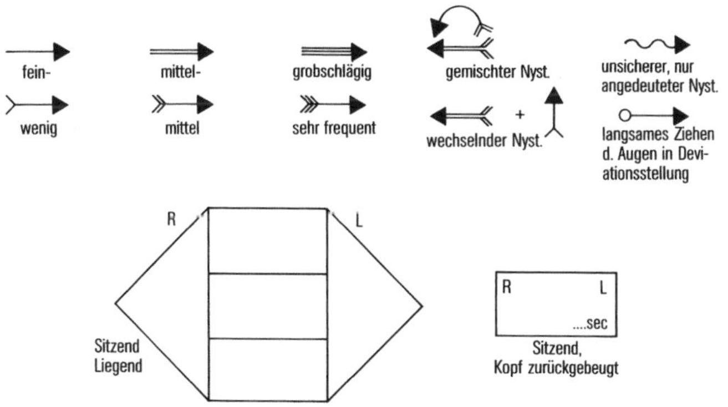

Abb. 23. *Das Grundschema.* Sechseckschema zur Aufzeichnung des Nystagmus ohne Brille in den zwanglosen 5 Hauptblickrichtungen und daneben das Rechteck des Geradeausblickes zur Aufzeichnung des Nystagmus bei Beobachtung unter der Leuchtbrille im Dunkelzimmer

3.2 Nystagmustypen

Bei Verwendung des Grundschemas ergeben sich zunächst 3 Grundtypen des Spontan-Nystagmus:

3.2.1 Richtungsbestimmter Nystagmus

Der richtungsbestimmte Nystagmus wurde bereits im Abschnitt 2.4.5 mehrfach erwähnt. Die nachstehenden Schemata der Abb. 24 kennzeichnen ihn in verschiedenen Intensitätsgraden. Er kommt vorwiegend bei peripher-vestibulären Erkrankungen vor. *Es gilt als Regel, daß ein richtungsbestimmter Nystagmus bei rein rotierender und rein vertikaler Schlagrichtung ein zentrales Symptom darstellt.* Diese Regel gilt aber ausnahmslos nur bei groben, unerschöpflichen Vorgängen, während sie bei transitorischen oder gering-intensiven nur mit großer Zurückhaltung angewendet werden darf.

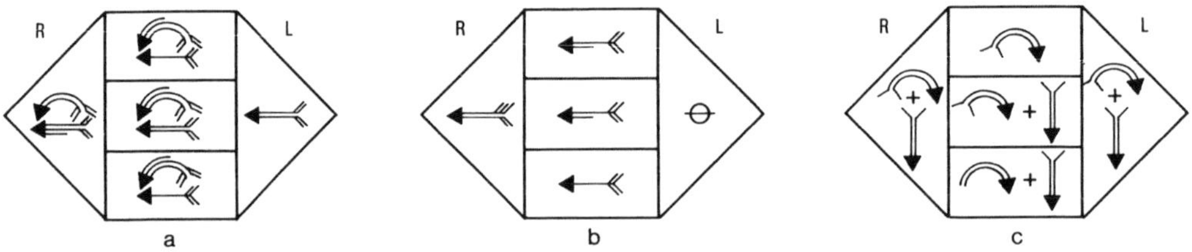

Abb. 24 a–c. *Richtungsbestimmter Spontan-Nystagmus.* **a** Frischer linksseitiger Labyrinthausfall durch akut-eitrige Labyrinthitis (Labyrintheinbruch) bei Mittelohreiterung. **b** Akuter isolierter, nicht entzündlicher Vestibularisausfall links vor 2 Tagen (isolierte Vestibularisparalyse). **c** Richtungsbestimmter Spontan-Nystagmus bei Hypophysentumor, durch seine vertikale und rotierende Schlagrichtung als zentral bedingt erkennbar (der Nystagmus verschwand unmittelbar nach Ventrikelpunktion)

3.2.2 Regelmäßiger Blickrichtungsnystagmus

Der grundsätzliche Unterschied dieses Nystagmusvorganges gegenüber dem richtungsbestimmten Nystagmus wird bei einem Vergleich der Abb. 24 und Abb. 25 sofort erkennbar. Ein derartiger massiver Blickrichtungsnystagmus ist niemals ein peripheres, sondern stets ein zentrales Symptom.[1] Im Falle der Regelmäßigkeit ist er nur als allgemeines Hirnsymptom mit Hinweis auf die hintere Schädelgrube ohne

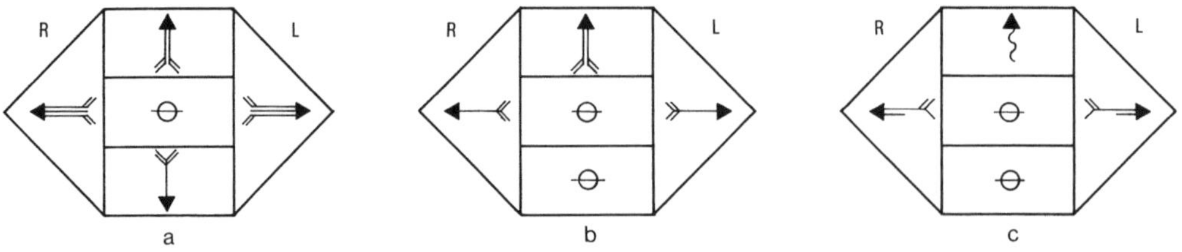

Abb. 25 a–c. *Regelmäßiger Blickrichtungsnystagmus.* **a** Seröse otogene Meningitis. **b** Desgl., 16 Tage später. **c** Stirnhirnabszeß links

1 OHM 1943 hat die Bezeichnung Blickrichtungsnystagmus immer im falschen Sinne verwendet und daraus „ein Hauptzeichen der vestibulären Störung" abgeleitet. KORNMÜLLER 1940 hat den gleichen Fehler gemacht, UNTERBERGER 1931 einen richtungswechselnden Lagenystagmus irrtümlich als Blickrichtungsnystagmus gedeutet.

sonstige topische Bedeutung zu beurteilen. Beim Blickrichtungsnystagmus handelt es sich um einen in seinem Wesen noch ungeklärten Vorgang, der wahrscheinlich sogar ein zentral-oculärer Nystagmus ist. Das steile Intensitätsgefälle und das regelmäßige Fehlen rotierender Schlagrichtungen legt es, formanalytisch betrachtet, nahe, in ihm den Ausdruck multipler Blickparesen bzw. einer Fixationsparese zu sehen. In schwächeren Formen bleibt nur der horizontale Nystagmus bei Rechts- und Linksblick mit entsprechendem Nystagmus nach rechts und links bestehen, während bei Blick geradeaus sowie bei Aufblick und Abblick Augenruhe herrscht. Vertikaler Nystagmus nach oben bei Aufblick tritt in der Regel leichter auf als vertikaler Nystagmus nach unten bei Abblick. Als weiterer Hinweis, daß blickparetische oder fixationsparetische Vorgänge eine Rolle spielen, ist das Vorkommen eines Überwiegens des Rechtsnystagmus bei Rechtsblick oder des Linksnystagmus bei Linksblick, obwohl unter der Leuchtbrille bei Blick geradeaus Augenruhe herrscht. In der Regel überwiegt beim Horizontalnystagmus im Falle einer Intensitätsdifferenz zwischen Rechts- und Linksnystagmus der Nystagmus zur kranken Seite, aber auch das ist eine Regel mit vielen Ausnahmen.

3.2.3 Regelloser Blickrichtungsnystagmus

Sobald bei einem ohne Brille zunächst regelmäßig erscheinenden Blickrichtungsnystagmus auch nur unter der Leuchtbrille bei Blick geradeaus im Dunkelzimmer ein Nystagmus nachweisbar ist, darf man nicht mehr von einem regelmäßigen Blickrichtungsnystagmus sprechen, sondern muß ihn in die Gruppe des regellosen Blickrichtungsnystagmus einreihen. Der Spontan-Nystagmus bei Blick geradeaus kann natürlich als Kennzeichen einer Vestibularisstörung neben einem regelmäßigen Blickrichtungsnystagmus vorhanden sein und dadurch den Vorgang im Gesamtbilde zu einem regellosen Blickrichtungsnystagmus stempeln. Eine zuverlässige Differenzierung zwischen dem einen und dem anderen Nystagmus ist daher oft schwer möglich. Dies trifft vermutlich auch für den von Moser (1944) bei einem Fall von Abszeß der Lateralcysterne beobachteten und als peripher-retrolabyrinthär gedeuteten regellosen Blickrichtungsnystagmus zu. Der regellose Blickrichtungsnystagmus als Extremfall (Abb. 26) ist der typische Hirnstammnystagmus, wie er neben den eigentlichen Hirnstammerkrankungen auch als Folge von Nachbarschaftseinwirkungen etwa durch Kleinhirnprozesse verursacht werden kann. Bei ihm sind Differenzierungen zwischen blick- bzw. fixationsparetischen Vorgängen und eigentlich vestibulären Vorgängen noch weniger möglich. Man muß die enge Nachbarschaft und Verflechtung oculärer und vestibulärer Kernbahnen berücksichtigen und

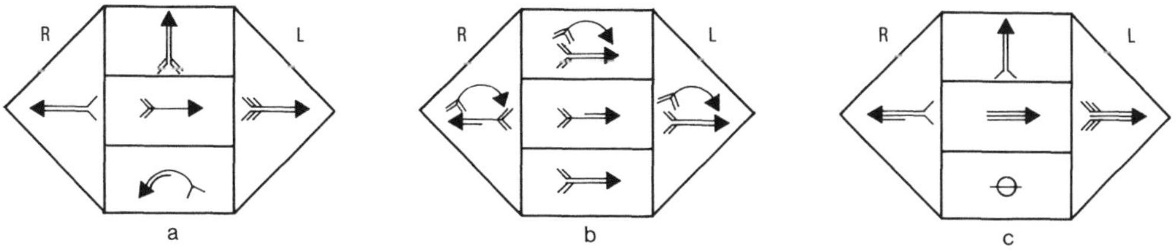

Abb. 26a–c. *Regelloser Blickrichtungsnystagmus.* **a** Kleinhirnbrückenwinkeltumor. **b** Ponsgliom. **c** Multiple Sklerose

sich vorläufig mit der Feststellung des regellosen Blickrichtungsnystagmus als Repräsentanten krankhafter Störungen in dem nystagmogenen Hirnstammbereich zwischen vestibulärem Kerngebiet kaudal und Vierhügelgegend rostral begnügen.

3.2.4 Nystagmus alternans

Alternierender, einmal nach links und dann wieder nach rechts schlagender, horizontaler Rucknystagmus, der bei erhaltener vestibulärer Erregbarkeit in Mittelstellung der Bulbi und offenen Augen periodisch crescendo und decrescendo und mit kurzen Pausen zwischen den Perioden abzulaufen pflegt, ist ein seltenes Symptom einer extremen Enthemmung des vestibulären Systems, als deren Ursache früher Kleinhirnläsionen angenommen wurden. Offen blieb dabei allerdings die Frage, ob die etwaige Kleinhirnschädigung lediglich eine unbedeutende Teilursache des vorübergehenden Nystagmus alternans ist (Kornhuber 1959) oder eine Rückwirkung auf die Nystagmuszentren im Hirnstamm durch lokale Druckwirkung (Brunner 1936) darstellt. Eine größere Bedeutung für das Zustandekommen des alternierenden Nystagmus muß aber wohl einer Störung innerhalb des Koordinationsgebietes beigemessen werden, das die Nuclei reticulares tegmenti in ihrer Gesamtheit bilden und das sowohl Einfluß auf die reflektorischen motorischen Reaktionen als auch die cortical ausgelösten Bewegungen im Sinne einer Bahnung oder Hemmung hat (Magoun). Die Annahme einer ponto-mesencephalen Haubenläsion mit partieller Schädigung der Substantia reticularis, die infolge ihrer unmittelbar übergeordneten anatomischen und physiologischen Stellung zu den Vestibulariskernen zu einer erheblichen beiderseitigen vestibulären Erregbarkeitssteigerung führt (Lorente de Nó 1933), wird durch die Verminderung bzw. Aufhebung des optokinetischen Nystagmus während der alternierenden Nystagmusperioden gestützt, wie sie für derartige Läsionen als gesichert gilt (Jung u. Mittermaier 1939; Teng et al. 1958).[2] Allerdings kann eine gleichartige Störung des optokinetischen Nystagmus zusammen mit einer vestibulären Erregbarkeitssteigerung auch durch Großhirnläsionen der Temporo-Parieto-Occipitalregion und gleichzeitige Schädigung des Hirnstammes verursacht werden (Hakas u. Kornhuber 1959). Entgegen der heute allgemein angenommenen zentralen Genese des periodisch-alternierenden Nystagmus erblickte Borries 1923 in ihm eine Sonderform des vasculären Fistelsymptoms, also einen peripher-vestibulären Vorgang.[3]

3.2.5 Kontrast-Nystagmus

In sehr seltenen Fällen zentralbedingter (oculärer?) Nystagmen können Blickrichtungsänderungen von Bedeutung sein. So kann z. B. durch Blick nach rechts oder links (mit Rucknystagmus in der Blickrichtung) bei anschließendem Blick geradeaus ein vorher nicht vorhanden gewesener, entgegengesetzt gerichteter „*Kontrastnystagmus*“ entstehen oder ein Richtungsumschlag eines vorher schon bei Blick geradeaus nachweisbaren Spontan-Nystagmus erfolgen. Das den Kontrastnystagmus

---

2 Mit einer einfachen (selbstgefertigten) und mit der Hand zu betätigenden Drehtrommel läßt sich in der Praxis am Untersuchungsplatz eine grobe Überprüfung des optokinetischen Nystagmus vornehmen.

3 Möglicherweise handelt es sich dabei um ein überaus massives „pulssynchrones Pendeln“ mit Übergang zum transitorischen Nystagmus.

charakterisierende Verhalten läßt sich in jedem Falle eindeutig von dem im vorangegangenen geschilderten spontanen Nystagmus alternans abgrenzen.

3.3 Lockerungsmaßnahmen[4]

Alle Prüfungen mittels Lockerungsmaßnahmen erfolgen stets unter der Leuchtbrille im Dunkelraum bei Blick geradeaus. Sie bestehen in:

1. Einnahme derjenigen Kopfstellung oder Ausführung derjenigen Bewegungen, die gegebenenfalls vom Kranken als auslösend für Schwindel angegeben werden.
2. Kopfschütteln.
3. Bücken (im Sitzen) und Wiederaufrichten.
4. Schnelles Aufrichten aus der Rückenlage.
5. Beobachtung auf etwaigen, nach Abschluß der Erregbarkeitsprüfungen in Erscheinung getretenen Spontannystagmus, da die experimentelle Prüfung als solche ebenfalls eine Lockerungsmaßnahme darstellt. Auffällig langdauernde thermische Nystagmen oder Drehnachnystagmen in nur einer Richtung dürfen daher nicht ohne weiteres als Erregungseffekte, sondern müssen mit größerer Wahrscheinlichkeit als gelockerter Spontannystagmus gedeutet werden.

Die Prüfungsergebnisse werden in die jeweiligen in einer Reihe unterhalb des Grundschemas angeordneten Rechtecke mit den Nystagmussymbolen eingezeichnet (Abb. 27).

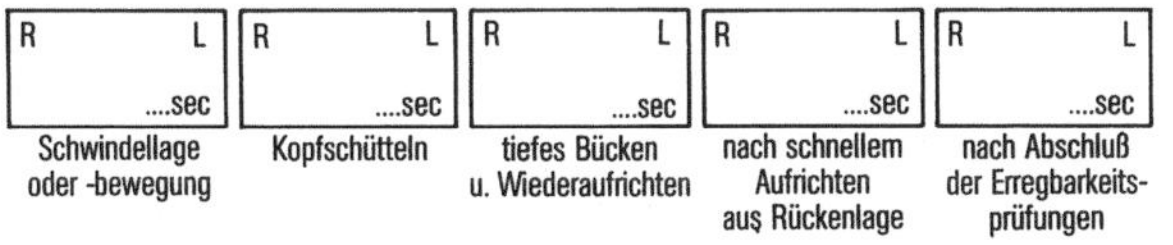

Abb. 27. *Lockerungsmaßnahmen*

3.4 Lageprüfung, Kopflageprüfung und Typen des Lagenystagmus

Die systematische Prüfung auf Lagenystagmus ist wichtiger Bestandteil jeder Vestibularisuntersuchung. Sie kann dabei zunächst lediglich im Sinne der Lockerung eines verborgenen richtungsbestimmten Spontan-Nystagmus wirken, d.h. einen unter den Untersuchungsbedingungen des Grundschemas und der Lockerungsmaßnahmen nicht nachweisbaren Nystagmus provozieren und deutlich hervortreten lassen. Meist handelt es sich dann um einen gering intensiven, unerschöpflichen, gelegentlich nur in einzelnen Lagen vorhandenen Nystagmus stets gleicher Schlagrichtung, also einen richtungsbestimmten Lagenystagmus.

---

4 Als pharmakologische „Lockerungsmaßnahme" wird das Einatmen von Amylnitrit verwendet, das besonders beim Morbus Menièri im Intervall einen sonst nicht erkennbaren Spontan-Nystagmus provozieren soll.

Nicht mehr als gelockerter Spontan-Nystagmus zu deuten, sondern auf den Lagereiz als solchen zu beziehen sind dagegen *richtungsbestimmte Lagenystagmen* stärkerer Intensität und häufig mit transitorischem Ablauf. Sie stellen damit einen echten Lagenystagmus, d.h. einen durch den Lagereiz provozierten Nystagmus bzw. einen durch den Vorgang des Lagewechsels bedingten *Lagerungs*nystagmus dar.[5]
Dem richtungsbestimmten Lagenystagmus (Typ II, Nylén) ist als häufiges Vorkommnis der *richtungswechselnde Lagenystagmus* gegenüberzustellen, der entsprechend der Gliederung beim Spontan-Nystagmus in den richtungsbestimmten Spontan-Nystagmus und den regelmäßigen und regellosen Blickrichtungsnystagmus ebenfalls in einen *regelmäßigen* und einen *regellosen richtungswechselnden Lagenystagmus* unterteilt werden kann (siehe Abb. 28 u. 29). Der regelmäßig richtungswechselnde Lagenystagmus mit zur Körpermitte konvergenten (Meyer zum Gottesberge 1948) oder von ihr divergenten Schlagrichtung ist ein typisches Formenbild des toxisch bedingten Lagenystagmus (Alkohol, Barbiturate, Narkotika u.a.m.). Ganz allgemein kann trotz gewisser Unsicherheiten in der topischen Zuordnung (s. Abschnitt 1.5) der stark intensive, regelmäßige oder regellose richtungswechselnde Lagenystagmus weiterhin als zentrales Symptom gewertet werden.

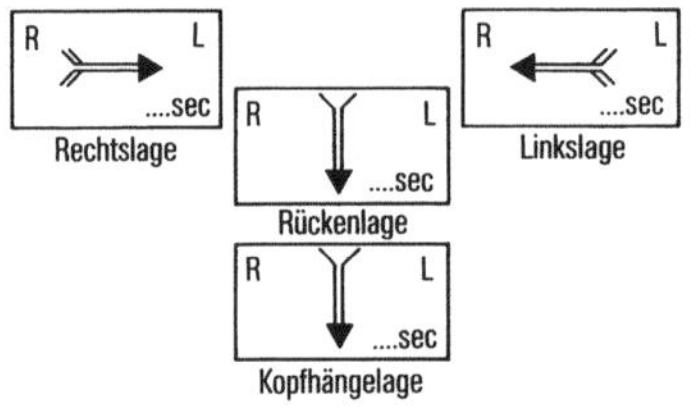

Abb. 28. *Regelmäßiger richtungswechselnder Lagenystagmus.* Toxischer Lagenystagmus nach akuter Alkoholvergiftung. In der Nulllage (sitzend, Kopf aufrecht) kein Nystagmus. Die Abbildung zeigt mit ihrem immer zur Körpermitte gerichteten Nystagmus das Gesamtbild eines „konvergenten" (Meyer zum Gottesberge) regelmäßigen Lagenystagmus. Auch das Umgekehrte, ein divergenter regelmäßiger Lagenystagmus, bei dem alle Schlagrichtungen von der Körpermitte nach außen gerichtet sind, kommt als toxischer Lagenystagmus vor

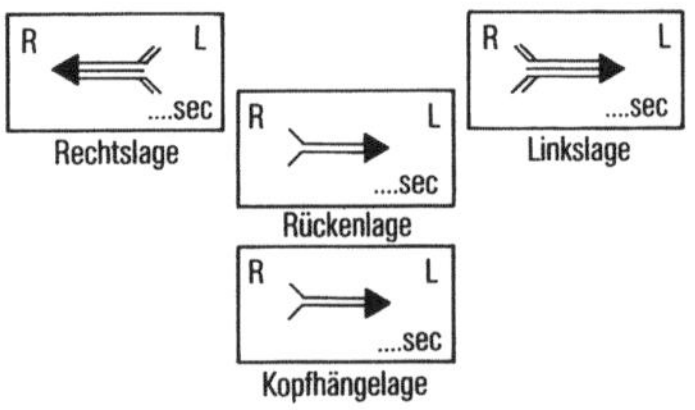

Abb. 29. *Regelloser richtungswechselnder Lagenystagmus* bei multipler Sklerose. In der Nullage (sitzend, Kopf aufrecht) der gleiche Nystagmusbefund wie in der Rückenlage

Bei der Lageprüfung wird zunächst aus dem Sitzen die Rückenlage, danach die Rechtslage, anschließend über eine zweite Rückenlage die Linkslage und schließlich über eine dritte Rückenlage die Kopfhängelage eingenommen. Der Kopfhängelage wird eine vierte Rückenlage angeschlossen. Alle Lageänderungen werden *langsam* mit dem ganzen Körper durchgeführt. Aus der vierten Rückenlage erfolgt – bisher als Lockerungsmaßnahme eingereiht – das schnelle Aufrichten in die sitzende Stellung.

5 Bezüglich der pathologisch-anatomischen und pathophysiologischen Grundlagen sowie der Sonderformen und Einteilung des Lagenystagmus siehe Abschnitt 5.3 und auch S. 87.

Für die unter der Leuchtbrille im Dunkelraum bei Blick geradeaus auftretenden Lagenystagmen enthält das Nystagmusschema die Anordnung von Rechtecken zur Eintragung der Pfeilsymbole entsprechend der Abb. 30. Da es für das Lagenystagmusschema eine mit der jeweiligen Beobachtungssituation völlig übereinstimmende, auf den Kranken bezogene Anordnung, wie sie im Grundschema und bei den Lockerungsmaßnahmen möglich ist, nicht gibt, geht die Feldanordnung des Schemas von der praktischen Situation aus, daß der Untersucher bei der Lageprüfung am Kopfende des Untersuchungstisches steht und über den Kopf des Kranken gebeugt die Augen beobachtet. Das verlangt allerdings von der Beobachtungssituation her ein Umdenken der auf den Kranken bezogenen Rechts-Links-Vorstellung für die Aufzeichnung.[6]

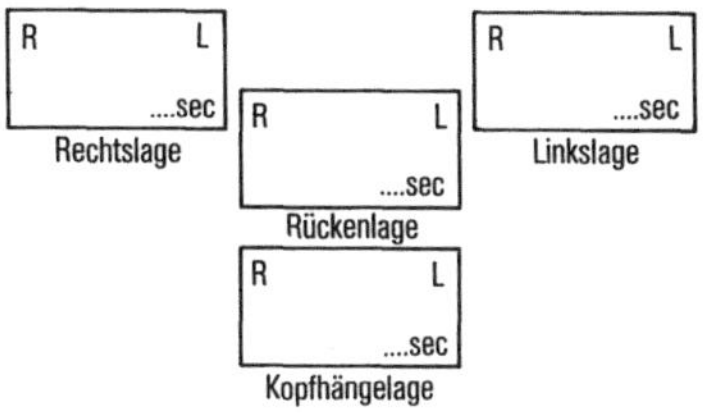

Abb. 30. *Schema für den Lagenystagmus*

Die in dem ursprünglichen, von Frenzel 1938 angegebenen Schema vorgesehene, unbequeme Bauchlage, in der die Augenbewegungen mit Hilfe eines Spiegels beobachtet werden mußten, ist wegen ihrer geringen Ergiebigkeit aus dem Untersuchungsplan und dem Schema für den Lagenystagmus fortgelassen worden. Sie wird nur noch in der Jongkeesschen Modifikation der Feldanordnung berücksichtigt.

Je nach dem Untersuchungszweck kann man sich in einzelnen Fällen mit einer Kopflageprüfung im Sitzen begnügen (Eckel 1949), z.B. wenn es sich bei einer neurologisch bereits gesicherten Diagnose nur darum handelt, die Funktion des Nervus stato-acusticus als Hirnnerven-Ergänzungsprüfung zu kontrollieren. Gröbere Lagenystagmen treten dabei ausreichend in Erscheinung, schwächere Befunde können allerdings übersehen werden. Die Ergebnisse der Prüfung werden mit den entsprechenden Pfeilsymbolen in die Felder des Lagenystagmus-Schemas eingetragen und die Form der Prüfung neben diesem durch die Bezeichnung „im Sitzen" kenntlich gemacht.

Als Frühuntersuchung nach Schädelverletzungen oder wenn das Umlegen von Kopf und Körper in die Seitenlage bei schwer beweglichen oder übergewichtigen Kranken zu mühsam ist, kann man sich auch einer *vereinfachten Kopflageprüfung* bedienen. Dabei wird der Kopf des auf dem Rücken liegenden Patienten langsam nach rechts und langsam nach links und anschließend von der Gegendrehung her

6 Zur Vermeidung von Seitenverwechselungen können die Lageprüfungen auch aus der vis-à-vis-Position von Arzt und Krankem ausgeführt werden. Wesentlich ist dann nur, daß man sich *regelmäßig* für die *gleiche* Untersuchungsform entscheidet.

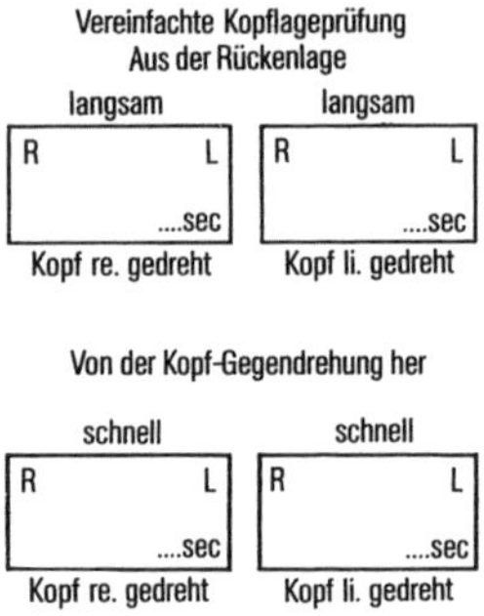

Abb. 31. *Schema für die vereinfachte Kopflageprüfung* durch Kopfdrehungen im Liegen

schnell nach rechts und nach links gedreht (s. Abb. 31).[7] In Übereinstimmung mit CAWTHORNE (1954) lassen sich nach unseren Erfahrungen mit der vereinfachten Kopflageprüfung praktisch die gleichen Ergebnisse erzielen wie durch Umlagern des ganzen Körpers. Sie bietet allerdings keine volle Gewähr für die Ausschaltung von Halseinflüssen, was ganz allgemein erst durch die Benutzung eines Spezial-Lagetisches erreicht werden kann.

3.5 Lagerungsprüfung

Um den nach schnellem Lagewechsel auftretenden Provokations-Nystagmus stärker zu berücksichtigen, wurde das aus Grundschema, Lockerungsmaßnahmen und Lageprüfung zusammengesetzte Nystagmusschema durch die *Lagerungsprüfung* nach HALLPIKE-STENGER ergänzt (Abb. 32). Es handelt sich dabei um eine Kombination der Prüfung in der Sagittalebene (STENGER 1953) mit der auf „benigne paroxysmal positional nystagmus" (DIX u. HALLPIKE 1952). In Anlehnung an Beobachtungen von BÁRÁNY (1906), BORRIES (1923) sowie NYLÉN (1943) messen wir dabei einmal der Einnahme der „kritischen Lage", nämlich der Kopfhängelage, zum anderen aber auch dem Aufrichten aus der kritischen Lage, also dem Vorgang des *Lagewechsels* als solchem, eine methodologische Bedeutung bei.
Zur Prüfung wird der Kranke zunächst in aufrechter Kopfstellung, also in der „Null-Stellung", auf den Untersuchungstisch gesetzt. Dann nimmt der Untersucher den Kopf des Kranken fest in seine Hände und lagert den Kranken *schnell* in die Kopfhängelage. Der etwaige Provokationsnystagmus tritt transitorisch mit überwiegend rotierender Schlagrichtung nach einer Latenzzeit von einigen Sekunden auf. Bei dem anschließenden schnellen Wiederaufrichten aus der Kopfhängelage läßt sich im positiven Falle ebenfalls nach einer gewissen Latenzzeit ein in der Regel entgegengesetzt gerichteter transitorischer Nystagmus beobachten. Die gleiche Prü-

7 Im Falle eines bereits festgestellten Kopfschüttelnystagmus kann auf die schnelle Kopfdrehung von der Gegenseite her verzichtet werden, da sie dann unergiebig und eventuell sogar irreführend sein kann.

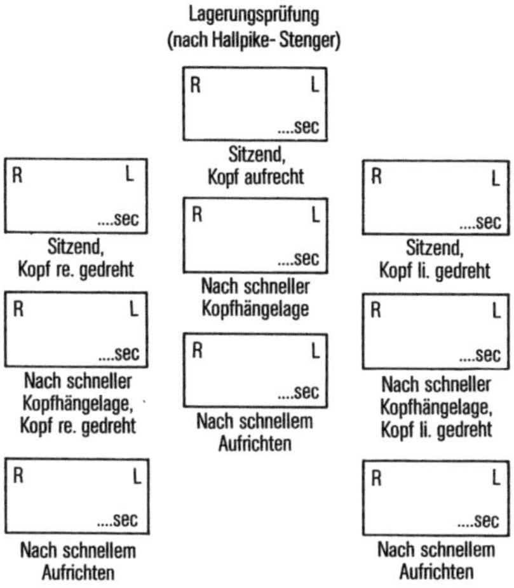

Abb. 32. *Schema für die Lagerungsprüfung nach Hallpike-Stenger*

fung wird anschließend zunächst mit nach rechts und dann mit nach links gedrehtem Kopf wiederholt, wobei wir im Gegensatz zu NEIL GORDON (1954) die Kopfdrehung schon vor und nicht erst während des Niederlegens in die Kopfhängelage vornehmen. Dabei ist zu berücksichtigen, daß der Nystagmusvorgang nicht immer sofort, sondern erst nach einer längeren Pause in voller Stärke reproduzierbar zu sein pflegt (s. auch Abschnitt 1.4).

In Einzelfällen, in denen von dem Kranken Lageschwindel angegeben wird, ohne daß er sich durch die genannten Provokationsmaßnahmen durch einen entsprechenden Nystagmus objektivieren läßt, erweist sich neben der Sagittalebene eine Lagewechselprüfung in der Horizontalebene des Körpers als aufschlußreich. Dazu wird der z. B. in Rechtslage befindliche Kranke, nachdem er eine Zeitlang in dieser Lage verharrt hat, schnell in die Linkslage gedreht. Zuweilen ergibt sich dann ein massiver Provokations-Nystagmus, der bei der üblichen Lageprüfung mit langsamer Einnahme der neuen Lage unter Zwischenschalten einer Rückenlage nicht in Erscheinung tritt. Derartige Zusatzprüfungen müssen handschriftlich neben dem als Grundlage dienenden Gesamt-Nystagmusschema vermerkt werden.

3.6 Das Gesamt-Nystagmusschema

Aus der Zusammenstellung des Grundschemas, der Lockerungsmaßnahmen, der Lageprüfung, der vereinfachten Kopflageprüfung durch Kopfdrehung im Liegen sowie der Lagerungsprüfung ergibt sich das Gesamtschema für die Prüfung auf Spontan- und Provokations-Nystagmus und deren Aufzeichnung. Zweckmäßigerweise bedient man sich dafür eines Formulars, das am Kopf mit einer erläuternden Beschriftung und Angabe der Nystagmussymbole versehen ist, um eine einheitliche Befundaufnahme und -Eintragung zu gewährleisten. Gegenüber dem früher verwendeten Nystagmusschema wurden die Legenden durch Zeichen für den Begleitschwindel, für die Latenz und den Dauernystagmus sowie für den seine Richtung nur einmal wechselnden Nystagmus ergänzt (Abb. 33).

Das Sechseck-Schema enthält 5 Felder zur Aufzeichnung des Nystagmus in den *zwanglosen* 5 Hauptblickrichtungen bei Beobachtung ohne Brille (Endstellungsnystagmus ist gegebenenfalls neben das Schema zu zeichnen).
Die übrigen Rechtecke dienen der Aufzeichnung des jeweils bei Blick geradeaus unter der *Leuchtbrille im Dunkelzimmer* auftretenden Nystagmus.

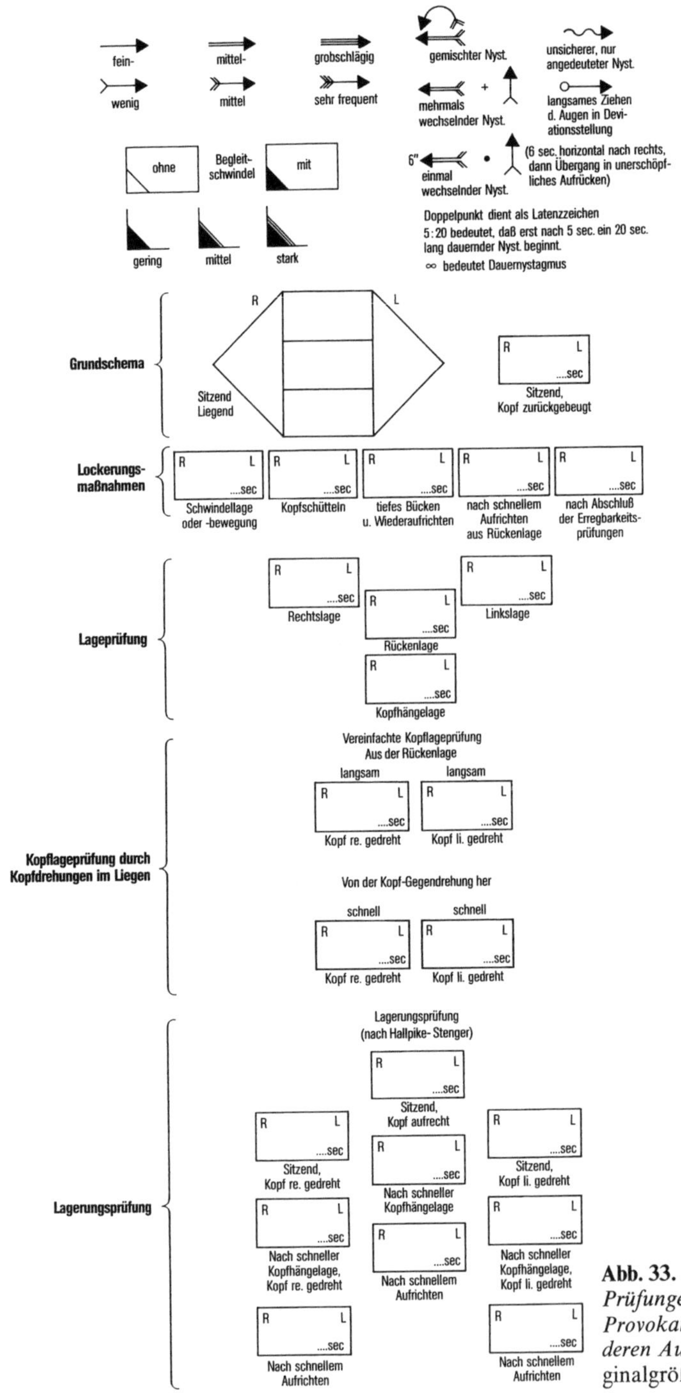

Abb. 33. *Gesamtschema für die Prüfungen auf Spontan- und Provokations-Nystagmus und deren Aufzeichnung* (⅔ der Originalgröße)

Neben der einfachen Nystagmusprüfung ohne Brille in den zwanglosen 5 Hauptblickrichtungen sieht das Schema also 23 Untersuchungspositionen unter der Leuchtbrille im Dunkelraum vor. Gemessen an den Notwendigkeiten der durchschnittlichen Fachpraxis würde die regelmäßige Durchführung des vollständigen Untersuchungsprogrammes des Gesamtschemas einen *übermäßigen Aufwand* darstellen. Es dient infolgedessen zunächst bei der Erforschung und Betrachtung pathologischer Erscheinungen als ein System der Ordnung, an dem man sich im Einzelfalle orientieren kann und das die Befunde in ausreichendem Umfange übersichtlich sammeln hilft. Es soll aber andererseits dem Arzt den Weg zeigen, auf dem man zu einem ausreichenden Gesamtbilde des Spontan- und Provokations-Nystagmus gelangen kann, so daß sich mit einem Blick die Besonderheiten des jeweiligen Vorganges erkennen lassen. Oft kann man sich für rein ärztliche Zwecke mit wenigen Untersuchungspositionen begnügen. Voraussetzung für eine solche *gezielte Untersuchung* mit einem Minimum an Aufwand ist allerdings, daß man sich im Gebiet der Vestibularisstörungen auskennt.[8]

Eine Einschränkung der in der Praxis verwendeten Untersuchungspositionen ergibt sich im übrigen oftmals schon aus der notwendigen Rücksicht auf den Zustand des Kranken und aus dem jeweiligen Untersuchungsziel.

Bei bettlägerigen Kranken muß und kann man sich oft mit einer *Kurzuntersuchung* (Abb. 34) begnügen, zu deren Durchführung eine Leuchtbrille mit Batteriehandgriff empfehlenswert ist (Abb. 17). Je nach der Schwere des Krankheitszustandes kann man gegebenenfalls die Kurzuntersuchung am Krankenbett durch die wichtige Lockerungsmaßnahme des Kopfschüttelns oder das schnelle Aufrichten aus der Rückenlage ergänzen.

Nicht immer ist es möglich, am Krankenbett im Dunkeln zu untersuchen, was in Kauf genommen werden kann, wenn es sich um die Feststellung massiver Nystagmusbefunde handelt, wie etwa nach frischen Schädelverletzungen, beim plötzlichen einseitigen Vestibularisausfall, im Anfall bei Menièrescher Krankheit oder zur Überwachung nach Ohroperationen. Es muß dann jedoch wie bei der Bartelsbrille oder bei der Monokelbeobachtung darauf geachtet werden, daß jede noch so gerin-

---

8 Von der Arbeitsgemeinschaft Deutscher Audiologen und Neurootologen (ADANO) wurde 1980 ein bezüglich der Untersuchungspositionen vereinfachtes Gesamtschema für die Vestibularisprüfung nach Frenzel 1961 vorgeschlagen. Dieser in dem Bestreben einer Standardisierung der Untersuchungsmethodik ausgearbeitete Vorschlag hat aber die dem Gesamt-Nystagmusschema zugrunde liegende Leitfaden-Funktion ebenso übersehen wie die Forderung einer auf den Einzelfall ausgerichteten *gezielten* Vestibularisprüfung und birgt daher die Gefahr einer Einengung der diagnostischen Möglichkeiten des Fahndens nach Spontan- und Provokations-Nystagmus in sich.

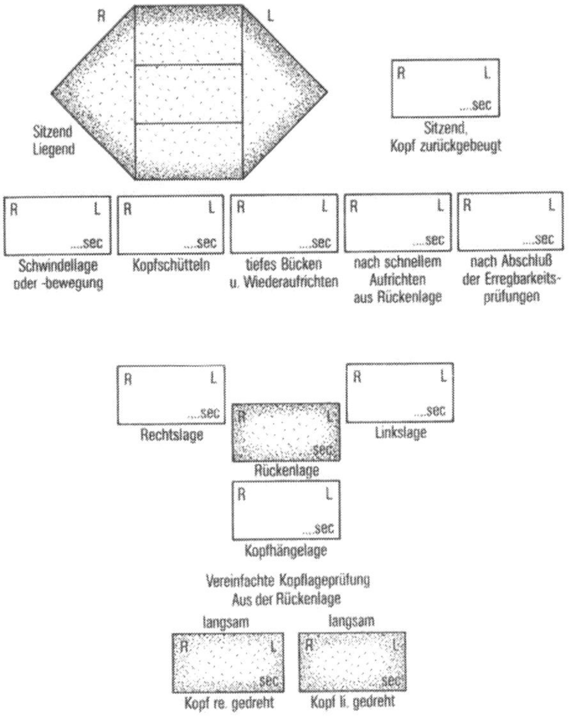

Abb. 34. *Kurzuntersuchung des bettlägerigen Kranken* als Frühuntersuchung nach Schädelverletzungen, beim frischen einseitigen Vestibularisausfall, im Anfall bei Menièrescher Krankheit, nach Stapesplastiken usw. Untersucht wird nur gemäß den punktiert herausgehobenen Feldern

ge Bewegung im Gesichtsfeld des Patienten vermieden wird, um Irrtümer durch einen optokinetischen Nystagmus auszuschließen, der bei beleuchteter Umgebung auch unter der Leuchtbrille besonders leicht auftreten kann.

Am Arbeitsplatz in der Klinik bzw. in der Sprechstunde, an dem sich der Gebrauch einer mit Widerstand an das Lichtnetz angeschlossenen aufklappbaren Leuchtbrille empfiehlt, genügt oft ein abgekürztes Verfahren gemäß Abb. 35, wenn es sich nur um eine schnelle „*Überprüfung im Sitzen*" handelt.

Abschließend sei hier noch auf Fehlerquellen bei der Beobachtung des vestibulären Rucknystagmus unter der Leuchtbrille und seine Aufzeichnung in dem Nystagmusschema hingewiesen:

1. Im Gegensatz zu dem fixierenden Auge im hellen Raum zeigen die von der Fixation ausgeschalteten Augen unter der Leuchtbrille häufig eine Augenunruhe, das physiologische „Blickflackern". Es darf auf keinen Fall mit einem pathologischen Nystagmus verwechselt werden, auch dann nicht, wenn schnelle Zuckungen fast nur nach einer Seite zu schlagen scheinen. *Maßgebend* ist der Nachweis der im regelmäßigen Wechsel mit den entgegengesetzten schnellen Rucken auftretenden *langsamen Phasen. Ein sicherer Nystagmus darf also nur verzeichnet werden, wenn die regelmäßig wiederkehrenden langsamen Phasen eindeutig feststellbar sind.* Alle

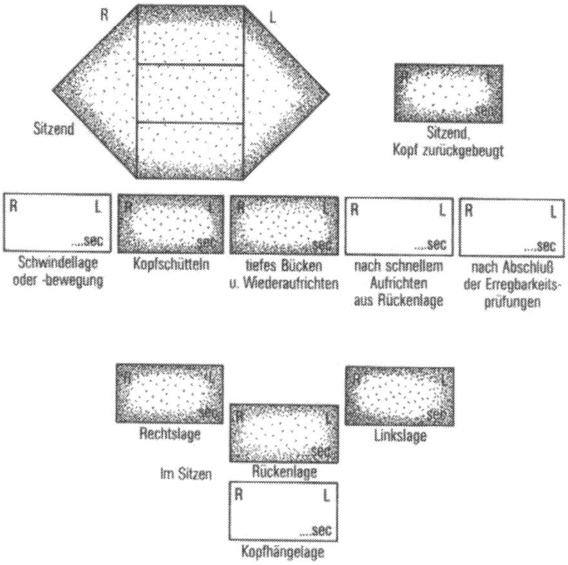

Abb. 35. *Schnell-Überprüfung im Sitzen* am Untersuchungsplatz. Zur Prüfung gemäß den punktiert herausgehobenen Feldern kommen nötigenfalls noch zusätzliche Kopfdrehungen nach *Moritz* zur Prüfung auf Hals- und Wirbelsäuleneinflüsse. Häufig in der Sprechstunde benötigte Elementarprüfung auf Spontan- und Provokations-Nystagmus, die das Vorhandensein einer mit kleinem Transformator an das Lichtnetz angeschalteten Leuchtbrille am Spiegelplatz wünschenswert macht, so daß im *verdunkelten* Untersuchungszimmer die Leuchtbrille mit einer Schalterbedienung schnell arbeitsbereit ist

anderen unsicheren oder nur angedeuteten Nystagmen müssen mit dem Schlangenlinienpfeil als unsicherer, ohne weiteres nicht verwertbarer Befund gekennzeichnet werden.

2. Bei jeder Untersuchung muß die *Möglichkeit von Einflüssen der Halswirbelsäule und nystagmogener Halsreflexe* auf den Nystagmus berücksichtigt werden. Im Gesamtschema geschieht das durch Kontrollpositionen, wie z. B. Kopfdrehungsstellung im Sitzen als Ausgangsstellung der Lagerungsprüfung gegenüber der gleichen Kopfdrehung in der vereinfachten Kopflageprüfung in Rückenlage. Im Falle eines vertebralen oder halsreflektorischen Nystagmus müßte beide Male Nystagmus nachweisbar sein, während im Falle eines lagebedingten Nystagmus nur nach der Kopfdrehung in Rückenlage Nystagmus auftreten dürfte. Da also, wo durch Bewegungen des Kopfes gegen den Körper bzw. die dadurch geänderte Kopfstellung vestibulärer Schwindel und Nystagmus provoziert oder zum Verschwinden gebracht werden können, während gleichartige Bewegungen bzw. Kopflagen bei fixierter Wirbelsäule diesen Effekt nicht haben, ist das Vorliegen von Hals- bzw. Halswirbelsäuleneinflüssen evident.
3. Die Rechts-Links-Bezeichnungen im Nystagmusschema, die in der üblichen Weise auf den dem Arzt gegenüber befindlichen Kranken bezogen sind, erfordern bei der Lage- und Lagerungsprüfung für die seitenrichtige Eintragung der Nystagmusschlagrichtung regelmäßig ein Umdenken in den Rechts-Links- sowie Auf-

Ab-Richtungen, sofern man am Kopfende des liegenden Kranken stehend die Augen beobachtet. Seitenverwechselungen kommen auch bei erfahrenen Untersuchern des öfteren vor. Man muß sich daher bewußt und mit großer Sorgfalt vor dem irreführenden Einfluß geläufiger visueller Vorstellungen bei der Ausfüllung des Nystagmusschemas hüten, denn die Einführung unterschiedlicher Seitenbezeichnungen in das Schema ist ohne Gefährdung eines seiner Hauptzwecke, nämlich die *Formanalyse* und die *Erfassung des Nystagmus-Gesamtbefundes mit einem Blick*, nicht möglich.

4 Die praktische Durchführung der Nystagmusprüfung

4.1 Schwindelanalyse[1]

In der Schwindelanalyse muß entgegen der noch vielfach verbreiteten Ansicht, daß der Vestibularisschwindel immer ein Drehschwindel sei, eine ganze Skala von Schwindelempfindungen berücksichtigt werden, deren einer Eckpfeiler der Vestibularis-Drehschwindel und deren anderer Eckpfeiler der diffuse vasomotorische Hirnschwindel mit Schwarzwerden vor den Augen bildet, so wie sie in dem Schwindelschema Abb. 11 übersichtlich zusammengestellt wurden. Die in diesem Schema aufgezählten Schwindelempfindungen erheben keineswegs den Anspruch auf Vollständigkeit, es faßt nur die immer wiederkehrenden und charakteristischen Empfindungen der Kranken zusammen und weist auf die fließenden Übergänge vom Vestibularisschwindel zum diffusen Hirnschwindel hin.

So können z. B. bei einem bis zur vollen Ohnmacht reichenden, starken diffusen vasomotorischen Hirnschwindel Bewegungsempfindungen auch drehender Art – etwa schnell und schneller kreisende Lichterscheinungen – auftreten oder mit schwerem Vestibularisschwindel Bewußtseinstrübungen oder gelegentlich sogar ein kurzer Bewußtseinsverlust verbunden sein. Dies erklärt sich zwanglos aus dem Umstand, daß einerseits bei einer allgemeinen Hirnanaemie mit Bewußtseinsverlust auch vestibuläre Regionen betroffen sind und andererseits ein massiver Vestibularisschwindel mit starken Einwirkungen auf das Vegetativum und damit auch auf die Hirnvasomotorik einhergehen kann. Dem Erfahrenen pflegen aber solche Vorkommnisse bei der Einreihung von Schwindelempfindungen in die eine oder die andere Gruppe keine Schwierigkeiten zu bereiten.

Die Grenzen zwischen Vestibularisschwindel und vestibulären Gleichgewichtsstörungen sind subjektiv oft verwaschen, so daß etwa Gangabweichungen (Lateropulsion) – besser allerdings als *Laterotraction* bezeichnet, da der Kranke sich nach einer Seite hin *gezogen* fühlt – oder Taumeln als Schwindel angegeben zu werden pflegen. Sie wurden daher in die Skala der Schwindelempfindungen aufgenommen.

Neben dem eigentlichen Drehschwindel, der sowohl in einem Gefühl der Umgebungsdrehung als auch in dem der Eigendrehung bestehen kann, kommen auch hin- und her- sowie auf- und abgehende und gelegentlich noch andere Scheinbewegungen der Umgebung als charakteristische Empfindungen vor. Bei ihrem Zustandekommen *können* zusätzliche optische Einflüsse der im Nystagmus bewegten Augen eine Rolle spielen. In der Regel treten aber die Bewegungsempfindungen im

1 siehe hierzu auch Abschnitt 1.2 ff.

Vestibularisschwindel unabhängig von den Augenbewegungen auf und stellen einen Paralleleffekt zum Nystagmus dar.

Weiterhin gehören der Schwankschwindel, d.h. Empfindungen einer Bodenbewegung, also Scheinbewegungen im Tastraum (= „Tastschwindel") sowie das Liftgefühl zum Vestibularisschwindel. Unsicherheitsgefühl, Taumeligkeit, Betrunkenheitsgefühl, Benommenheit, sonderbares Gefühl im Kopf sind weitere Sensationen, die bei objektivierbaren Vestibularisstörungen angegeben werden, die aber auch fließende Übergänge zum diffusen Hirnschwindel aufweisen.

Die weitere Analyse des Vestibularisschwindels erfordert aber darüber hinaus eine Gliederung in verschiedene Verlaufsformen, nämlich den *Anfallsschwindel*, Typ Menière – von uns auch wegen seiner besonderen und klassischen Symptomatik *Attackenschwindel* genannt –, den *Dauerschwindel*, Typ einseitiger Labyrinthausfall, sowie den *Dauerschwindel anderer Art*, oft periodisch auftretend und in seiner Stärke wechselnd und infolge dieser periodischen Verstärkung oft als Menièresche Erkrankung mißdeutet, aber höchstens in den Formenkreis Menière-artiger Erkrankungen einzuordnen, sowie schließlich den durch die Lage selbst oder durch den Vorgang des Lagewechsels hervorgerufenen *Lage-*, *Lagerungs-* und *Bewegungsschwindel*. Die Charakteristika dieser Hauptformen des Vestibularisschwindels und ihre Zugehörigkeit zu bestimmten Vestibularisstörungen wurden im Abschnitt 1.3 ausführlich dargelegt.

In dem Grund-Schema des Vestibularisschwindels von FRENZEL 1955 (Abb. 11) ist im übrigen bereits eine qualitative (= Horizontalebene) und eine quantitative (= Vertikalebene) richtungweisende Wertung für eine gezielte Vestibularisprüfung enthalten.

Durch das gelegentliche Auftreten von zusätzlichen Lage- und Lagerungsnystagmen bei Vestibularisstörungen, die an sich durch richtungsbestimmte Spontan-Nystagmen charakterisiert sind, entstehen gewisse Überschneidungen sowohl bezüglich der Nystagmusform als auch der Schwindelform. Es fällt jedoch in der Regel bei Berücksichtigung der kennzeichnenden Charakteristika nicht schwer, diese Überschneidungen als solche zu erkennen und die einzelnen Bestandteile unter Heranziehung der Erregbarkeitsbefunde für die Diagnostik genügend voneinander zu trennen.

Eine ebenfalls nur scheinbare Schwierigkeit besteht in der Unterscheidung von Anfallsschwindel und Schwindelanfall. Als *Schwindelanfälle* werden von den Kranken häufig die Sensationen beim transitorischen Lagerungsnystagmus angegeben. Das ist aber etwas ganz anderes als ein *spontan in Anfällen* auftretender Schwindel, ein *Anfallsschwindel Typ Menière*. Um Mißverständnissen vorzubeugen, sollte bei dem Begleitschwindel des Lagerungsnystagmus nicht von Schwindelanfällen, sondern von Lagerungsschwindel bzw. vestibulärem Moment- oder Sekundenschwindel gesprochen werden.

Dem eigentlichen vestibulären Schwindel, der dann durch ein systematisches Fahnden nach Spontan- und Provokationsnystagmus in der Regel auch objektiviert werden kann, stehen *nicht-vestibuläre Schwindelsensationen* gegenüber, die nicht auf einer Störung innerhalb der zur Raumorientierung erforderlichen afferenten Informationssysteme beruhen, sondern Folge einer Unfähigkeit des Zentralnervensystems sind, die unterschiedlich einlaufenden Meldungen sinnvoll miteinander zu koordinieren. Ihre Schilderung ist in der Mehrzahl uncharakteristisch oder kann der des diffusen vasomotorischen Hirnschwindels ähneln, wie z. B. bei Anämie, zerebraler Arteriosklerose, Herzinsuffizienz, Herzrhythmusstörungen, Störungen im Elektrolythaushalt, Hypovitaminosen u.a.m. Hierher gehören auch medikamentös ausgelöste Schwindelempfindungen, z. B. durch Nitrofuranderivate, Bromderivate, Antiepileptika, Tranquilizer, Diuretika, Beta-Rezeptorenblocker. Der Schwindel ist dabei meist um so heftiger, je weniger Flüssigkeit eingenommen wird, da leichte Austrocknungserscheinungen des Körpers potenzierend auf das Gefühl des Schwindels wirken.

Bewegungs- und Schwindelgefühle können gelegentlich infolge präiktaler elektrischer Entladungen im vestibulären Hirnrindenfeld einem großen cerebralen Krampfanfall vorausgehen (Stauder 1934). Häufiger sind sie allerdings im Verlaufe eines petit-mal, und zwar besonders dann, wenn die Spike-wave-Komplexe nur 1–2 sec andauern (Bechinger u. Kornhuber 1975). Schwindelanfälle, die schwer gegen ein Benommenheitsgefühl abgegrenzt werden können, treten im Rahmen einer Temporallappenepilepsie auf.

Brechungsanomalien des Auges oder Abweichungen der Parallelstellung beider Augen können durch das Auftreten verzerrter oder inkongruenter Netzhautbilder oculären Schwindel auslösen, der besonders bei zunehmender Ermüdung infolge Nachlassens der unwillkürlichen Kompensationsmechanismen in Erscheinung tritt. Weiterhin können Schwindelgefühle über die visuelle Afferenz (sensorisch) hervorgerufen werden, z. B. als visuell induzierte Pseudocoriolis-Effekte durch bewegte optische Reize, etwa beim Blick von einer Brücke auf fließendes Wasser, Beobachten sich drehender Räder u. a. Für sich alleine, vor allem aber bei zusätzlichen Kopfbewegungen, löst die Eigen-Bewegungsempfindung dann ein Schwindelgefühl aus. Schwindel tritt schließlich immer dann auf, wenn visuelle und vestibuläre Meldungen nicht übereinstimmen, wie das bei den Kinetosen der Fall ist.

Bizarre Schilderungen über Art und Auftreten des Schwindels, oft zusammen mit nicht einzuordnenden Begleitphänomenen, sind stets verdächtig auf eine psychogene Ursache.

Der *Höhenschwindel* stellt ein Angstgefühl bzw. einen instinkthaften Schutzreflex beim Blick in die Tiefe dar und hat nichts mit einer Störung oder anlagebedingten Schwäche des Gleichgewichtsorganes zu tun. Voraussetzung für sein Auftreten ist eine optische Leitlinie in die Tiefe (z. B. Felswand, Turmgerüst etc.).

4.2 Fahnden nach Spontan- und Provokations-Nystagmus

Der Gang der Untersuchung entspricht der Reihenfolge des Nystagmusschemas mit Ausnahme des Aufrichtens aus der Rückenlage, das im Anschluß an die Lageprüfung erfolgt, sowie mit Ausnahme der Untersuchungsposition „nach Abschluß der Erregbarkeitsprüfungen". Er ist aus Abb. 36 bis 40 ersichtlich. Bei der Führung der Augen in die verschiedenen Blickrichtungen müssen Konvergenzbewegungen vermieden werden. Zur Untersuchung läßt man daher einen Finger des weitausgestreckten Armes oder zweckmäßiger eine farbige Kugel am Ende eines Stabes fixieren. Die Untersuchungen zu Abb. 36 a und d–f können auch durch den vor oder etwas seitlich von dem Kranken stehenden Untersucher vorgenommen werden. Beim

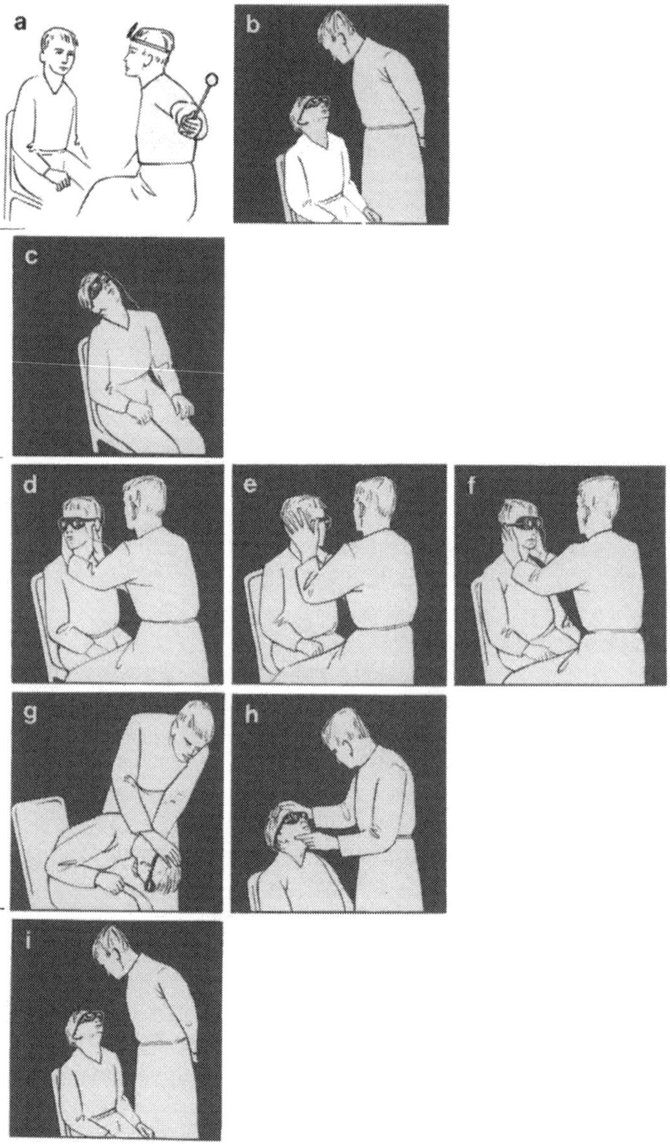

Abb. 36. a u. b: *Untersuchungen zum Grundschema.* **a** Augenbeobachtung ohne Brille unter Führung der Augen in die 5 zwanglosen Hauptblickrichtungen. **b** Augenbeobachtung bei Blick geradeaus unter der Leuchtbrille im Dunkelzimmer, sitzend, Kopf zurückgebeugt.
c–h: *Lockerungsmaßnahmen.* **c** Augenbeobachtung in der Schwindellage oder -bewegung, hier bei Rückbeugen und Seitendrehung des Kopfes. **d–f** Kopfschütteln in der Horizontalebene. Der Kopf wird dabei mehrfach mit ausgiebigen Bewegungen schnell hin- und hergeschüttelt. **g–h** Tiefes Bücken im Sitzen und Wiederaufrichten.
Maßnahmen, die erst am Schluß der Lageprüfung bzw. nach Abschluß der Erregbarkeitsprüfung durchgeführt werden: **i** Augenbeobachtung nach Abschluß der Erregbarkeitsprüfungen.
Alle Beobachtungen zu b–i bei Blick geradeaus unter der Leuchtbrille im Dunkelzimmer

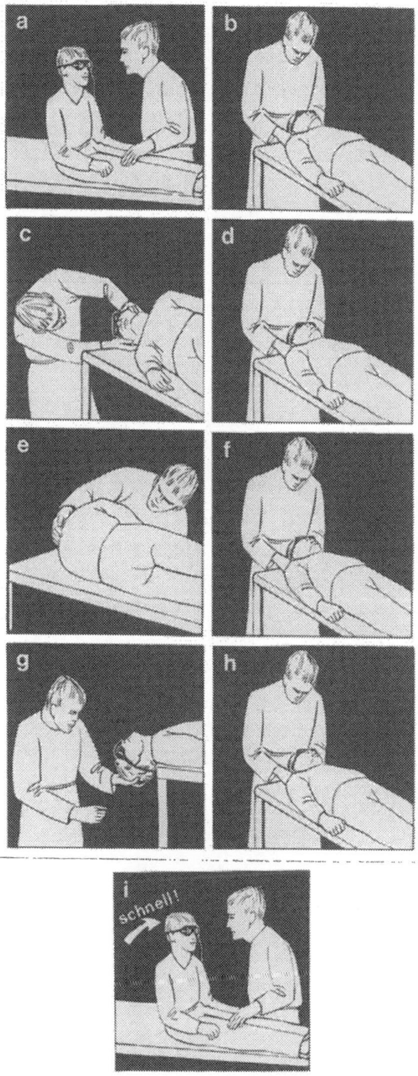

Abb. 37 a–i. *Lageprüfung.* **a** Sitzend, Kopf aufrecht (Nullage). *Ein besonderes Feld im Schema für diese Untersuchungssituation nicht enthalten. Sie entspricht praktisch der Situation: Sitzend, Kopf zurückgebeugt* (Abb. 36 b). **b** Rückenlage. **c** Rechtslage. **d** Zweite Rückenlage. **e** Linkslage. **f** Dritte Rückenlage. **g** Kopfhängelage. **h** Vierte Rückenlage. **i** Schnelles Aufrichten aus der Rückenlage (*entspricht Situation Abb. 36 i*).
Alle Lageänderungen von a–h werden langsam vorgenommen. Alle Beobachtungen zu a–i bei Blick geradeaus unter der Leuchtbrille im Dunkelzimmer

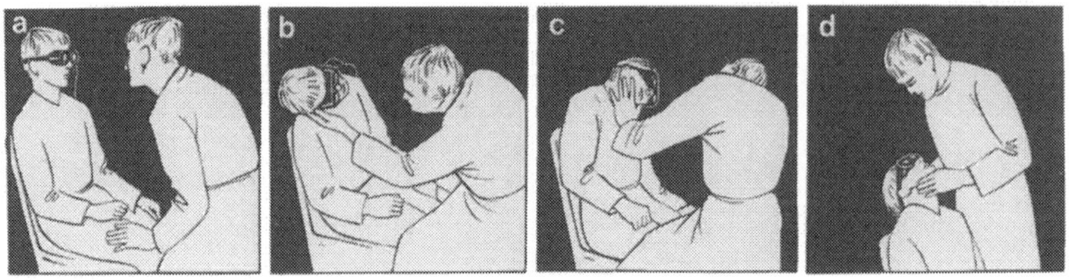

Abb. 38a–d. *Vereinfachte Kopflageprüfung im Sitzen zur groben Orientierung.* **a** Sitzend, Kopf aufrecht (Nullage, *entspricht Situation* Abb. 36b). **b** Rechtslage. **c** Linkslage. **d** Rückenlage.
Alle Lageänderungen von a–d werden langsam vorgenommen. Alle Beobachtungen zu a–d bei Blick geradeaus unter der Leuchtbrille im Dunkelzimmer

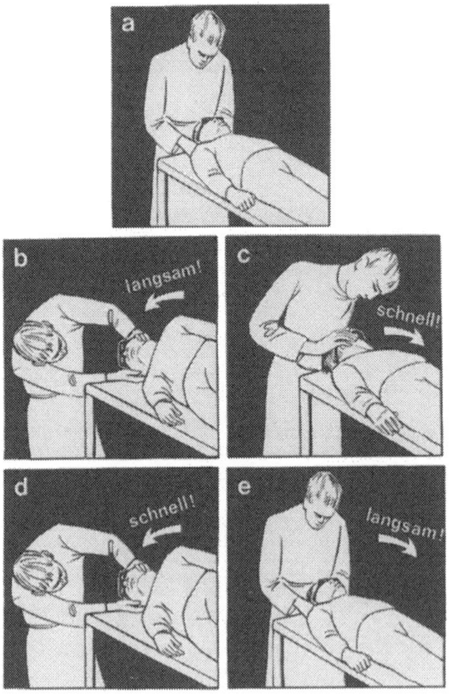

Abb. 39a–e. *Kopflageprüfung durch Kopfdrehung im Liegen.* **a** Rückenlage. **b** Langsame Kopfdrehung nach rechts aus der Rückenlage. **c** Schnelle Kopfdrehung nach links von der Kopf-Gegendrehung her. **d** Schnelle Kopfdrehung nach rechts von der Kopf-Gegendrehung her. **e** Langsame Kopfdrehung nach links bis zur Rückenlage.
Alle Beobachtungen zu a–e bei Blick geradeaus unter der Leuchtbrille im Dunkelzimmer

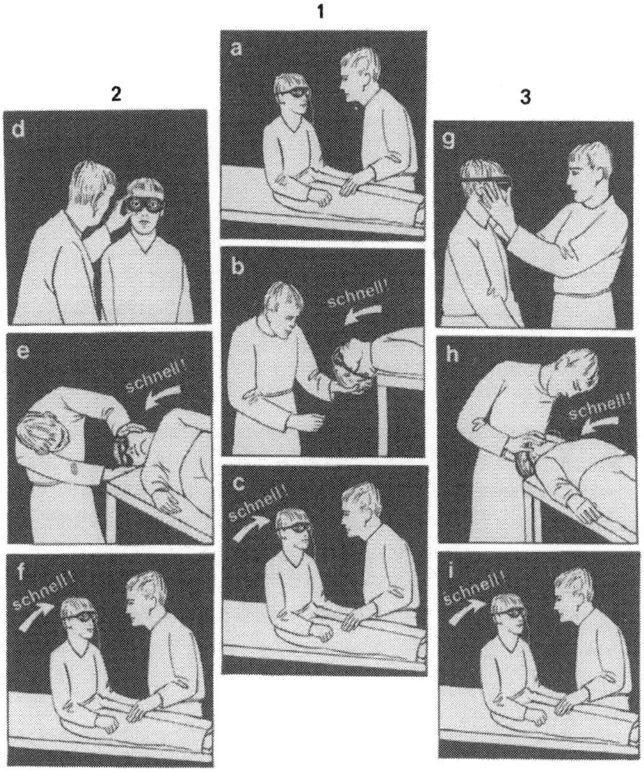

Abb. 40 a–i. *Lagerungsprüfung.* **a** Sitzend, Kopf aufrecht (Null-Lage). **b** Schnelle Einnahme der Kopfhängelage. **c** Schnelles Aufrichten aus der Kopfhängelage. **d** Sitzend, Kopf rechts gedreht. **e** Schnelle Einnahme der Kopfhängelage, Kopf rechts gedreht. **f** Schnelles Aufrichten aus der Kopfhängelage. **g** Sitzend, Kopf links gedreht. **h** Schnelle Einnahme der Kopfhängelage, Kopf links gedreht. **i** Schnelles Aufrichten aus der Kopfhängelage.
Alle Beobachtungen zu a–i bei Blick geradeaus unter der Leuchtbrille im Dunkelzimmer

horizontalen Kopfschütteln wird in der Schlußposition Abb. 36f der Kopf des Kranken etwas zurückgebeugt.
Es sei hier noch einmal betont, daß es in der Praxis auch im Falle eines positiven Nystagmusbefundes nicht notwendig ist, alle im Schema vorgesehenen Untersuchungen regelmäßig durchzuführen. Wenn ein erhobener Befund zur Beantwortung der Fragestellung im Einzelfalle bereits ausreicht, so genügt eine Teilprüfung oder der Ersatz der eigentlichen Lageprüfung durch die einfachere, allerdings nur grob orientierende Kopflageprüfung im Sitzen. Vielfach ist bei bettlägerigen Kranken der Verzicht auf eine Reihe von Untersuchungsmaßnahmen aus Gründen der Schonung geboten. Trotzdem empfiehlt es sich, auch in solchen Fällen stets das Schema zu verwenden. Leere Felder bedeuten dann, daß die entsprechende Untersuchung nicht durchgeführt wurde.

4.3 Erregbarkeitsprüfung

Jede *gezielte Vestibularisuntersuchung*, deren Schwerpunkt in der Praxis bewußt auf die Beobachtung des Spontan- und Provokations-Nystagmus zu verlagern ist, *bedeutet* zugleich, *eine Auswahl der Erregbarkeitsmethoden von Fall zu Fall zu treffen, so daß mit möglichst einfachen Mitteln und möglichst geringem Aufwand zuverlässige Ergebnisse für den jeweiligen Untersuchungszweck erzielt werden.* Die hohe diagnostische Ergiebigkeit der *grob-quantitativen thermischen Prüfung* mit dem Ziel der Feststellung einer prompten und guten, einer stark herabgesetzten oder einer fehlenden Erregbarkeit eines oder beider Labyrinthe steht dabei auch heute noch außer allem Zweifel. Mit welcher der zahlreichen zur Verfügung stehenden Techniken man prüft, ob mit Gehörgangsfüllung, mit Spülung mittels einer Spritze oder einer Gummibirne oder mittels eines Irrigators, ob im Sitzen am Untersuchungsplatz mit um 60° nach hinten gebeugtem Kopf oder im Liegen mit um 30° angehobenem Kopf ist ziemlich gleichgültig. Wesentlich ist, daß man mit seiner Methode eingearbeitet ist und genügende Erfahrung mit den dabei auftretenden Normalbefunden hat, wobei Normalzahlen für die Bestimmungsstücke, die man natürlich als Mittelwerte gewinnen kann, praktisch wenig, Rechts-Links-Vergleiche dagegen konstanter und gut brauchbar sind.
Unter diesem Gesichtspunkt haben sich uns die folgenden Techniken sowie die Aufzeichnungsweise ihrer Ergebnisse bewährt:

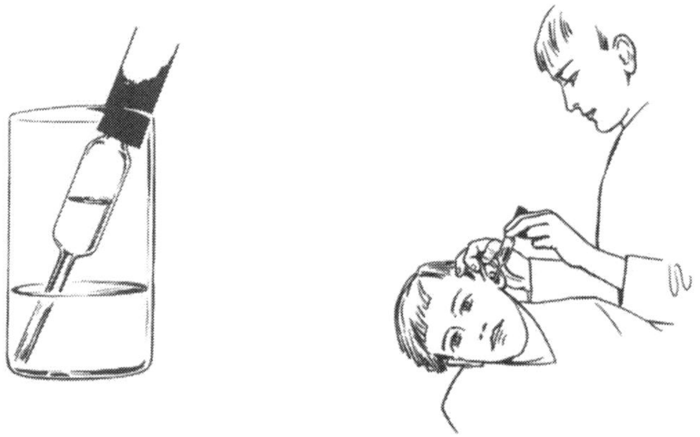

Abb. 41. Gehörgangsfüllung mit Wasser von 20° C für die Dauer von 20 sec zur grob-quantitativen Erregbarkeitsprüfung

1. Die thermische Prüfung durch *Gehörgangsfüllung mit Wasser von 20 °C für die Dauer von 20 sec* (Abb. 41). Das stets gebrauchsbereit in einem Glase am Arbeitsplatz stehende entsprechend temperierte (= zimmerwarme) Wasser wird bei um 90° seitwärts geneigtem Kopf mit einer Pipette für 20 sec in den Gehörgang eingefüllt. Anschließend Neigung des Kopfes zur Gegenseite mit Auffangen des auslaufenden Wassers in Zellstoff und danach Kopfbeugung nach hinten um 60° (Optimumstellung I des horizontalen Bogenganges). Augenbeobachtung unter der Leuchtbrille im Dunkelzimmer bei Blick geradeaus. Kurz nach Einsetzen des

thermischen Nystagmus (Ny) wird das Vorbeizeigen (V.-Z.) in der Graheschen Modifikation (gleichzeitiges Zeigen mit *beiden* Armen) durchgeführt, dabei auf die reflektorische Kopfdrehung (K.-Dr.) und etwaige vegetative Symptome (V. S.) – Erblassen, Schweißausbruch, Übelkeit – geachtet und am Schluß der Untersuchte nach Art und Stärke des etwaigen Dreh- oder Schwindelgefühls (Schw.) befragt. Unter der Leuchtbrille pflegt dabei eine Scheindrehung der Umgebung *gleich*gerichtet mit der Nystagmusrichtung empfunden zu werden. Die einzelnen Erregungseffekte werden in ihrer Stärke geschätzt, die Nystagmusdauer ab Füllungsbeginn in Sekunden gemessen. Zur Kennzeichnung des Stärkegrades dienen die folgenden Zeichen:

+++ = abnorm stark

Im Rahmen des Normalen:
- ++ = lebhaft
- + = normal (durchschnittlich)
- +○ = schwach

+○○ = abnorm schwach (untererregbar)

⊖ = fehlend (unerregbar)

Die Aufzeichnung erfolgt nach Art einer thermischen Formel in der üblichen Bruchstrichanordnung, so daß verdächtige Differenzen, auch wenn die Nystagmusergebnisse absolut betrachtet noch im Rahmen des Normalen liegen, erkennbar sind. In dem Doppelzeichen für das Vorbeizeigen (V.-Z.) bedeutet das obere Zeichen den rechten, das untere den linken Arm, entsprechend der in Deutschland üblichen Anordnung der Seitenbezeichnung.

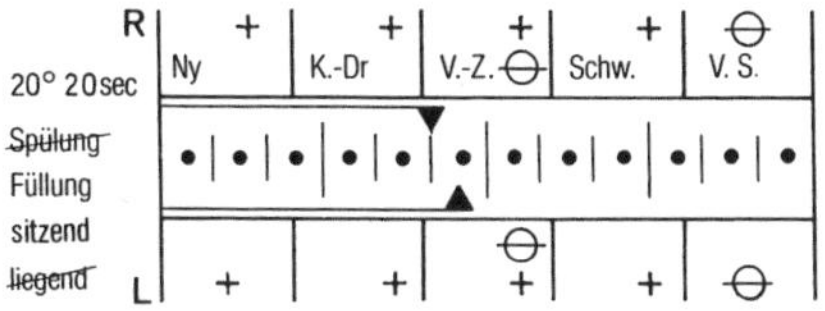

Verdächtigen Differenzen muß, wenn der Untersuchungszweck es erfordert – z. B. bei der Klärung der Frage, ob bei Fehlen sonstiger Symptome ein organisches Leiden anzunehmen ist – in mehrfachen Untersuchungen nachgegangen werden; oft läßt sich dann keine Reproduzierbarkeit finden. Falls bei der Gehörgangsfüllung, die einen mittleren Reiz darstellt, keine oder nur eine ganz schwache Erregbarkeit nachweisbar ist, empfiehlt sich die Anwendung von Starkreizen als Irrigatorspülung mit Wasser von 12° oder von 47 °C für die Dauer von 1 min. Je nach dem Ergebnis der 20°20″-Füllung und dem vorliegenden Untersuchungszweck kann ergänzend auch eine Heißfüllung mit Wasser von 47 °C für die Dauer von 30 sec herangezogen werden.

2. Die thermische Prüfung nach Hallpike-Frenzel 1959 (Irrigatorspülung für die Dauer von 40 sec mit jeweils nicht weniger als 50 cm³ Wasser von 30° und 44 °C).[2] Augenbeobachtung zunächst aus 30 cm Entfernung bei Blick geradeaus

2 Die von Hallpike 1966 geforderte Durchflußmenge von 400–600 cm³ Wasser in 40 sec bei der Gehörgangsspülung ist praktisch nicht erfüllbar. Aufgrund eigener Messung beträgt die Durchflußmenge, eine mittlere Weite des Gehörganges und des Spülsystems vorausgesetzt, in der Regel 170 cm³.

im hellen Raum ohne Brille und anschließend unter Leuchtbrillenbeobachtung im Dunkelzimmer, Patient liegend mit um 30° erhobenem Kopf. Die Nystagmusdauer wird ab Spülbeginn in der Hallpikeschen *Zeitskala* (Calorigramm) für die Hellraumbeobachtung mit leeren, für die Leuchtbrillenmethodik unter Raumabdunkelung mit schwarzen Dreiecken notiert. Die langen senkrechten Striche der Zeitskala bezeichnen die Minuten, die kurzen senkrechten je 20 sec, die Punkte je 10 sec (Abb. 42). Gegenüber der Originalskala, in der die Werte für das linke Ohr oben und diejenigen für das rechte Ohr unten aufgezeichnet sind, wurde entsprechend der in Deutschland üblichen Seitenbezeichnung eine Umstellung vorgenommen. Die thermische Formel der Gehörgangsfüllung ist für die Gehörgangsspülung nach HALLPIKE-FRENZEL in gleicher Weise anwendbar und mit einer entsprechenden Beschriftung versehen.

3. Die *Drehschwachreizprüfung* mit Augenbeobachtung unter der Leuchtbrille im Dunkelzimmer. Sie erfolgt auf einem einfachen Drehstuhl, vor dem der Untersucher breitbeinig steht und mit federnden Knien den langsamen Drehbewegungen folgt, die jeweils um 90° mehrfach nach rechts und nach links mit Drehgeschwindigkeiten von 30–90°/sec ausgeführt werden. Beobachtet wird der Drehnystagmus und besonders etwaiger Dreh„nach"nystagmus, der jedoch ein gelockerter Spontan-Nystagmus zu sein pflegt, sofern er in stets nur einer Richtung auftritt.[3]
4. Die *Katapultstart-Kurzdrehung.* Sie wird unter gleichartigen Bedingungen wie die Drehschwachreizprüfung durchgeführt, nur wird hierbei der Untersuchte brüsk in eine Drehgeschwindigkeit von etwa 180°/sec hineingerissen. Im Gegensatz zur Drehschwachreizprüfung, bei der eine um 45° von der vis-à-vis-Stellung abweichende Ausgangsstellung zweckmäßig ist, wird bei der Katapultstart-Kurzdrehung am besten von einer um 90° von der vis-à-vis-Stellung abweichenden Ausgangsstellung ausgegangen. Die Augenbeobachtung *während* der Katapultstart-Kurzdrehung ist schwieriger als bei der Drehschwachreizprüfung, aber auch hierbei kommt es in erster Linie auf einen etwaigen Dreh„nach"nystagmus an.
5. Die *Bárány-Drehprüfung.* Sie besteht in einer empirisch als optimal befundenen 10maligen Umdrehung in 20 sec (gleichförmige Winkelgeschwindigkeit von 180°/sec) und plötzlichem Stop aus der Drehung. Als Kriterium der Erregbarkeit dient der nach dem Anhalten auftretende, bezüglich seiner Dauer und gegebenenfalls auch Schlagzahl meßbare Drehnachnystagmus (Postrotatorius I). Die Untersuchung wird unter Leuchtbrillenbeobachtung bei Blick geradeaus im Dunkelzimmer vorgenommen.

Da der Schwellenwert für die Drehbeschleunigung unter 0,5°/sec² liegt und infolgedessen bei der Bárány-Drehung von Hand eine weit überschwellige Andrehung erfolgt, kann es zu Interferenzen zwischen dem Nystagmus perrotatorius und dem Nystagmus postrotatorius kommen. Die von Natur aus sehr schwachen Nystagmus-

---

3 Als eigentliche Dreherregbarkeitsprüfung ist die Drehschwachreizprüfung weniger geeignet. Es gibt z. B. Fälle mit gut ausgebildetem Drehnystagmus während des Schwachreizes trotz stark vermindertem Drehnachnystagmus, ein Befund, auf den FRENZEL bereits 1937 hinwies und der 1953 sehr instruktiv durch ein Elektronystagmogramm von ROSSBERG bestätigt, aber anders gedeutet wurde. Die Beziehungen zwischen dem perrotatorischen und dem postrotatorischen Nystagmus sind in solchen Fällen noch ungeklärt. Maßgebend als Kriterium der Erregbarkeit muß vorläufig aber der postrotatorische Nystagmus sein.

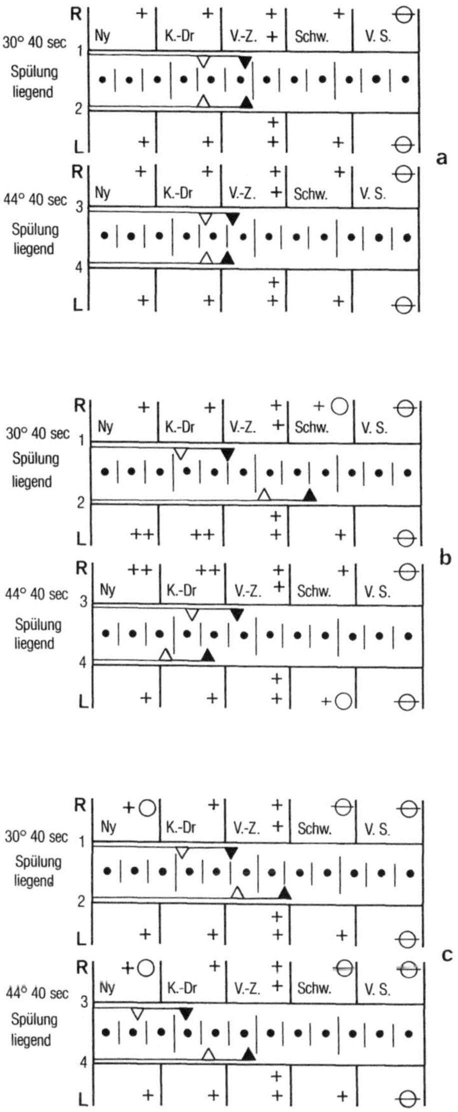

Abb. 42 a–c. *Zeitskala* zur Eintragung der Nystagmusdauer bei der thermischen Prüfung nach *Hallpike-Frenzel.* Die langen senkrechten Striche kennzeichnen die Minuten, die kurzen je 20 sec, die Punkte die Zwischenwerte von je 10 sec. Die leeren Dreiecke markieren die Nystagmusdauer bei Augenbeobachtung aus 30 cm Entfernung bei Blick geradeaus im hellen Raum ohne Brille, die schwarzen Dreiecke die zusätzliche Nystagmusdauer bei anschließender Leuchtbrillenbeobachtung im Dunkelzimmer. **a** Normalbefund. **b** Richtungsbestimmtes Nystagmusüberwiegen des Rechtsnystagmus (von *Hallpike* als Utriculusparese aufgefaßt). **c** Untererregbarkeit des rechten Labyrinthes (von *Hallpike* als Bogengangsparese bezeichnet). – Die in der Originaltechnik von *Hallpike* nicht berücksichtigte, in Frequenz und Amplitude zum Ausdruck kommende Intensität des thermischen Nystagmus wurde ebenso wie die anderen Erregungseffekte (Kopfdrehung, Vorbeizeigen, Schwindel bzw. Drehempfindung, vegetative Begleitsymptome) von *Frenzel* in die Zeitskala eingeführt vorgänge der zweiten, dritten oder vierten Phase (Fischer 1928) haben aber keinen entscheidenden Einfluß auf Stärke und Dauer des als Kriterium der Dreherregbarkeit benutzten Drehnachnystagmus, wenn man zur *Bárány*-Drehung nicht brüsk, sondern allmählich andreht und zwischen Rechts- und Linksdrehung eine Pause von mehreren Minuten einlegt, was durch die praktisch-klinische Erfahrung bestätigt wird.

Durch die aufgeführten technisch einfachen grobquantitativen Erregbarkeitsprüfungen lassen sich alle wichtigen Fragen im Rahmen der Vestibularisdiagnostik der täglichen Praxis (s. Absch. 1.1, S. 12) beantworten. Für die klinische Diagnostik dagegen wird heute kaum mehr auf allerdings nur mit größerem Zeitaufwand und auch nur mit kompliziertem technischen Gerät wie etwa elektrischen Drehstühlen mit unterschwelliger Anlaufbeschleunigung sowie elektronystagmographischen oder photoelektronystagmographischen Registriereinrichtungen durchführbare fein-quantitative Erregbarkeitsprüfungen aus Gründen der einwandfreien Dokumentation und Auswertbarkeit des Befundes verzichtet werden können. Ob ihnen darüber hinaus eine besondere diagnostische Ergiebigkeit zuerkannt werden kann, erscheint auch heute noch grundsätzlich fragwürdig. Als Begleitsymptom z. B. einer Hörstörung mögen feinere Differenzen im Sinne einer Vervollständigung des Befundes wohl eine gewisse Bedeutung haben, für die topische Diagnose besagen sie aber wenig.

5 Ätiologisches und Pathogenetisches zu den drei Hauptformen der Vestibularisstörungen

Das Schema der Abb. 43 stellt den *Morbus Menièri sui generis* als eine der drei Hauptformen von Vestibularisstörungen in den Mittelpunkt und hebt ihn damit als eine *Krankheit* hervor. Die beiden anderen Formen sind dagegen nur symptomatisch charakterisierte Störungen. Eine solche Nebeneinanderstellung erscheint auf den ersten Blick unvereinbar; im Sinne einer *pragmatischen Systematik*, also einer auf die ärztliche Praxis abgestellten Einteilung, ist sie jedoch berechtigt und nur unter Verzicht auf Vollständigkeit vermeidbar.

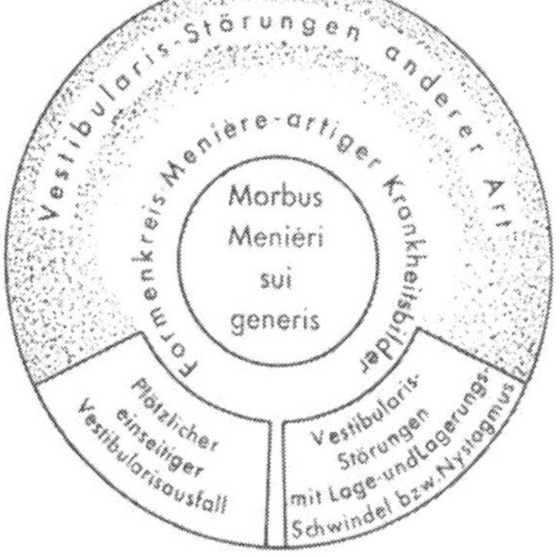

Abb. 43. *Schema der Vestibularisstörungen*

5.1 Morbus Menièri

Über die *Menièresche Krankheit* sind wir, wenn auch die Ätiologie bisher immer noch nicht vollständig aufgeklärt werden konnte und wahrscheinlich ein polyätiologisches Geschehen auf der Grundlage einer Wechselwirkung zwischen psychischen und physiologischen Faktoren (Stahle 1976) sowie besonderen anatomischen Voraussetzungen (Wilbrand 1976) angenommen werden muß, hinsichtlich des Krankheitssitzes und der Pathogenese so weit unterrichtet, daß die Verwendung der Krankheitsbezeichnung begründet ist. In den bisher histologisch untersuchten Fällen fand sich eine Ektasie im Bereiche des häutigen Labyrinthes, der ein Hydrops labyrinthi vom fortschreitenden Typ (Schuknecht 1976) zugrunde lag. Der endolymphatische Hydrops scheint durch eine ständige Störung der Endolymphresorption zu entstehen und vor allem durch eine Funktionsänderung des Ductus und Saccus endolymphaticus verursacht zu werden (Schuknecht 1975, Altmann 1955, Zechner 1976, Shambaugh 1969).

Weder eine Überdehnung des häutigen Labyrinthes allein noch die Druckerhöhung in seinem Inneren oder eine Anoxie der Sinnesendstellen bei gestörter Durchblutung (CAWTHORNE u. HEWLETT 1954) können aber den Menière-Anfall erklären. Ganz allgemein wird heute angenommen, daß es durch die Ausweitung des Endolymphschlauches an bestimmten Stellen zu einer Wandruptur kommt, wodurch die kaliumreiche Endolymphe in den Perilymphraum eindringt, und zwar in der Regel am Helicotrema und in Ampullennähe. Hier lähmt sie die durchziehenden Nerven und löst so in Abhängigkeit vom Orte der Ruptur den Anfall in seinen verschiedenen Erscheinungsformen aus. Diese experimentell von DOHLMANN 1976 belegte Theorie der Anfallsursache läßt sich gut mit der klinischen Beobachtung in Einklang bringen, daß im echten Menière-Anfall überwiegend ein massiver Nystagmus zur kranken Seite vorkommt (GÜNTHER 1961), daß es also nur für die Dauer der Perilymphintoxikation zu einer Funktions*störung* und nicht zu einer Funktions*schädigung* des betroffenen Labyrinthes kommt, die zwangsläufig zu einer Minderung der Spontanaktivität und damit zu einem Nystagmus zur gesunden Seite führen müßte.
Abzugrenzen von diesem Vorgang ist der endolymphatische Hydrops vom nicht fortschreitenden Typ, wie er nach einem einmaligen Trauma, nach kurzzeitiger Intoxikation oder bei der hereditär-progressiven Innenohrschwerhörigkeit entsteht. Bei ihm tritt ein bleibender Verlust der Sinnesfunktion ein, es fehlen aber vestibuläre Symptome.

5.2 Einseitiger Vestibularisausfall[1]

Ätiologie und Pathogenese des einseitigen mehr oder weniger plötzlichen oder auch langsamen (symptomlosen) bzw. partiellen Vestibularisausfalles sind vielfältig und können begründet sein in:

1. Trauma (meist Schädelbasisfraktur).
2. Diffuse Labyrinthitis (bakteriell oder toxisch-serös).
3. Neuritis (Mono- und Polyneuritis, Encephalitis).
4. Vasculärer Prozeß.
5. Multiple Sklerose.
6. Akustikustumor.
7. Sonstige Hirntumoren und ZNS-Erkrankungen anderer Art.
8. Lues.

In der Mehrzahl der ursächlich für den Vestibularisausfall in Betracht kommenden Erkrankungen stößt die Diagnose auf keine größeren Schwierigkeiten. Lediglich die Differentialdiagnose: entzündlich oder vasculär? bereitet nach wie vor Schwierigkeiten, da hierfür wie bei der Mehrzahl aller Vestibularisstörungen pathologisch-anatomische Grundlagen in ausreichendem Umfange fehlen.[2]

---

1 Von dem gleichzeitig doppelseitig auftretenden Vestibularisausfall und dessen andersartiger Symptomatik wird hier wegen seiner großen Seltenheit ebenso abgesehen wie von dem noch selteneren zweizeitigen Eintritt eines Vestibularisausfalles auch der anderen Seite.

2 Über einen histologisch untersuchten Fall von Vestibularisausfall haben nur LINDSAY und HEMENWAY (1956) berichtet, bei dem es sich um einen Gefäßinsult im Ganglion Scarpae gehandelt hat.

Aufgrund eigener Beobachtungen folgerten KORNHUBER und WALDECKER (1958), daß entzündliche Vestibularisausfälle einen allmählichen Beginn mit Zunahme des Schwindels über Stunden oder Tage aufwiesen und eine gute Prognose mit weitgehender Wiederherstellung der vestibulären Funktion hätten, vasculäre Ausfälle dagegen regelmäßig durch ein plötzliches heftiges Einsetzen des Schwindels und einer schlechten Prognose gekennzeichnet wären. Ob es sich hierbei aber wirklich um differentialdiagnostisch verwertbare Unterscheidungsmerkmale handelt, ist ungewiß, weil auch bei KORNHUBER und WALDECKER (1958) die Diagnose der entzündlichen Genese einerseits und der vasculären Genese andererseits notgedrungen nur auf Vermutungen aufgrund gewisser Indizien beruht und morphologisch nicht gesichert ist. Die Tatsache, daß Kranke mit einem einseitigen isolierten akuten Vestibularisausfall bis auf extrem seltene Ausnahmen[3] Normalbefunde des Liquor cerebrospinalis aufweisen (KORNHUBER u. WALDECKER 1958, MINNIGERODE u. MEISSNER 1979), deutet darauf hin, daß die vasculäre Genese beim plötzlichen einseitigen Vestibularisausfall im Vordergrund steht. VENZLAFF (1960) vermutet eine Störung der vegetativen Gefäßinnervation in Parallele zur ischaemischen Facialislähmung. MERAN und PFALTZ (1975) vertreten im Sinne einer Arbeitshypothese die Auffassung, daß eine *primäre Virusinfektion* infolge endothelialer Schädigung der Capillaren *sekundär* eine *Mikrozirkulationsstörung* auslöst, die ihrerseits den vestibulären Funktionsausfall verursacht. Es steht jedoch außer allem Zweifel, daß es – abgesehen von den otitisch bedingten – auch andere entzündliche akute einseitige Vestibularisausfälle gibt, z. B. mikrobieller oder viraler Genese. Bei ihnen erscheint aber der Sitz der Schädigung, ob im Endorgan, im peripheren Neuron oder im Vestibulariskerngebiet des Hirnstammes, so unsicher, daß DIX u. HALLPIKE (1952) statt der herkömmlichen Benennung „*Vestibularisneuritis*" die von MILLS 1898 in anderem Zusammenhang geprägte Bezeichnung „*Neuronitis*" einführten. Durch diesen Begriff ist in der Folge aber mehr Verwirrung als Nutzen gestiftet worden, so daß er heute in den Fällen eines plötzlichen Vestibularisfunktionsverlustes zugunsten der Bezeichnung „*Vestibularisparalyse*" fallengelassen worden ist. Nach PFALTZ (1972) muß die Bezeichnung „*vestibuläre Neuronitis*" im Sinne einer nosologischen Einheit auf diejenigen Fälle einer isolierten vestibulären Funktionseinbuße beschränkt bleiben, in denen eindeutig eine Läsion des peripheren Neurons vorliegt und die mikrobiologische sowie seroimmunologische Untersuchung eindeutige Beweise für das Vorliegen eines Infektes erbringt. Ob damit aber die von LEISSE (1960), MITTERMAIER 1960 sowie VENZLAFF (1960) und KORNHUBER 1969 geäußerten grundsätzlichen Bedenken gegen diese Begriffswahl ausgeräumt sind, bleibt vorerst dahingestellt.

Durch *partielle Vestibularisschäden* und durch die in einem Teil der Fälle vorhandene Rückbildungsfähigkeit derjenigen Schäden, die zum Vestibularisausfall geführt haben, kommt es zu sehr unterschiedlichen Verlaufsformen hinsichtlich Intensität und Dauer. Im Falle einer Rückkehr der Vestibularisfunktion kann diese mit einem Richtungsumschlag des Spontan-Nystagmus zur kranken Seite („Erholungsnystagmus" n. STENGER 1959) oder ohne Richtungsumschlag (MINNIGERODE u. MEISSNER 1979) erfolgen. Möglicherweise spielt für das klinische Erscheinungsbild der vonein-

---

3 Lediglich STENGER 1960 fand unter den bei 37 Kranken mit einem isolierten einseitigen plötzlichen Vestibularisausfall erhobenen Liquorbefunden 2mal eine ganz geringe Zellerhöhung.

ander abweichenden Erholungsvorgänge die Entfernung der ursächlichen Läsion des peripheren Axons von der Ganglienzelle eine Rolle, indem um so mehr Neurone retrograd degenerieren, je näher der auslösende Schaden an der Ganglienzelle liegt. Anscheinend gibt es aber auch ein Spätstadium der Richtungslabilität.
Der *isolierte* Vestibularisausfall ist zwar keine ausgesprochen seltene Erkrankung, sie kommt aber trotzdem in der Praxis des Hals-Nasen-Ohrenarztes nur vereinzelt vor. Der Grund dafür ist in dem Umstand zu sehen, daß der von der anfänglichen dramatischen Symptomatik stark beeindruckte Hausarzt einschlägige Kranke meist sofort in ein allgemeines Krankenhaus oder in eine Innere- bzw. Neurologische Fachabteilung überweist, und vielfach werden sie auch dort dem Otologen nicht vorgestellt, da ja keine unmittelbar auf das Ohr hinweisenden Symptome vorhanden sind und unabhängig von der jeweils gestellten Diagnose und der eingeleiteten Therapie infolge der zentralen Kompensation eine schnelle Besserung einzutreten pflegt.
Eher bekommt der Hals-Nasen-Ohrenarzt in seiner Praxis diejenigen Kranken zu sehen, bei denen durch eine Polyneuritis, etwa infolge eines Herpes zoster oticus, auch der Acusticus betroffen und vielleicht auch der Facialis beteiligt sind, so daß die Aufmerksamkeit von vornherein auf das Ohr gelenkt wird. Die diagnostische Schwierigkeit liegt in diesen Fällen dann nicht so sehr in der Deutung der Vestibularisstörung als vielmehr im Erkennen des Krankheitsbildes, das im Falle einer Trommelfellbeteiligung durch Herpesefflorescenzen zur Fehldiagnose einer akuten Otitis media mit Labyrinthitis und Facialislähmung verleitet.
Symptomenlose Vestibularisausfälle pflegen gemeinsam mit dem Acusticus als Octavusausfall beispielsweise beim Acusticustumor oder als Labyrinthausfall bei otitischen Erkrankungen aufzutreten. Der symptomenlose Labyrinthausfall hat eine besondere klinische Bedeutung im Falle einer chronisch-ostitischen und einer tuberkulösen Otitis media, weil er trotz der Symptomenarmut auf einer *bakteriellen* Infektion des Innenohres beruhen kann, so daß das Labyrinth einen Überleitungsherd zum Endocranium (Meningitis!) darstellt, der als solcher rechtzeitig diagnostiziert und ausgeschaltet werden muß.

5.3 Lage- und Lagerungsnystagmus

Hinsichtlich der pathologisch-anatomischen und pathophysiologischen Grundlagen des Lage- und Lagerungsnystagmus werden heute zwar verschiedene Möglichkeiten übersehen, die teilweise deduktiv aus der Physiologie des Vestibularapparates abgeleitet, teilweise aus klinischen Beobachtungen gefolgert wurden, die jedoch bisher nur in geringem Umfange morphologisch oder experimentell gesichert werden konnten. Diese Möglichkeiten lassen sich folgendermaßen zusammenfassen:

Pathologisch-anatomische Grundlagen:

1. Hirntumoren, multiple Sklerose und andere Erkrankungen des Zentralnervensystems einschließlich der Lues.
2. Schädeltraumata mit und ohne Ohrbeteiligung. Traumatische und andere Erkrankungen der Halswirbelsäule.

3. Toxische Zell- und Gewebsveränderungen (Infektionen, Medikamente, Genußgifte, z. B. Alkohol) einschließlich allergischer Veränderungen, zentral und peripher.
4. Vasculäre Prozesse, insbesondere Arteriosklerose und Atheromatose, Insulte und morphologische Folgezustände von Durchblutungsstörungen einschließlich der hormonell (Klimakterium) und der durch Lues verursachten, zentral und peripher.
5. Sonstiges, z. B. Labyrinthhydrops, Otosklerose, Hirndruck, Aliquorrhoe bzw. Liquordefizit.

Pathologisch-physiologische Grundlagen:

1. Destruktive oder toxische Enthemmung. Fehlverarbeitung peripherer Erregungen.
2. Schwerebedingte Verlagerung von Hirnsubstanz.
3. Schwerebedingte Durchblutungsänderungen:
   a) mechanisch, besonders bei vasculären Prozessen,
   b) reflektorisch-dysregulatorisch.
4. Schwerebedingte Einflüsse (Druck und Sog) des Liquor cerebrospinalis auf die Labyrinthe via Perilymphe.
5. Otolithenstörung (bzw. Otolithenschäden?).
6. Halswirbelbedingte Sympathicusirritation. Halswirbelbedingte Vertebraliskompression.
7. Halsreflektorische Fehlsteuerung.
8. Pathologische Lymphokinese infolge von Labyrinthbarrikaden.
9. Schwerebedingte Wirkungen endogener Labyrinthfremdkörper (perilymphatische Exsudate bei Labyrinthitis serosa, Blutstropfen nach Traumata).

Falls keine leicht diagnostizierbare Grundkrankheit vorliegt, stößt die Klärung im Einzelfalle bezüglich der ursächlichen Schädigung und ihrer Lokalisation auf vorläufig oft unüberwindliche Schwierigkeiten.
Seit BÁRÁNY's (1906) ersten Beobachtungen und pathogenetischen Deutungen des Lage- und Lagerungsnystagmus haben sich die Auffassungen mehrfach gewandelt. Von der anfänglichen Deutung als peripher-labyrinthäres Otolithensymptom ist man über die Deutung als zentral verursachtes und zentral ausgelöstes Hirnsymptom neuerdings wieder geneigter, der Peripherie zumindest als Auslösungsort die führende Rolle zuzuschreiben. Ob allerdings die apodiktische Bemerkung MYGIND's 1953: „Auf Lagereize zu antworten, ist die Aufgabe des Labyrinthes und nicht des Gehirnes", für den *Auslösungsort* des Lage- und Lagerungsnystagmus die Bedeutung eines Gesetzes hat, ist noch nicht entschieden, wenn auch vieles dafür spricht. Dabei können natürlich die Labyrinthe selbst völlig intakt sein, und es kann nur eine zentral bedingte Fehlverarbeitung normaler Otolithenerregungen vorliegen oder die zentral zum Kombinationseffekt erfolgende Verarbeitung der aus dem Zusammenspiel von Otolithen und Cupulae entstehenden Erregungen gestört sein (FLUUR u. SIEGBORN 1973).
Bei der noch bestehenden wissenschaftlichen Problematik und klinischen Vieldeutigkeit des Lage- und Lagerungsnystagmus kann vorerst nur als diagnostische Richtlinie gelten, auf dem Wege der *Formanalyse des Nystagmus* einerseits und des

Eliminierens andererseits zu einer Einengung der im Einzelfall vorliegenden Möglichkeiten zu gelangen.
Dazu gehört beispielsweise das sehr wichtige Eliminieren des durch Medikamente (besonders Barbiturate) und Genußgifte (besonders Alkohol) hervorgerufenen Lagenystagmus. Es gehört weiterhin auch dazu die Aussonderung solcher Fälle, in denen vertebrale Einflüsse und Halsreflexe bei der Entstehung des Lage- und Lagerungsnystagmus eine Rolle spielen, Einflüsse, die entsprechend den Situationen im täglichen Leben bei der Untersuchung zunächst bewußt nicht ausgeschaltet werden, die dann aber bei der diagnostischen Analyse des Einzelfalles durch Benutzung eines Spezial-Lagetisches (z. B. desjenigen n. Fromm u. Nylén 1936 oder des motorisch angetriebenen und steuerbaren n. Fluur 1974) ausgeschaltet werden müssen. Der Grahesche Lagetisch genügt für diesen Zweck nicht.
Relativ leicht wird der auch bei entzündlichen Labyrintherkrankungen und bei direkten Labyrinthverletzungen vorkommende periphere Lage- und Lagerungsnystagmus (Nylén 1950, Gerlings 1948, Stenger 1954, Hofmann 1960) auszusondern sein. Ob der bei der akuten Otitis media gelegentlich auftretende und teilweise massive Lage- bzw. Lagerungsnystagmus durch otogene Einflüsse auf die Labyrinthfunktion oder durch die für die Otitis verantwortliche Infektion auf andere Weise verursacht wird, wie das bei anderen nicht-otitischen Infektionen der Fall ist, oder ob er Folge einer flüchtigen, blande verlaufenden Meningo-encephalitis ist (Borries 1948, H. Güttich 1955, Minnigerode 1970), muß vorläufig dahingestellt bleiben.
Bei den nach Eliminieren geklärter Formen verbleibenden Fällen von typischem transitorischen Lagerungsnystagmus (mit Gegenläufigkeit beim Wiederaufrichten und damit als zugehörig zu den *richtungswechselnden* Nystagmus-Formen gekennzeichnet) dürfte es sich in erster Linie um Durchblutungsstörungen handeln, vielleicht auch gelegentlich um Druck- und Sogwirkung des Liquor cerebrospinalis auf die Labyrinthe (Nylén 1943, Stenger 1955) wie beim Lagefistelsymptom. Trotz der in diesen Fällen noch vorhandenen aetiologischen und pathogenetischen Unsicherheiten hat man jedoch die Gewißheit, daß der ohne ernste Grundkrankheit auftretende transitorische Lagerungsnystagmus ein harmloses und zum spontanen Verschwinden neigendes Symptom ist, das über den Typ Dix-Hallpike[4] hinaus als „*benign* paroxysmal type" treffend gekennzeichnet ist.

4 Dix und Hallpike 1952 haben bei ihrem „Positional nystagmus of the benign paroxysmal type" offenbar nur eine bestimmte Gruppe von Kranken im Auge, nämlich nur diejenigen, die einen rotierenden Lagerungsnystagmus zu der von ihnen als otolithenkrank angenommenen Seite zeigen, wenn diese Seite bei der Kopf-Tieflagerung mit seitlich gedrehtem Kopf unten liegt. Auch wenn man diejenigen Kranken, die bei der von Hallpike 1965 nicht verwendeten Lagerungsprüfung in der Sagittalen einen Lagerungsnystagmus in gleicher Richtung zeigen, in diese Gruppe einbezieht, so gehört trotzdem nach unseren Erfahrungen nur eine Minderzahl von Vestibularisstörungen mit Lagerungsnystagmus zur Gruppe Dix-Hallpike.

5.4 Einige diagnostische Anhaltspunkte

Für die Nystagmusvorgänge der drei Hauptformen der Vestibularisstörungen lassen sich gewisse auf die klinische Erfahrung gegründete Hinweise geben.
Bezüglich des *Morbus Menièri* läßt sich folgendes feststellen:

1. Im Anfall schlägt der Spontan-Nystagmus überwiegend richtungsbestimmt horizontal-rotierend oder rein horizontal zur kranken Seite mit der Neigung, noch während des weiteren Verlaufes des Anfalles zur gesunden Seite hin umzuschlagen. Der Richtungsumschlag kann dabei schon ¼ Stunde nach Anfallsbeginn einsetzen, so daß nur die Beobachtung unmittelbar im Beginn des Anfalles für die Richtungsbestimmung des Nystagmus maßgebend ist.
2. Gelegentlich kommt im Anfall auch ein Nystagmus ohne konstante Schlagrichtung vor, teilweise auch mit vertikalen und diagonalen Komponenten vermischt, und zwar vorwiegend bei Kranken mit gehäuften Anfällen.
3. Richtungsbestimmter horizontal-rotierender oder rein horizontaler Spontan-Nystagmus zur gesunden Seite als Erstnystagmus im Anfall wurde von Günther (1961) beobachtet, scheint aber eine absolute Ausnahme darzustellen.

Für den *plötzlichen einseitigen Vestibularisausfall* gilt folgendes:

1. Abgesehen von einem kurzen Initialstadium tritt ein typischer, anfangs meist horizontal-rotierender, später rein horizontaler zur gesunden Seite schlagender Ausfall-Dauernystagmus auf.
2. Im Falle einer Funktionsrückkehr *kann* es zum Auftreten eines stets gering-intensiven „Erholungsnystagmus" zur kranken Seite kommen, wobei der Kopfschüttelnystagmus ebenso wie bei einer Funktionsrückkehr *ohne* Erholungsnystagmus weiterhin zur gesunden Seite schlagen kann.
3. Bei nur partieller Funktionseinbuße mit einer bei Kalt-Heiß-Prüfung noch nachweisbaren thermischen Erregbarkeit ist diese Gesetzmäßigkeit nicht immer vorhanden. Es können atypische Nystagmusbilder in einem verlängerten Initialstadium auftreten.

Für den *Lage- und Lagerungsnystagmus* lassen sich unter Fortlassung alles Problematischen folgende Faustregeln aufstellen:

1. Lage-Dauer-Nystagmus mit meist unauffälligem, gelegentlich fehlendem Begleitschwindel ist verdächtig auf eine Erkrankung des Zentralnervensystems, so daß nach Ausschluß eines toxisch bedingten, meist konvergenten oder divergenten regelmäßigen Lagenystagmus mit aller Sorgfalt nach einem neurologischen Grundleiden gesucht werden muß.
2. Transitorischer Lagerungsnystagmus ist trotz des oft beängstigend heftigen Begleitschwindels ein harmloses, meist vasculär bedingtes Symptom, vorausgesetzt, daß ein krankhafter neurologischer Befund und entzündliche Mittelohrerkrankungen (Fistelsymptom!) ausgeschlossen wurden.

6 Zur diagnostischen Bewertung der Nystagmusbefunde

Spontan- und Provokations-Nystagmus sind in ihrer diagnostischen Bedeutung nur im Zusammenhang mit den Ergebnissen der vestibulären Erregbarkeitsprüfungen, der Hörprüfung, der neurologischen, internistischen und ophthalmologischen Untersuchungen zu erfassen. Krankheitsdiagnosen lassen sich vorerst aus dem Nystagmus allein nicht stellen, obwohl in Einzelfällen gewisse Charakteristika zu finden sind, die einen diagnostischen Verdacht erlauben.

Relativ einfach ist eine solche Diagnose nur im Falle des *kongenitalen Nystagmus*, der sich durch eine abnorme Schlagform, eine Fixationsabhängigkeit von Schlagform und Schlagrichtung des Nystagmus, ein atypisches Verhalten bei zunehmender seitlicher Blickrichtung, einen latenten Nystagmus bei monoculärer Fixation sowie eine Inversion des optokinetischen Nystagmus auszeichnet. Starken Verdacht auf eine *Oblongata-Läsion* werden andererseits intensive, rein rotierende, richtungsbestimmte Nystagmen erregen, die zur Seite einer gleichzeitig vorhandenen Stimmlippenlähmung (= Herdseite) gerichtet Kennzeichen einer *Syringobulbie* sind, zur Herdseite oder zur Gegenseite gerichtet beim *Wallenberg-Syndrom* vorkommen, aber auch infolge Druckschädigung bei großen Brückenwinkeltumoren auftreten können. Verdächtig auf *multiple Sklerose* sind ein regelloser Blickrichtungsnystagmus sowie ein regelloser richtungswechselnder Lagenystagmus. Ein *starker* vertikaler Nystagmus nach unten (selten vertikaler Nystagmus nach oben) in Kopfhängelage, ohne daß in irgendeiner anderen Kopflage ein Nystagmus vorhanden ist, kommt bei *supratentoriellen Hirntumoren* vor (Nylén 1931, Kornhuber 1976). Ein regelmäßig richtungswechselnder Lagenystagmus ist am häufigsten bei *Intoxikationen* (Alkohol, Barbiturate), gelegentlich aber auch bei *Tumoren der hinteren Schädelgrube* und *Unterwurmgefäßinsulten* zu beobachten. Ein allmählich symptomlos entstandener peripherer Vestibularisausfall ist dringend verdächtig auf ein *Acusticusneurinom.*

Ein wesentliches Ergebnis der Nystagmusprüfung ist zunächst die Feststellung eines eindeutig pathologischen Nystagmus überhaupt. Einen Spontan- oder Provokationsnystagmus als Normalbefund gibt es nicht.[1] Fehldeutungen können in dieser

---

1 Nylén 1950 erwähnt allerdings, daß ein wenig ausgesprochener inkonstanter Vertikalnystagmus nach unten in Kopfhängelage *zuweilen als Normalbefund* aufträte. In seiner Richtung würde er also dem Drehnachnystagmus entsprechen, der nach einer Bewegung, wie sie bei Einnahme der Kopfhängelage aus dem Sitzen oder aus der Rückenlage erfolgt, entstehen könnte. Ob das von Jongkees 1950 sowie Schierbeck (1953) bei 12–17% der Normalpersonen gefundene Richtungsüberwiegen des experimentellen Nystagmus als Ausdruck eines latent vorhandenen, gelockerten Spontan-Nystagmus als Normalbefund zu deuten oder als Restbefund einer irgendwann einmal erlittenen Vestibularisstörung aufzufassen ist, bleibt vorerst noch dahingestellt.

Hinsicht jedoch entstehen, wenn – in allerdings seltenen Fällen – bei anscheinend Gesunden ohne sonstige Symptome (z. B. Schwindelerscheinungen, Gleichgewichtsstörungen) schwach intensive Rucknystagmen unter der Leuchtbrille vorkommen, die Restnystagmen darstellen, die nach Vestibulariserkrankungen entgegen den früheren Annahmen noch über Jahre oder Jahrzehnte nachweisbar bleiben können. Andererseits muß in einem deutlichen, wenn auch gering intensiven vestibulären Nystagmus ein Symptom gesehen werden, das angegebenen Schwindel objektiviert, sofern nicht die Art des Schwindels oder eine eklatante Unzuverlässigkeit der Angaben den Zusammenhang unwahrscheinlich machen. Bei der neurologischen Differentialdiagnose: organisch bedingte oder psychogene Beschwerden? spricht ein sicherer Nystagmus auch bei Fehlen aller sonstigen neurologischen Symptome stets für eine organische Erkrankung.

Bei akut entzündlichen Mittelohrerkrankungen ergeben sich oft ohne oder ohne nennenswerte Schwindelerscheinungen bei systematischem Fahnden auf Nystagmus überraschend häufig pathologische, in der Regel mit der Ausheilung der Otitis wieder verschwindende gering intensive Nystagmen (MINNIGERODE 1970). Sie müssen, insbesondere bei Schlagrichtung des Nystagmus zum kranken Ohre, als in der Regel belanglose Labyrinthreizung aufgefaßt werden, können dann aber bei fraglicher Indikation zur Mastoidektomie ausschlaggebend sein, oder stellen bei dann meist wechselnder Schlagrichtung den Ausdruck einer flüchtigen blanden Encephalitis dar (BORRIES 1948, H. GÜTTICH 1955, MINNIGERODE 1970). Die akute otitische Labyrinthitis ist symptomatologisch in gleicher Weise wie der plötzliche Labyrinthschaden bei Pyramidenquerfraktur oder sonstige nicht-traumatische und nicht-otitische plötzliche und einseitige Funktionsausfälle des Nervus octavus (z. B. Herpes zoster oticus, Vestibularisparalyse) durch Taubheit, Vestibularisschwindel und richtungsbestimmten Labyrinthausfallnystagmus zur gesunden Seite gekennzeichnet[2], so daß eine Krankheitsdiagnose erst durch Heranziehung des Krankheitsverlaufes, des Spiegelbefundes der Ohren und etwaiger neurologischer Symptome ermöglicht wird.

In gleicher Weise wie bei Schädelverletzungen wird die Beurteilung des Vestibularis auch bei den nicht-traumatischen Erkrankungen wesentlich schwieriger, wenn es sich nicht um plötzliche Funktionsausfälle mit ihren durch die Besonderheit der tonisierenden Labyrinthaktion bedingten gesetzmäßigen Erscheinungen handelt, sondern wenn graduell unterschiedliche Schäden vorliegen, die möglicherweise mit Reizsymptomen kombiniert sind. Je weiter zentralwärts dabei die Vestibularisschädigung gelegen ist, desto mehr wird die Diagnosestellung durch die Beteiligung anderer Hirnnerven, des Hirnstammes und des Cerebrospinalliquorraumes am Krankheitsgeschehen erleichtert (STENGER 1965). Das typische Bild einer Kombination von Störungen peripheren Typs (richtungsbestimmter Spontan- und Provokationsnystagmus, gelegentlich nur gering intensiver Lagenystagmus oder Kopfschüttelnystagmus zur gesunden Seite bei thermischer Unerregbarkeit der kranken Seite) mit Störungen zentralen Typs (regelloser Blickrichtungsnystagmus, sog. *Bruns*-Ny-

2 Es sei noch einmal darauf hingewiesen, daß es auch bei der bakteriellen Labyrinthitis symptomenlose Labyrinthausfälle ohne subjektive Schwindelerscheinungen und ohne Spontan-Nystagmus gibt, die nur an der Taubheit und an der thermischen Unerregbarkeit erkennbar sind. Maßgebend für die Spontanerscheinungen ist das Tempo des Funktionsausfalles. Allmählicher Funktionsausfall, gleich welcher Ursache, kann subjektiv symptomenlos erfolgen.

stagmus, regellos richtungswechselnder Lagenystagmus) bietet mit zunehmendem Wachstum der Acusticustumor (UNTERBERGER 1937, GRAF 1955, AUBRY u. PIALOUX).

Die von CAWTHORNE (1954) angegebene Untersuchungstechnik zur Prüfung auf Lagenystagmus, die in methodologischer Hinsicht eine Erweiterung derjenigen von DIX-HALLPIKE 1952 bzw. eine Kombination der letzteren mit der Stengerschen Technik darstellt, eignet sich zwar auch nicht zum Stellen von Krankheitsdiagnosen, soll aber nach CAWTHORNE (1954) die Unterscheidung in einen zentralen und einen peripheren Typ von Lagenystagmus zulassen. Ersterer soll als unerschöpflicher Lagenystagmus ohne Latenz, letzterer in Form eines transitorischen Nystagmus mit Latenz nach dem Lagewechsel, also als Lagerungsnystagmus in Erscheinung treten. Aufgrund eigener Beobachtungen haben auch wir den Eindruck, daß es sich zumindest vielfach bei dem Lagerungsnystagmus um einen peripheren Auslösungsmechanismus handelt. Trotz des histologisch untersuchten Falles von DIX und HALLPIKE 1942 bleibt vorerst unbeantwortet, ob es sich dabei stets um Otolithenstörungen handelt. Wenn auch die Möglichkeit zentraler Fehlverarbeitungen von Otolithenerregungen nicht ausgeschlossen werden kann, so wäre doch die Häufigkeit, mit der solche gegenläufigen transitorischen Lagerungsnystagmen auch bei Kranken ohne sonstige Labyrinthsymptome und ohne nachweisbare Erregbarkeitsstörungen auftreten, ungewöhnlich. Man müßte bei der großen Zahl der histologisch untersuchten Labyrinthe sonst wohl doch des öfteren auf *isolierte* Otolithenveränderungen gestoßen sein. Es scheint auch schwer verständlich, daß eine Otolithenerregung sich erst nach einer Latenz von 2–10 sec auswirken soll. In Analogie mit den Erscheinungen des Lagefistelsymptoms ist wohl aber eher an Druckwechseleinflüsse des Liquor cerebrospinalis, und zwar des *schnellen* Druckwechsels auf die Labyrinthe zu denken. Die Druckausgangslage der Labyrinthe, Asymmetrien in der Durchgängigkeit des Ductus perilymphaticus oder ein Defizit des Liquor cerebrospinalis, wie es bei verschiedenen Krankheitszuständen, z. B. nach Schädeltraumata vorkommt, mögen dabei von Bedeutung sein.[3] Jedenfalls erscheint es nicht zulässig, in *jedem* Falle die *ursächliche Schädigung* im peripheren Labyrinth anzunehmen. Infolgedessen muß damit gerechnet werden, daß ein gegenläufiger transitorischer Lagerungsnystagmus mit Latenz und ohne nachweisbare Labyrinthstörung ein Vorgang sein kann, der zwar peripher *ausgelöst*, aber zentral *bedingt* ist. Das bedeutet, daß nicht nur zwischen der *Entstehung* eines Nystagmus, die stets zentral erfolgt, und der *Auslösung* unterschieden werden muß, die peripher *oder* zentral erfolgen kann, sondern daß als dritte Möglichkeit die *periphere Auslösung* eines *zentral verursachten* Vorganges, z. B. bei Zuständen eines Liquordefizits, in Betracht gezogen werden muß (siehe auch Abschn. 1.5). Unter diesen Gesichtspunkten wurde in der folgenden topisch-diagnostischen Arbeitsübersicht der transitorische Lagerungsnystagmus als mehrdeutig eingereiht.

Die folgende Arbeits-Übersicht für die topische Diagnostik (Tabelle 1) und die erweiterte Synopsis für die klinische Diagnostik des Rucknystagmus (Abb. 44) sollen

3 SCHUKNECHT (1969) führt derartige paroxysmale Schwindelzustände und Nystagmen auf eine durch Absprengung von Kalziumoxalatkristallen der Macula utriculi entstandene sog. Cupulolithiasis in den hinteren vertikalen Bogengängen zurück, eine Entstehungsursache, die durch die Ergebnisse der N. ampullaris-Durchtrennung des hinteren vertikalen Bogenganges von SILVERSTEIN (1978) gestützt wird.

Tabelle 1. Arbeits-Übersicht für die topische Diagnostik des Rucknystagmus

- A. Richtungsbestimmter Spontan-Nystagmus
  - a. Primäre langsame Phase
  - b. Primäre schnelle Phase → Corticaler Nystagmus (II. Stirnwindung) s.S. 37
  - (from a. and b.):
    - 1. Mit flachem Intensitätsgefälle → Vestibularis peripher oder zentral. Grobe, rein rotierende oder rein vertikale Schlagrichtung sind zentral, schwach intensive Schlagformen gleicher Art, gelegentlich aber auch peripher bedingt.
    - 2. Mit steilem Intensitätsgefälle → Blickparetischer Nystagmus als Herdsymptom (z. B. Kernparese des Nucl. VI).
- B. Blickrichtungsnystagmus[1]
  - a. Regelmäßig
    - 1. Grob → Allgemeines Hirnsymptom (toxisch, Hirndruck) mit Hinweis auf hintere Schädelgrube (als Herdsymptom (?)) gelegentlich bei Kleinhirn-Wurmtumoren.
    - 2. Fein oder rudimentär (z.B. nur bei Seitenblick) → Allgemeines Hirnsymptom ohne topische Bedeutung.
  - b. Regellos
    - 1. Grob → Hirnstamm
    - 2. Fein → Wie Bb1 oder als Mischform von Ba2 und Aa1 ohne sichere topische Bedeutung.

1 Die Bezeichnungen „grob“ und „fein“ sind hier der Kürze halber gleichbedeutend mit stark intensiv und schwach intensiv gebraucht.

C. Lagenystagmus[1]

- a. Richtungsbestimmt
  - 1. Schwach intensiv und oft unerschöpflich → Gelockerter richtungsbestimmter Spontan-Nystagmus mit gleicher Bedeutung wie Aa1.
  - 2. Grob, oft transitorisch → Durch einen oder mehrere Faktoren des Lagereizes entstehender Lagenystagmus. Peripher oder zentral, eher zentral (vgl. D).
- b. Richtungswechselnd
  - 1. Regelmäßig (mit Augenruhe in der Null-Lage, d.h. sitzend, Kopf aufrecht)
    - α. Grob → Hirnstamm-symptom, besonders toxisch bedingt (Alkohol, Barbiturate usw., akute Infekte).
    - β. Fein → Wie Cb1α, aber gelegentlich wohl auch peripher bedingt.
  - 2. Regellos
    - α. Grob → Hirnstamm
    - β. Fein → Wie Cb2α, aber (als Mischform von Cb1β und Ca1?) gelegentlich wohl auch peripher bedingt (Mischform von Ca1 und D1).

D. Sondertypen von Provokations-Nystagmus

- a. Transitorischer Nystagmus nach schneller Einnahme von Lagen mit endokranieller Drucksteigerung (vor allem der Kopfhängelage) und gegenläufiger transitorischer Nystagmus nach schneller Rückkehr in die Ausgangsstellung (sitzend, Kopf aufrecht), also beim Eintritt endokranieller Druckminderung, = typischer Lagerungsnystagmus.
  - 1. Peripher als „Lagefistelsymptom“ bei Labyrinthfisteln und Pseudofisteln mit vasculärem Fistelsymptom.
  - 2. Peripher bei einseitigen entzündlichen und nicht entzündlichen Ohrerkrankungen ohne Fistelsymptome.
  - 3. Zentral (oder auch peripher?) bei Erkrankungen mit Lage-„Moment“-Schwindel ohne Anzeichen einer Ohrerkrankung.
- b. Kurzdauernder, an- und abschwellender transitorischer Nystagmus nach langsamer Einnahme einer Seitenlage ohne nennenswerte endokranielle Druckänderung und ohne gegenläufigen transitorischen Nystagmus nach langsamer Rücklagerung
  - 1. Wie Da3, aber gelegentlich wohl auch peripher bedingt.
  - 2. Vertebral bedingte Gefäß- (A. vertebralis, A. cerebelli post. inf.) oder Sympathicusirritation.
- c. Richtungsumschlag eines im Sitzen, Kopf zurückgeneigt, vorhandenen Spontan-Nystagmus nach horizontalem Kopfschütteln. → Topische Bedeutung noch unsicher, wahrscheinlich peripher oder zentral.

Abb. 44. Arbeits-Übersicht für die klinische Diagnostik des Rucknystagmus

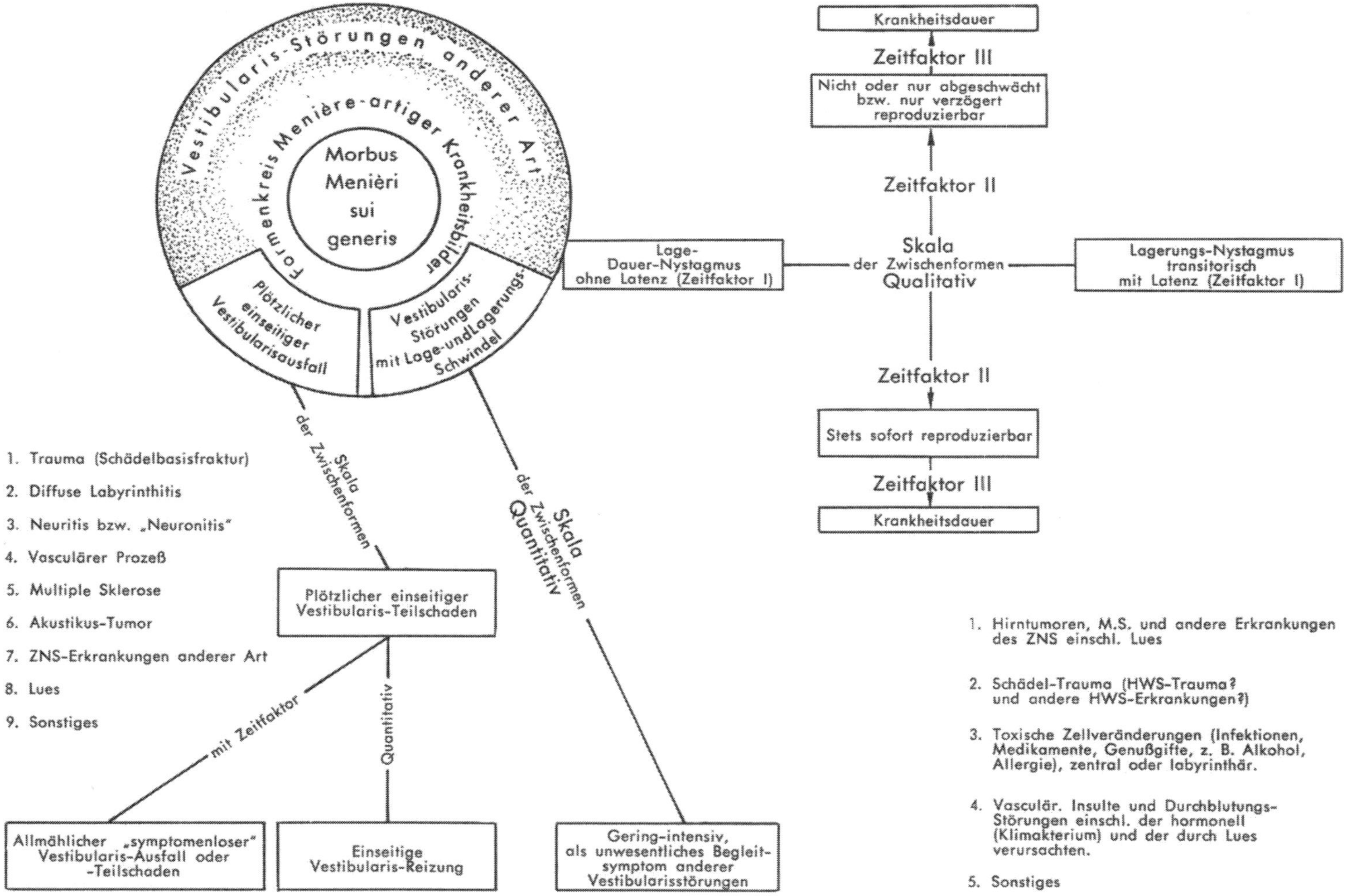

mit der gebotenen Zurückhaltung Anhaltspunkte für die diagnostische Bewertung der Nystagmusbefunde geben.

Bezüglich der in dieser Arbeits-Übersicht verwendeten *Einteilung des Lagenystagmus* ist folgendes zu bemerken: Die erste Einteilung durch NYLÉN 1931 bestand in der Aufstellung der beiden Typen I und II und einer Übergangsform. SEIFERTH hat dann 1937 in Anlehnung an die Einteilung des Spontan-Nystagmus von FRENZEL (1930) 3 Formen unterschieden: 1. den richtungsbestimmten (*Nylén-Typ* II), 2. den richtungswechselnden (*Nylén-Typ* I) und 3. den regellosen Lagenystagmus (*Nylén*'s Übergangsform). Unter regellosem Lagenystagmus versteht SEIFERTH in engerer Fassung als NYLÉN einen „Nystagmus, der in einer bestimmten Körperlage, die während der Beobachtung nicht geändert wird, seine Richtung wechselt", unter richtungswechselndem Lagenystagmus einen „Nystagmus, der seine Richtung nur ändert, wenn eine andere Körperlage eingenommen wird". Beide Formen sind nach NYLÉN und SEIFERTH typisch für Hirnerkrankungen.
Der regellose Lagenystagmus im Sinne SEIFERTH's (1937) stellt also eine Art zusätzlich alternierenden Nystagmus im Rahmen eines richtungswechselnden Lagenystagmus dar. Da er diagnostisch die gleiche Bedeutung wie der richtungswechselnde Lagenystagmus ohne alternierendes Verhalten hat, erscheint die Aufteilung in richtungswechselnden und regellosen Lagenystagmus entbehrlich. Beide Formen sind richtungswechselnde Lagenystagmen, und ein regelloses Verhalten kann auch beim richtungswechselnden Lagenystagmus ohne alternierende Komponente vorhanden sein. Daraus ergibt sich eine natürliche Abgrenzung gegenüber dem regelmäßigen richtungswechselnden Lagenystagmus (Abb. 28), wie er z. B. nach Alkoholintoxikation (FRENZEL 1938), Barbitursäureeinwirkung (RIECKER 1949), Narkoleptika (JATHO 1953, MINNIGERODE u. BEREND 1978) u.a.m. auftritt. Die Regelmäßigkeit mit Augenruhe in der „Nullage" (sitzend, Kopf aufrecht) ist geradezu ein diagnostischer Hinweis – wenn auch kein Beweis! – auf eine toxische Entstehung, so daß die Abgrenzung eines *regelmäßigen richtungswechselnden Lagenystagmus* von einem *regellosen richtungswechselnden Lagenystagmus* nicht nur aus formanalytischen, sondern auch aus diagnostischen Gründen berechtigter erscheint als die Seiferthsche Einteilung. NYLÉN 1950 hat später die Seiferthschen Bezeichnungen übernommen. Er charakterisiert aber den regellosen Lagenystagmus als „sometimes direction-changing, sometimes direction-fixed and sometimes changing its direction in the same head position". Seine anfängliche Übergangsform („transitional nystagmus") bezog er in diese Gruppe ein. Sie ist durch eine wechselnde Schlagrichtung („nystagmus changing character") gekennzeichnet und darf nicht mit dem transitorischen, vorübergehenden, schnell erschöpflichen Nystagmus („transitory nystagmus") verwechselt werden.

7 Beispiele und Epikrisen

Die im folgenden mitgeteilten Befunde stellen nur Beispiele für die Anwendung der dargestellten Beobachtungs- und Aufzeichnungsmethodik des Spontan- und Provokationsnystagmus dar. Ob eine umfassende Bestandsaufnahme der vielfältigen Nystagmusbefunde im Zusammenhang mit dem Funktionsbefund und dem sonstigen klinischen Befund erschöpfend sein könnte, muß nach unseren bisherigen Erfahrungen bezweifelt werden. Klinische Zusammenstellungen, wie sie von FRENZEL 1950 bei Kleinhirnabszessen, KIRSTEIN 1949 bei Kleinhirntumoren, STENGER 1958 bei Kleinhirnbrückenwinkeltumoren, GÜNTHER (1961) bei Morbus Menière, FRENZEL 1961, STENGER 1955 bei Lagerungsschwindel, MINNIGERODE 1970 bei akuter Mittelohrentzündung, MINNIGERODE und MEISSNER (1979) bei isolierten Vestibularisausfällen erstellt wurden, haben eine große Variationsbreite erkennen lassen. Allerdings haben sich dabei auch Regelmäßigkeiten ergeben, die den Versuch erlaubt haben, Nystagmussyndrome zur Diskussion zu stellen. Diese Syndrome sollen nur Leitbilder für das systematische Forschen darstellen und dem weniger erfahrenen Untersucher Hinweise liefern, in welche Richtung er seine zusätzlichen oder weiterführenden Untersuchungen zu lenken hat; sie werden in den Epikrisen diskutiert.

Angeborener oculärer Nystagmus (Pendel + Rucknystagmus)

Beispiel 1: K. H., 45 Jahre alt. Augenzittern seit der Jugend. Keine Scheinbewegungen. Cochlearisfunktion bds. normal.

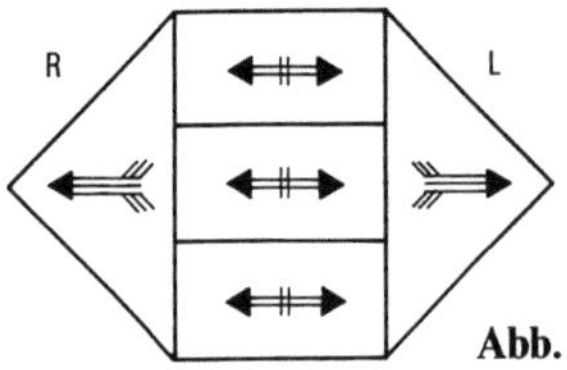

Abb. 45

Nystagmusbefund (Abb. 45): In den zwanglosen 5 Hauptblickrichtungen ein grobschlägiges, mittel- bis hochfrequentes, horizontales Pendeln, das bei Seitenblick in Rucknystagmus übergeht.
Unter der Leuchtbrille keine wesentliche qualitative oder quantitative Änderung, nur langsameres und noch gröberes Pendeln bei Blick geradeaus, häufig von Ruckgruppen wechselnd nach re. und li. unterbrochen.

Bárány-Drehung: 10mal in 20 sec ohne Brille: Kein deutlicher Rucknystagmus bei Blick geradeaus, vielmehr reine Frequenzzunahme. Desgleichen Frequenzzunahme bei Blick in die Richtung der schnellen und deutliche Frequenzabnahme bei Blick in Richtung der langsamen Phase des zu erwartenden Nachnystagmus. Sowohl nach Rechts- als auch nach Linksdrehungen Schwindelgefühl.

Thermisch: (13 °C, 20 sec Spülung, also starker thermischer Reiz), Leuchtbrille: Kein sicherer thermischer Nystagmus, aber sowohl nach Rechts- wie nach Linksspülung Schwindelgefühl und typisches Vorbeizeigen.

Epikrise: Auf den ersten Blick, auch ohne Kenntnis der Anamnese, als sicher nicht vestibulär, sondern als oculärer Nystagmus gekennzeichneter Spontannystagmus. Grober Pendelnystagmus kann niemals vestibulär bedingt sein. Wie so häufig in solchen Fällen läßt sich weder die thermische noch die Dreherregbarkeit am Nystagmus eindeutig nachweisen, sei es, daß der oculäre Nystagmus mit gleichzeitigen zentralen Vestibularisstörungen im Bereich der nystagmogenen Hirnstammzone verbunden ist, sei es, daß der Spontannystagmus von dem experimentellen Vestibularnystagmus nicht überwunden werden kann. Daß eine Vestibulariserregbarkeit vorhanden ist, beweisen der experimentelle Schwindel und das Vorbeizeigen.

Richtungsbestimmter Spontannystagmus bei Labyrinthitis rechts, Ausfallsyndrom (Aa 1 u. Ca 1 u. Db)

Beispiel 2: Thea M., 17 Jahre alt. 1951 Radikaloperation rechtes Ohr. 1952 Einweisung wegen Drehschwindel bei Kopfbewegungen seit 2 Tagen, dabei auch einmal Erbrechen.
Befund bei stationärer Aufnahme am 5. 12. 1952: Rezidivcholesteatom in enger Radikalhöhle, pressorische und vasculäre Fistelsymptome typisch positiv. Hörvermögen für Umgangssprache rechts 0,5 m. Ohrbefund links normal. Keine meningit. Zeichen.

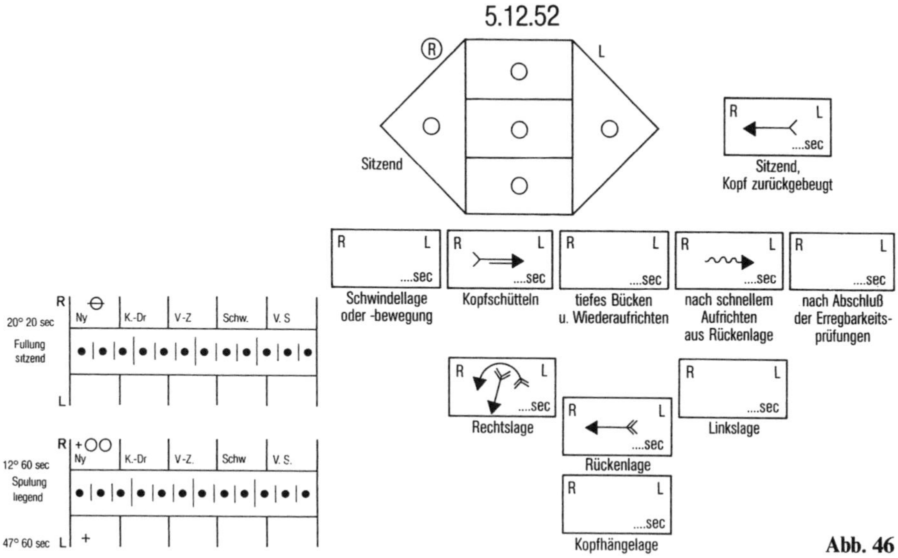

Abb. 46

Nystagmusbefund am 5. 12. 1952 (Abb. 46): Kein Spontannystagmus in den 5 zwanglosen Hauptblickrichtungen, aber im Dunkelraum unter der Leuchtbrille im Sitzen und bei Lageprüfung ein richtungsbestimmter, feinschlägiger Nystagmus nach rechts und ein deutlicher Kopfschüttelnystagmus nach links!
Drei Tage später starker Schwindel und Taubheit rechts. Liquor o. B.

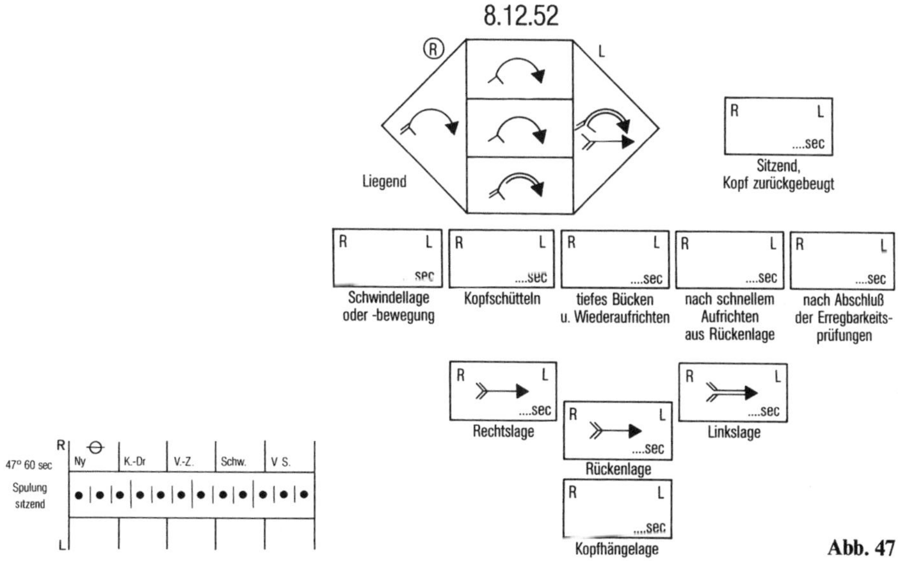

Abb. 47

Nystagmusbefund am 8. 12. 1952 (Abb. 47): Richtungsbestimmter Spontan- und Provokationsnystagmus zur gesunden Seite. Rechtes Labyrinth thermisch auf Starkreiz nicht erregbar.
Aus dem anfänglich vorhandenen Reiznystagmus ist jetzt ein Ausfallnystagmus geworden, und die thermische Erregbarkeitsprüfung bestätigt, daß das rechte Labyrinth unerregbar geworden ist. Die Fistelsymptome sind nicht mehr nachweisbar. Daraufhin sofort *Labyrinthektomie.* Komplikationsloser Heilverlauf und schneller Rückgang der nicht allzu heftigen vestibulären Ausfallsymptome. Am deutlichsten bleibt der Kopfschüttelnystagmus nach links.

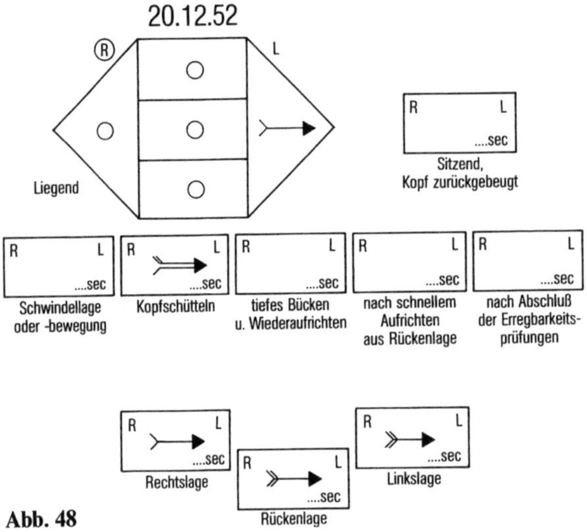

Abb. 48

Nystagmusbefund am 20. 12. 1952 (Abb. 48): Nur noch gering intensiver Ausfallnystagmus.

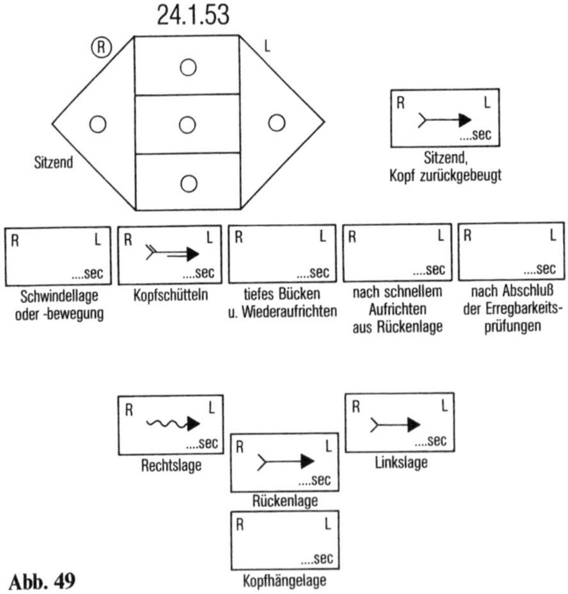

Abb. 49

Nystagmusbefund am 24. 1. 1953 (Abb. 49): Immer noch unter der Leuchtbrille ein feinschlägiger, richtungsbestimmter Ausfallnystagmus mit Verstärkung nach Kopfschütteln.

Epikrise: An diesem Beispiel sind drei wichtige Stadien des „Ausfallsyndroms" zu verfolgen. Bei einem Rezidivcholesteatom ist es zur Ausbildung einer Labyrinthfistel gekommen, die bereits eine erhebliche Ausdehnung haben mußte, da auch vaskuläre Fistelsymptome nachweisbar waren. Der zum kranken Ohr gerichtete Spontannystagmus mußte als „Reiznystagmus" bei „Labyrinthreizung" durch circumscripte Labyrinthitis angesehen werden. Für eine erhebliche Funktionsminderung des Labyrinths, zumindest aber des horizontalen Bogengangs, sprach das Ergebnis des Kopfschüttelns, denn hier zeigte sich ein kurzdauernder Nystagmus zur anderen, gesunden Seite, und dieses Phänomen, dieser transitorische Umschlag zur Gegenseite, mußte nach allgemein klinischer Erfahrung als ein Zeichen mali ominis, als Zeichen eines drohenden Labyrinthausfalls, angesehen werden. Dem entsprach auch die deutliche Untererregbarkeit bei der thermischen Prüfung. Hier zeigte sich auch deutlich, daß nicht einmal die thermische Prüfung mit Wasser von 20° für die Dauer von 20 Sekunden in der Radikalhöhle imstande war, die aufgrund der Fistelsymptome noch als vorhanden anzunehmende Erregbarkeit nachzuweisen, sondern daß erst der Starkreiz den Beweis für die Resterregbarkeit erbrachte. Man kommt also bei otitischen Prozessen gelegentlich nicht um die Anwendung massiver Starkreize herum. Sie werden auch meist gut vertragen, da ja aufgrund der Erkrankung im allgemeinen schon die Erregbarkeit des Labyrinths gemindert ist. Man muß ja hier nur noch grob qualitativ durch die thermische Überprüfung eine Bestätigung der bei der Untersuchung auf Spontan- und Provokationsnystagmus erhobenen Ergebnisse suchen. Auch das gesunde Labyrinth ist dann im allgemeinen durch einen Kompensationsvorgang schon heruntergeregelt und etwas weniger empfindlich. Daß dies auch in dem Fall der Thea M. so war, zeigt die nur mittlere Intensität des „Ausfallnystagmus", der zugleich mit dem Labyrinthausfall, also der Taubheit und der thermischen Unerregbarkeit 3 Tage später eintrat. Bei frischer Labyrinthverletzung, z. B. bei der Pyramidenquerfraktur, pflegt ein Ausfallnystagmus sehr viel stärker zu sein. Natürlich waren bei Thea M. jetzt auch die Fistelsymptome erloschen.

In diesem Zusammenhang muß auf den merkwürdigen Befund am 5. 12. 1952 eingegangen werden, bei dem in Rechtslage auch eine vertikale Komponente neben dem Rechtsnystagmus zu sehen war, die man bei weniger ausgesprochenem peripherem Ohrbefund eher als zentral verursacht angesprochen hätte, denn in der Regel pflegt die Peripherie, in diesem Falle also die peripher-labyrinthäre Erkrankung, keine vertikalen Nystagmen zu verursachen. Hier war aber eine Labyrinthfistel mit nicht nur pressorischem, sondern auch mit vaskulärem Fistelsymptom vorhanden, und dadurch mag auch der ungewöhnliche Befund erklärt werden, weil es sich um ein „Lagefistelsymptom" gehandelt haben kann, bei dem auch abnorme Schlagrichtungskomponenten vorkommen können.

Die restlichen Befunde zeigen das relativ schnelle Abklingen des richtungsbestimmten Ausfallnystagmus, das durch den Kompensationsvorgang, die Gegenregulation, bedingt ist.

Nur beim Kopfschütteln pflegt ein derart beruhigtes System deutlich zu dekompensieren, weil hierbei neben dem unspezifischen Weckreiz eine Art Dreherregbarkeitsprüfung in der Ebene der horizontalen Bogengänge ausgeführt wird, eine Art schneller Pendelreize, die durch den resultierenden Nachnystagmus die Erregbarkeitsdifferenz aufzeigt. Der Kopfschüttelnystagmus bleibt immer das letzte noch nachweisbare Provokationssymptom beim einseitigen Vestibularisausfall, ist also auch noch nach Monaten und Jahren nachweisbar. Er ist auch im klinischen Stadium der Kompensation, wenn keine Schwindelbeschwerden, keine Gleichgewichtsbeeinträchtigung mehr im normalen Leben zu bestehen scheinen, noch meist nachweisbar. Werden in diesem späten Stadium aber Schwindelsymptome vom Kranken angegeben, dann werden sie erst recht durch diesen Befund glaubhaft.

Umschlag eines richtungsbestimmten Vestibularis-Ausfallnystagmus in einen Erholungsnystagmus bei gleichzeitigem Wiedereintritt der thermischen Erregbarkeit. Krankheitsbild des isolierten (vaskulär bedingten) einseitigen Vestibularisausfalls (Aa 1, Dc)

Beispiel 3: Heinrich M., 46 Jahre alt. Vor 5 Tagen erstmals Schwindel beim Aufstehen in Form von starkem Schwanken der Umgebung, im Liegen gebessert, jedoch über die nächsten Tage anhaltend; am 5. 1. 1959 starker Drehschwindel und Erbrechen. Keine Hörstörung, keine Ohrgeräusche.
Befund bei stationärer Aufnahme: Trommelfelle und Hörvermögen normal, Rö.-Aufn. nach Stenvers o. B., Liquor o. B.
Internistisch, neurologisch und ophthalmologisch o. B. Einige devitale Zähne. Osteochondrose der HWS C 3–7.

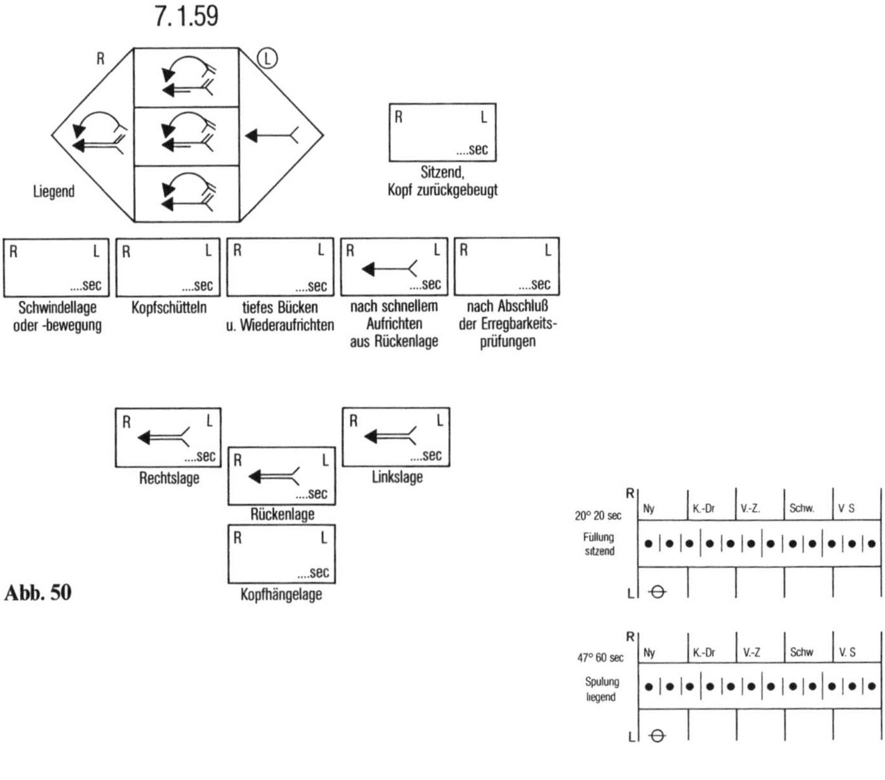

Abb. 50

Nystagmusbefund vom 7. 1. 1959 (Abb. 50): Richtungsbestimmter Spontan- und Provokationsnystagmus nach re. bei thermischer Unerregbarkeit li.

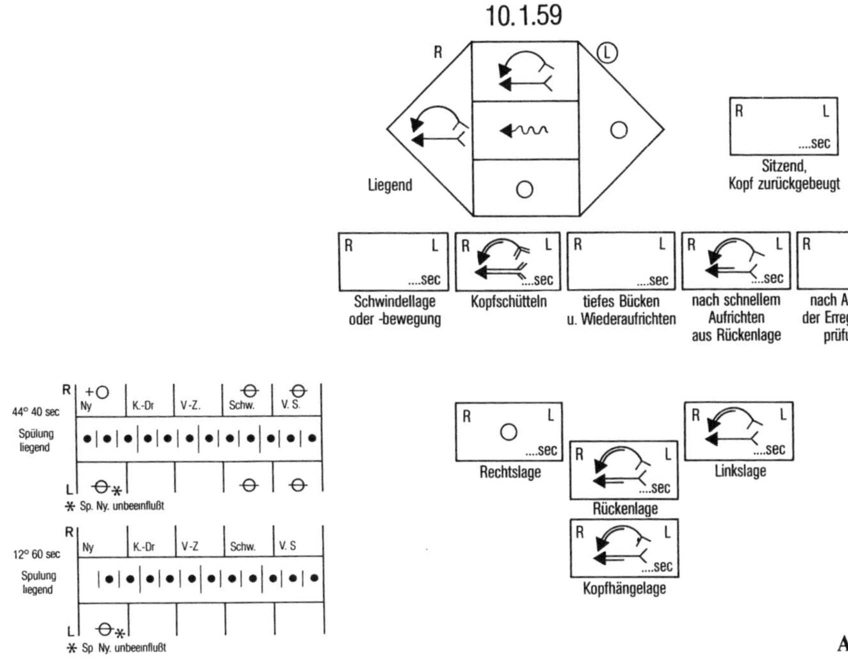

Abb. 51

Nystagmusbefund vom 10. 1. 1959 (Abb. 51): Geringe Abschwächung des Ausfallnystagmus.

Behandlung mit Pilocarpin-Schwitzkuren.

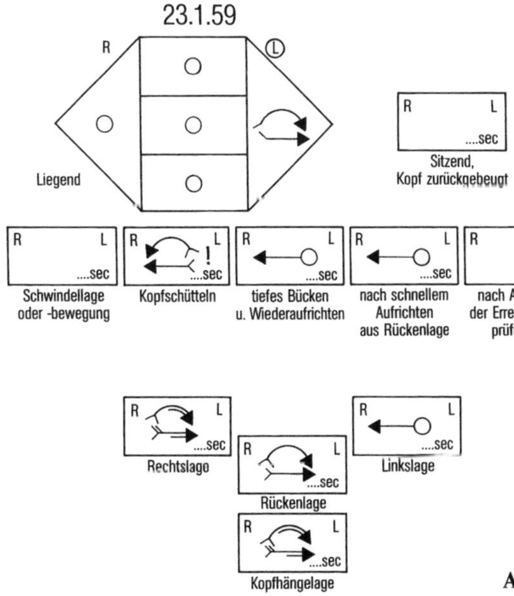

Abb. 52

Nystagmusbefund vom 23. 1. 1959 (Abb. 52): Umschlag in einen zur kranken Seite hin gerichteten, richtungsbestimmten Spontan- und Lagenystagmus, jedoch nach Kopfschütteln Rechtsnystagmus!

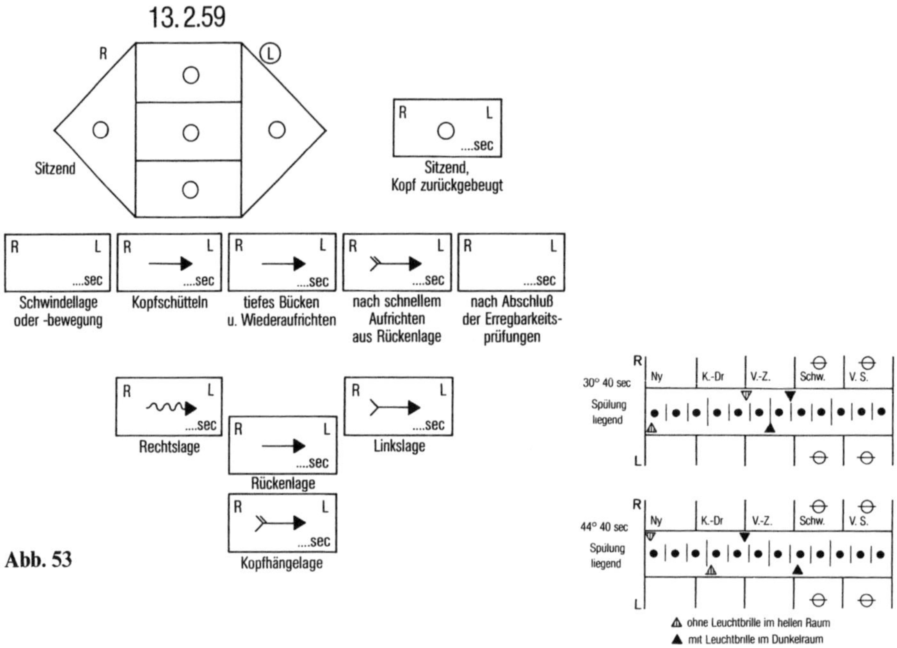

Abb. 53

Nystagmusbefund vom 13. 2. 1959 (Abb. 53): Sehr feinschlägiger, wenig frequenter, richtungsbestimmter *Erholungsnystagmus* bei der Untersuchung mit Provokationsmaßnahmen, wie Lockerung und Lageprüfung.
Bereits praktisch seitengleiche, normale thermische Erregbarkeit.

Pat. wird beschwerdefrei entlassen.

Epikrise: Isolierter, offenbar vaskulär bedingter Vestibularisausfall li. Eine Liquorveränderung wird nicht gefunden, deshalb ist hier auch keine Neuritis oder etwa Neuronitis als Diagnose zu diskutieren.
Während im Fall der Thea M. (Beispiel 2) deutlich ein „Reizstadium" von einem „Ausfallstadium" und schließlich von einem dann bleibenden „Kompensationsstadium" unterschieden werden konnte, hat sich an diesem Beispiel ein weiteres Stadium, nämlich das „Erholungsstadium" beobachten lassen, das durch einen Nystagmus zum erkrankten Ohr gekennzeichnet ist und mit dem Wiedereintritt thermischer Erregbarkeit gekoppelt ist. Auffällig dabei ist der Kopfschüttelnystagmus zur gesunden Seite, der anzeigt, daß die Funktion des sich erholenden Vestibularis noch gestört ist.
In Abb. 54 sind die das „Ausfallsyndrom" bildenden Nystagmusstadien am Beispiel einer serösen Labyrinthitis zusammengestellt.
In diese 4 Hauptgruppen lassen sich alle peripher bedingten, auf langdauernden Tonusdifferenzen beruhenden Nystagmusphänomene einordnen. Das gilt für den kompletten Ausfall mit heftigen Schwindelerscheinungen bis hin zum larvierten oder nur inkompletten Ausfall und für die feinsten Tonusdifferenzen.

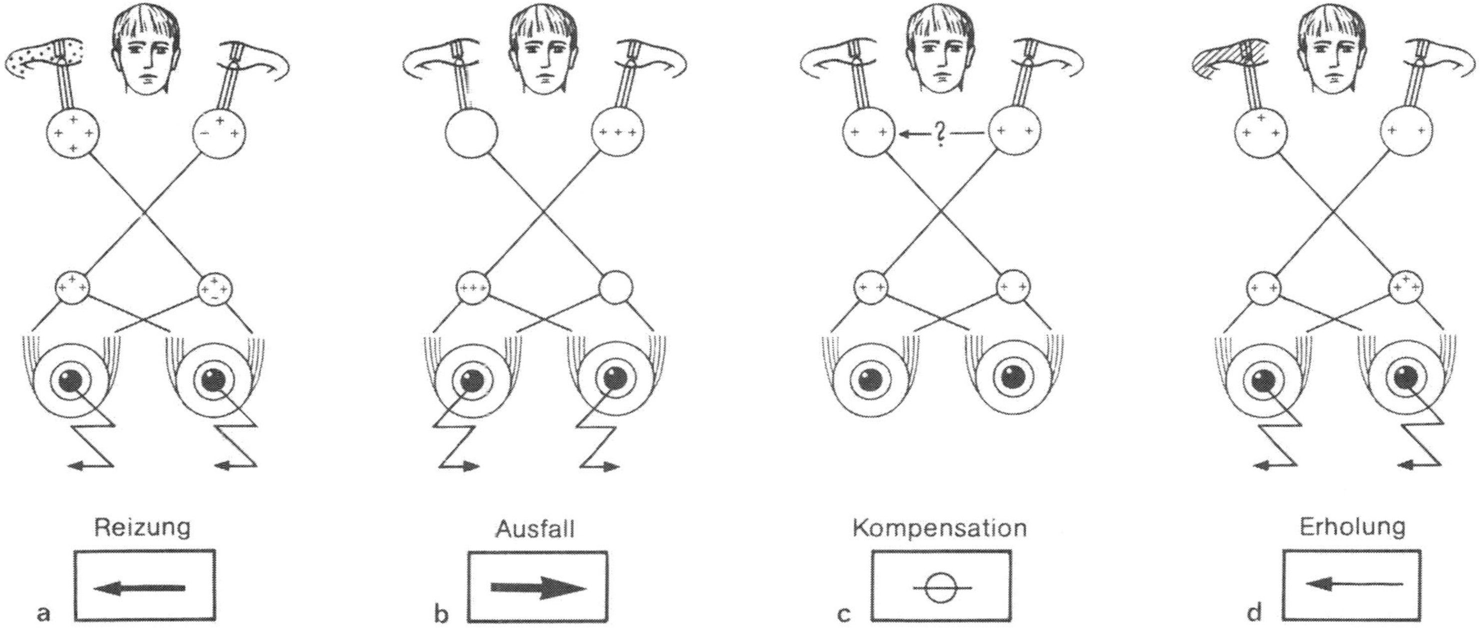

Abb. 54a–d. Die 4 Stadien des Ausfallsyndroms am Beispiel einer Labyrinthitis serosa re. **a** Nystagmus zur kranken Seite im *Reizstadium,* nicht obligat; erhöhte Impulstätigkeit durch Stoffwechselsteigerung oder durch Fortfall hemmender Efferenzen. **b** Nystagmus zur gesunden Seite im *Stadium des Ausfalls* bzw. der Funktionsminderung. Überwiegen des Tonus des li. Labyrinths. **c** *Stadium der Kompensation:* Nur noch Kopfschüttelnystagmus als Restsymptom des durch zentrale Kompensationsvorgänge geschwundenen Ausfallnystagmus. Er zeigt die Funktionsminderung der re. Seite gegenüber der gesunden Seite an. **d** *Stadium der Erholung:* Die Funktion des re. Labyrinths bessert sich, und das im vorangegangenen Stadium der Kompensation beruhigte System erfährt nun durch Hinzutreten von Impulsen aus der Peripherie, also aus dem Labyrinth, eine Tonuserhöhung zugunsten der re. Seite und damit einen Spontannystagmus nach der ehemals kranken Seite, der aber meist nur unter der Leuchtbrille nachzuweisen ist, weil er sehr gering intensiv ist. Eine Wiedererregbarkeit oder bessere Erregbarkeit des ehemals erkrankten Vestibularis ist dann nachweisbar. Der Erholungsnystagmus ist nicht obligat, d. h., eine vollständige Wiederherstellung der Labyrinthfunktion kann auch ohne Erscheinen eines Erholungsnystagmus eintreten (STENGER, 1959)

Richtungsbestimmte Nystagmen bei Morbus Menière mit mehreren Attacken (Aa 1 u. Ca 1)

Beispiel 4: Heinrich K., 55 Jahre alt. Seit etwa 30 Jahren höre er auf dem rechten Ohr nicht mehr. Vor 7 Jahren sei wegen Ohrlaufen und Schwindel die Radikaloperation des rechten Ohres vorgenommen worden. Postoperativ Abklingen des Schwindels. Seit April 1956 plötzlich auftretende Anfälle von Drehschwindel mit Übelkeit und Erbrechen, Dauer 1–4 Stunden. Nach den Anfällen große Müdigkeit und Abgeschlagenheit.
Befund bei stationärer Aufnahme am 18. 7. 1957: Rechtes Ohr: große, reizlose, trockene Radikalhöhle. Taubheit. Fistelsymptome negativ. Linkes Ohr: narbige Trommelfellresiduen, sonst o. B. Flüstern 0,2 m, Umgang über 5,0 m. Geringgradige Innenohrschwerhörigkeit. Zustand nach Tonsillektomie. Gebiß sanierungsbedürftig bei Totalprothese oben und Teilprothese unten. Zustand nach HLK-Exstirpation bds. wegen spezif. Prozeß im Kindesalter. Rö. Stenvers steil und Rö. Warzenfortsätze nach Schüller: Zustand nach Radikaloperation rechts, sonst o. B.
Chirurgische, nervenärztliche und internistische fachärztliche Untersuchungen ohne Besonderheiten.

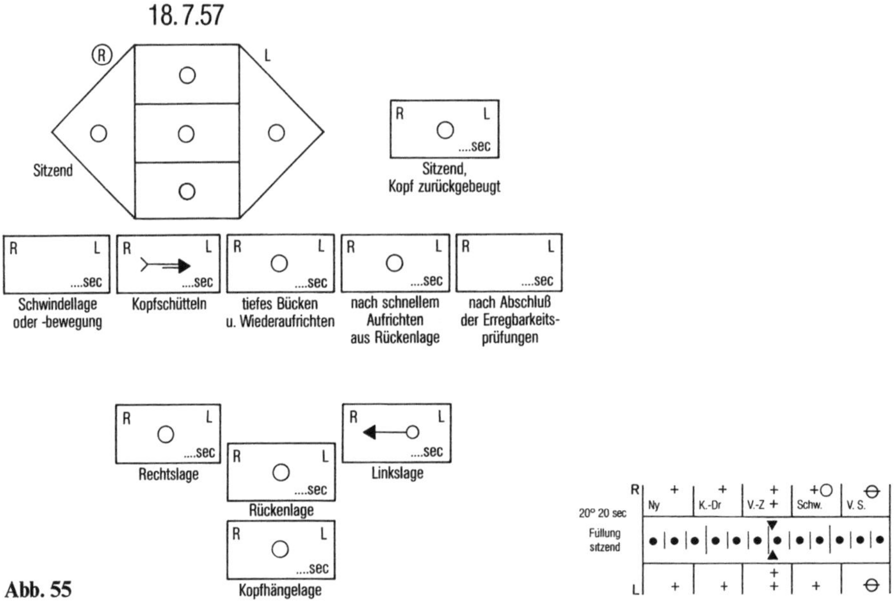

Abb. 55

Nystagmusbefund am 18. 7. 1957 (Abb. 55): Kopfschüttelnystagmus nach links. In der Linkslage eine Deviation der Augen nach rechts. Thermisch beide Labyrinthe normal erregbar.

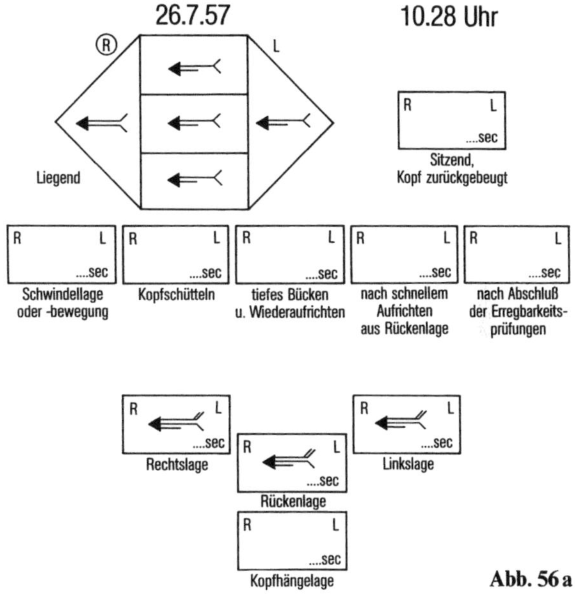

Abb. 56 a

Nystagmusbefund am 26. 7. 1957 (Abb. 56a): Während einer Schwindelattacke: Bei sofortiger Beobachtung richtungsbestimmter Spontannystagmus nach rechts in den zwanglosen 5 Hauptblickrichtungen und bei Lageprüfung.

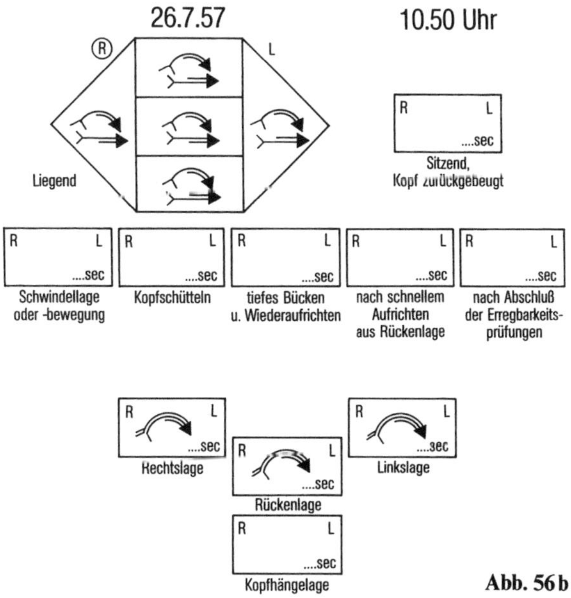

Abb. 56 b

20 Minuten später (Abb. 56 b): Umschlag in einen ebenso intensiven richtungsbestimmten Spontannystagmus nach links mit deutlicher rotierender Komponente.

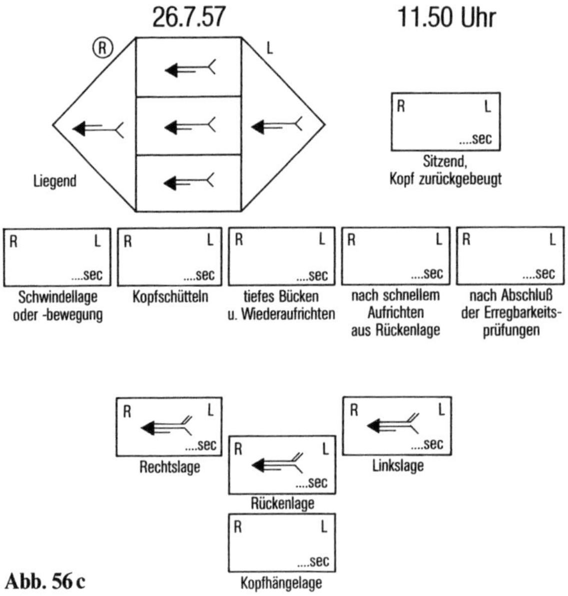

Abb. 56 c

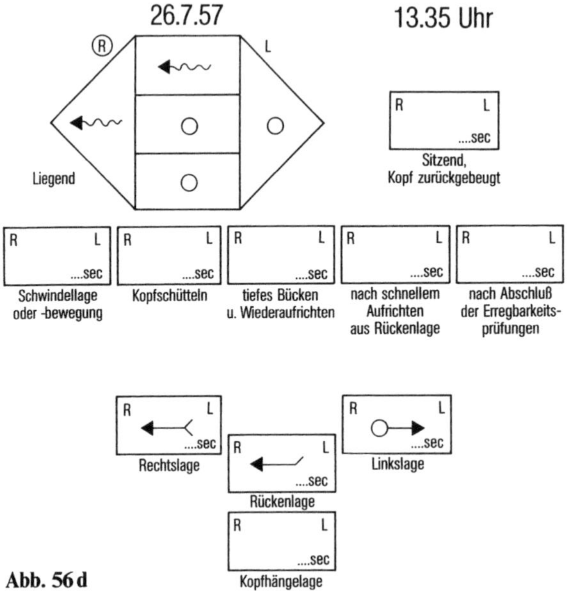

Abb. 56 d

1 Stunde später (Abb. 56 c): Der Nystagmus ist jetzt wieder richtungsbestimmt nach rechts gerichtet und bleibt so bis zum Abklingen der Attacke (Abb. 56 d).

Nystagmusbefund am 27. 7. 1957: Symptomenfreies Intervall!

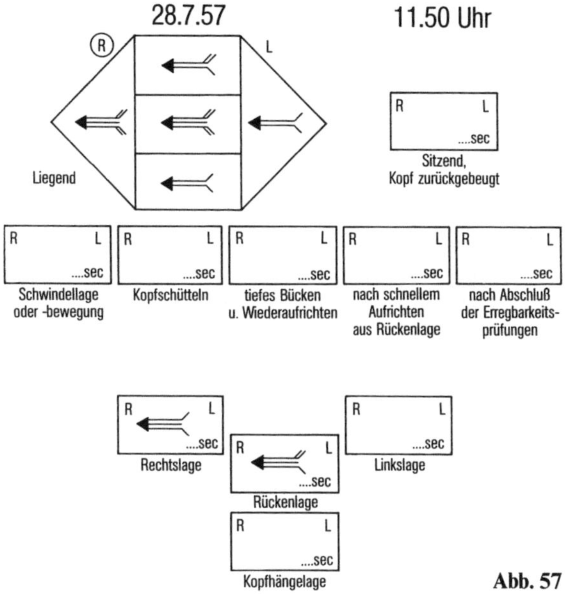

Abb. 57

Nystagmusbefund am 28. 7. 1957 (Abb. 57): Wieder massive Attacke mit richtungsbestimmtem Nystagmus nach rechts.

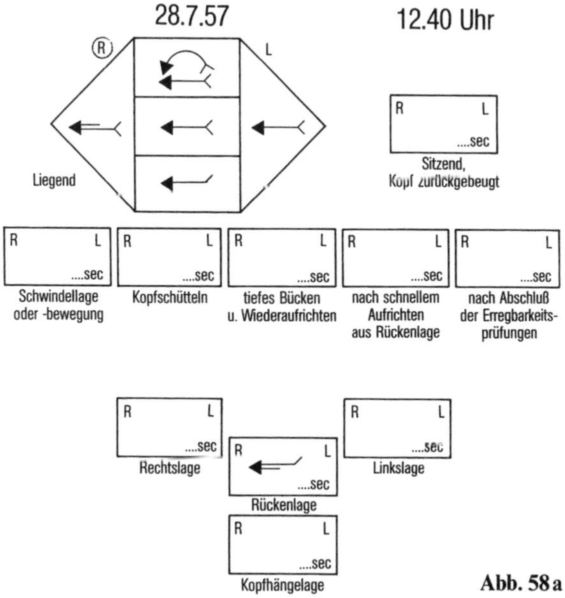

Abb. 58a

50 Minuten später (Abb. 58b): Die Intensität des richtungsbestimmten Nystagmus ist geringer geworden, er ist aber noch zum kranken Ohr gerichtet.

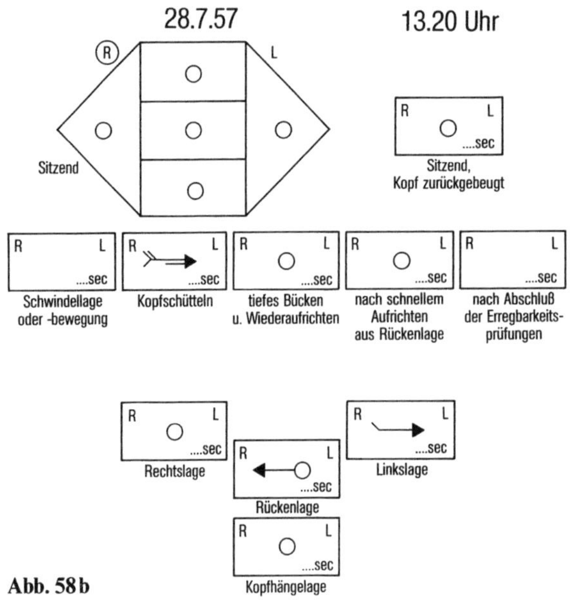

Abb. 58b

40 Minuten später (Abb. 58b): Nach Abklingen des Schwindels kein Spontannystagmus in den 5 Hauptblickrichtungen und nur noch unter der Leuchtbrille in Lage Anzeichen eines richtungsbestimmten Spontannystagmus nach links mit starker Verdeutlichung nach Kopfschütteln, ähnlich dem Erstbefund vom 18. 7. 1957 und damit insgesamt ein Intervallsymptom.

Epikrise: Daß es sich bei diesem Pat. um einen typischen Morbus Menière gehandelt hat, steht nach Art der Schwindelerscheinungen, der Dauer der Attacken und der beobachteten Befunde fest. Der Morbus Menière zeichnet sich ja gerade dadurch aus, daß der Schwindel nicht Sekunden, und auch nicht Tage, sondern in der Regel Stunden anhält. Die Beurteilung war in diesem Falle jedoch schwierig, weil der Zustand nach Radikaloperation des rechten Ohres mit konsekutiver Taubheit, aber erhaltener Vestibulariserregbarkeit eine weiterführende audiometrische Diagnostik nicht zuließ, andererseits aber der beobachtete Richtungswechsel der Spontannystagmen die Frage erwägen ließ, ob hier nicht ein doppelseitiger Morbus Menière vorlag mit sich schnell folgenden, jeweils vom anderen Ohr ausgelösten Attacken.

Da aber seitens des linken Ohres keine weiteren Anhaltspunkte für eine derartige Erkrankung, wie z. B. Völlegefühl oder Fluktuation der Hörstörung bestanden, wurde epikritisch das Krankheitsbild als ein Morbus Menière des rechten Ohres bezeichnet, wobei ein Rest diagnostischer Unsicherheit bestehen blieb. Dieser schnelle, zweimalige Richtungswechsel mit praktisch gleich intensiven Nystagmen innerhalb von 3 Stunden legte den Wunsch nach einer Dokumentation durch ein „Dauer-ENG" nahe. Aus der ganzen Dokumentation geht aber doch hervor, daß es auch beim Morbus Menière möglich sein kann, gewisse Stadien abzugrenzen, wobei man von einem symptomenfreien „Intervallstadium" den Beginn der Attacke als „Anfallstadium", und das Ende der Attacke, bei der es offensichtlich doch meist zur Darstellung der geminderten Funktion kommt, als „Abfallstadium", das schließlich in das Intervallstadium wieder übergeht, trennen kann.

Richtungsbestimmte Nystagmen bei Morbus Menière mit Attackenschwindel (Aa 1, Ca 1)

Beispiel 5: Karl B., 43 Jahre alt. Keine ernsthaften Krankheiten in der Jugend. Im Weltkrieg II 14 Tage dauernde Gelbsucht. 1948 Mandelabszeß re. Im Frühjahr 1949 erstmals Nachlassen des Gehörs des li. Ohres und leichtes Ohrensausen li. bemerkt. Im November 1949 erster Schwindelanfall. Drehschwindel mit Erbrechen, Dauer mehrere Stunden. Mehrmals stat. auf internist. Abteilungen wegen „vegetativer Dystonie" behandelt. Jetzt Überweisung zur poliklinischen Untersuchung.
Befund am 6. 9. 1951: Trommelfelle bds. o. B. Mäßige Innenohrschwerhörigkeit li. Schwere chronische Tonsillitis. Labyrinthe thermisch seitengleich erregbar.

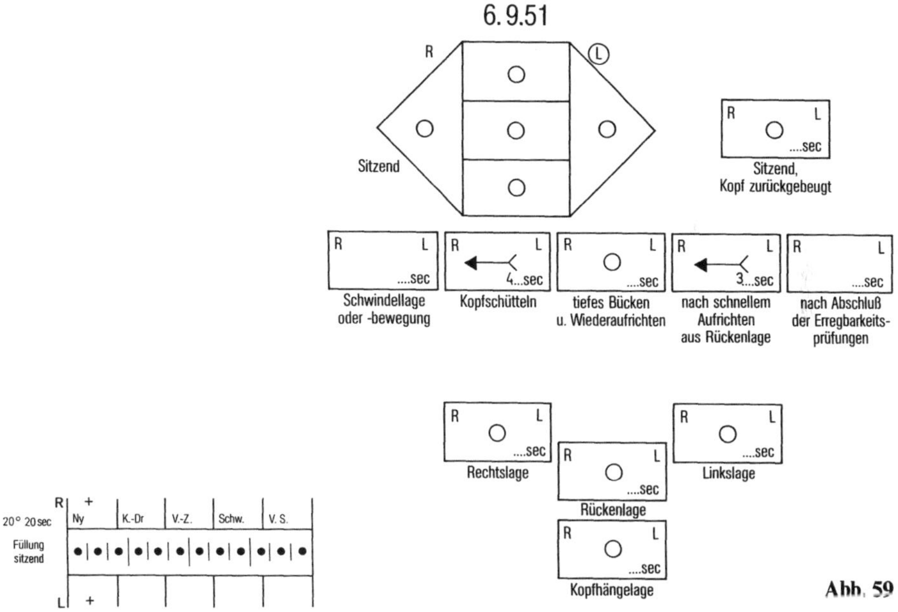

Abb. 59

Nystagmusbefund am 6. 9. 1951 (Abb. 59): Nur bei Lockerungsmaßnahmen ein feinschlägiger, richtungsbestimmter Nystagmus nach re.

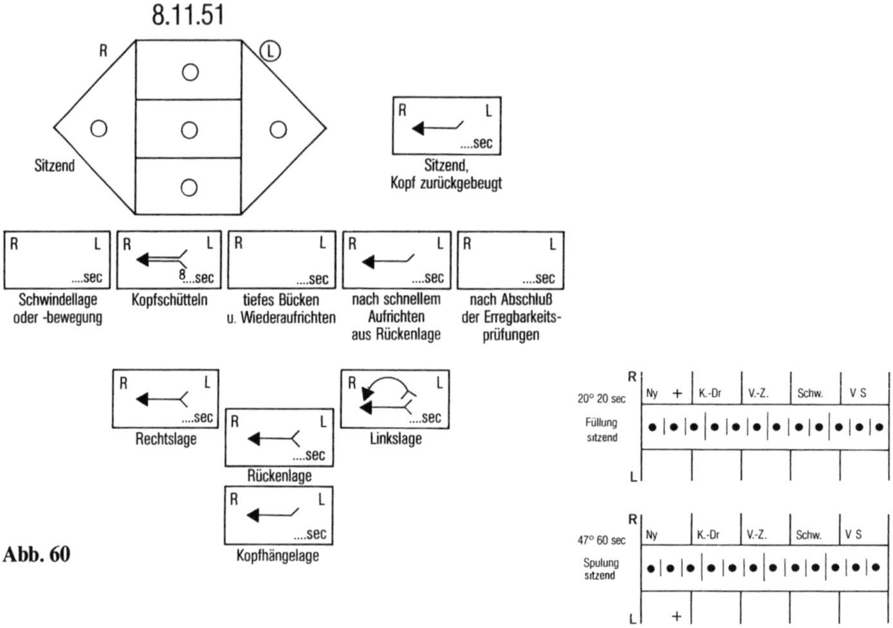

Abb. 60

Nystagmusbefund am 8. 11. 1951 (Abb. 60): bei stat. Aufnahme. Richtungsbestimmter, nur gering intensiver Spontannystagmus nach re. bei Lockerungsmaßnahmen und Lageprüfung.

Tonsillektomie am 12. 11. 1951.

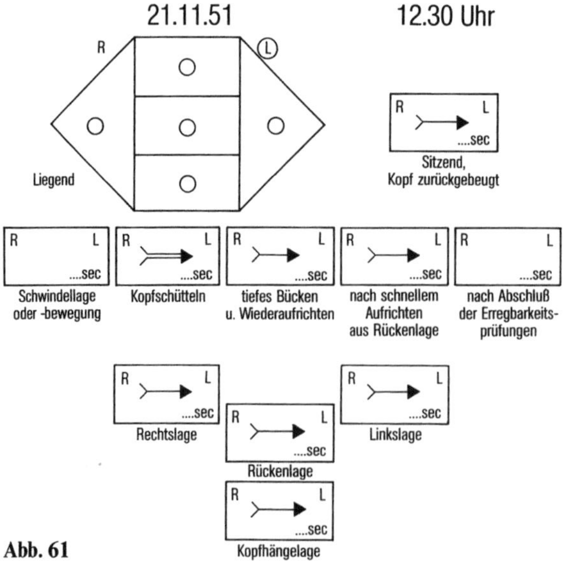

Abb. 61

Nystagmusbefund am 21. 11. 1951 (Abb. 61): Morgens 7.00 Uhr heftiger Drehschwindelanfall, mittags noch immer richtungsbestimmter Spontannystagmus zum kranken Ohr. Auch nach Kopfschütteln kein Umschlag.

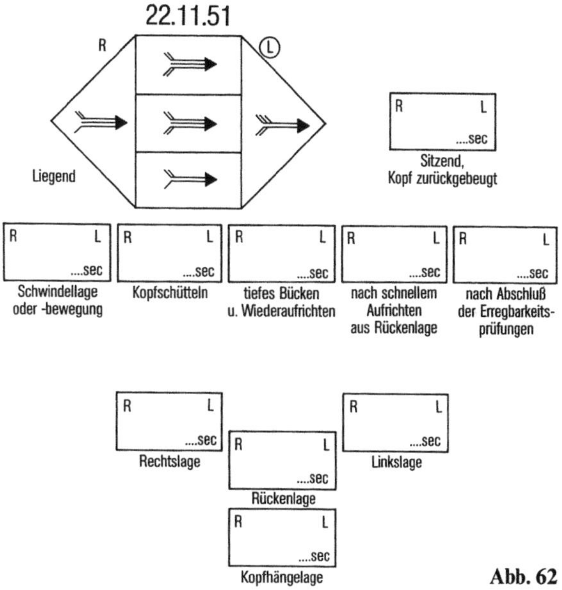

Abb. 62

Nystagmusbefund am 22. 11. 1951; 00,03 Uhr (Abb. 62): Seit wenigen Minuten schwerer Drehschwindelanfall mit richtungsbestimmtem Spontannystagmus zum kranken Ohr.

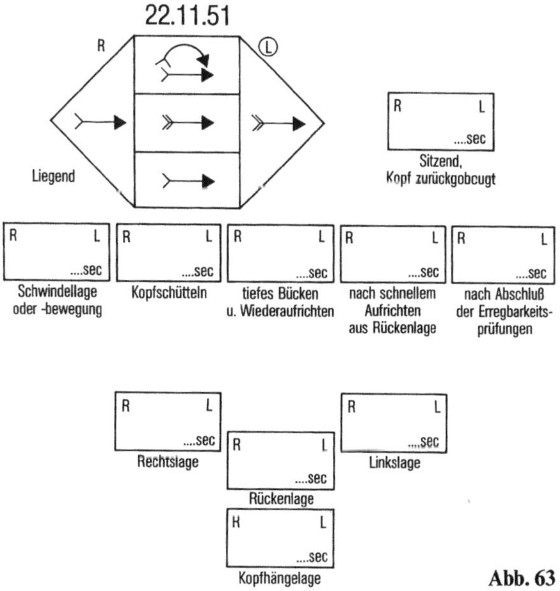

Abb. 63

Nystagmusbefund am 22. 11. 1951; 00,45 Uhr (Abb. 63): Nach 45 Minuten ist der Spontannystagmus bereits wesentlich schwächer geworden.

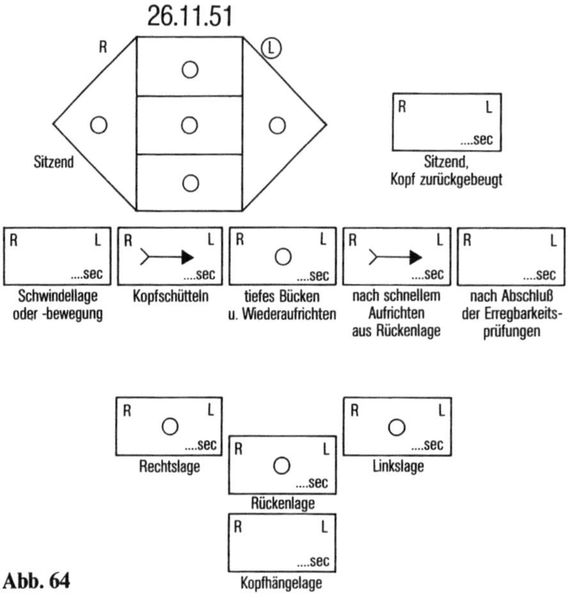

Abb. 64

Nystagmusbefund am 26. 11. 1951 (Abb. 64): Nur nach Lockerungsmaßnahmen ein sehr wenig intensiver richtungsbestimmter Nystagmus, insgesamt nur „Spursymptome" im Intervall-Stadium.

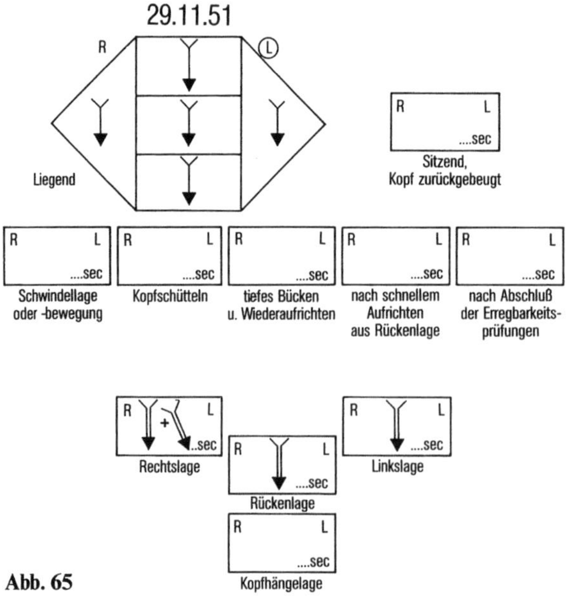

Abb. 65

Nystagmusbefund am 29. 11. 1951 (Abb. 65): Wiederum Attackenschwindel, jedoch von kürzerer Dauer als bisher, auffälligerweise nun aber richtungsbestimmt vertikal nach unten, ein seltener, aber von zwei Untersuchern überprüfter Befund.

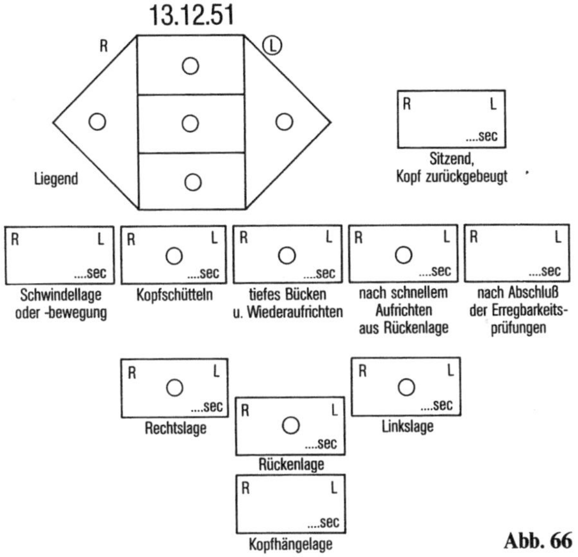

Abb. 66

Nystagmusbefund am 13. 12. 1951 (Abb. 66): Kein krankhafter Befund, Wohlbefinden.

Epikrise: Dieser Pat. wurde bereits mehrfach auf internistischen Abteilungen stat. unter der Diagnose „vegetative Dystonie" behandelt. Die richtige Diagnose war nur aus gründlicher Anamnese (stundendauernde Drehschwindelanfälle mit Erbrechen, beschwerdefreies Intervall, einseitige Hörstörung und einseitiges Ohrensausen), aus dem Ohrbefund (Innenohrschwerhörigkeit mit Rekruitment) und einem Spurenbefund bei der Vestibularisprüfung zu stellen. Richtig war es hier, aufgrund der schweren chronischen Tonsillitis mit Peritonsillarabszeß die Indikation zur TE zu stellen und die Übernahme des Kranken zu fordern. Schon bei der Aufnahme war der Intervallbefund (Abb. 61) deutlicher, und einige Tage nach der TE, als noch ein Nackenkarbunkel hinzutrat, konnten nun erstmalig mehrere Attacken, die die Diagnose bestätigten, beobachtet werden (Abb. 62–65). Als Besonderheit ist jedoch die vertikale Schlagrichtung bei einer Attacke am 29. 11. 1951 zu bezeichnen. Das zeigt wieder auf, wie richtig die Feststellung ist, daß alle Nystagmen schließlich zentral entstehen, daß Ursache und Auslösung peripher oder zentral sein können, und so wird man auch hier annehmen müssen, daß das periphere Geschehen in der Attakke beim Umsetzen im zentralen Bereich nicht der üblichen Verarbeitung, sondern einer Fehlverarbeitung unterworfen wurde. Wir haben auch später solche Abweichungen von der Regel, daß im allgemeinen horizontal rotierende oder rein horizontale, oder rotierende, richtungsbestimmte Nystagmen in der Menière-Attacke zu beobachten sind, feststellen können.

Trotzdem ist man berechtigt, beim Morbus Menière von einem Nystagmussyndrom zu sprechen, wobei im ersten Stadium der Attacke der Nystagmus im allgemeinen zur kranken Seite gerichtet ist, beim Abklingen im Stadium des Abfalls oder ganz am Ende der Attacke, richtungsbestimmt zur gesunden Seite schlägt und im Intervall oft nur Spursymptome zeigt, die meist eine horizontale Schlagrichtung aufweisen. Die thermische Erregbarkeit ist in jedem Fall und auch während der Attacke nachweisbar.

Lagefistelsymptom und Kopfschüttelnystagmus bei Zustand nach Bogengangsfensterung links (Da 1)

Beispiel 6: Hildegard B., 29 Jahre alt. Seit Bogengangsfensterung li. wegen Otosklerose bei auch nur geringen schnellen Kopfbewegungen, bei Lageänderung, aber auch beim Gehen auf der Straße und vor allem beim Treppensteigen, bei allen körperlichen Anstrengungen, Schwindel und Übelkeit, Scheinbewegungen, Gangunsicherheit.
Befund: Re. Ohr: Trommelfell reizlos, Schalleitungsschwerhörigkeit. Li. Ohr: Zustand nach Bogengangsfensterung, pressorische und vaskuläre Fistelsymptome jeweils typisch positiv.

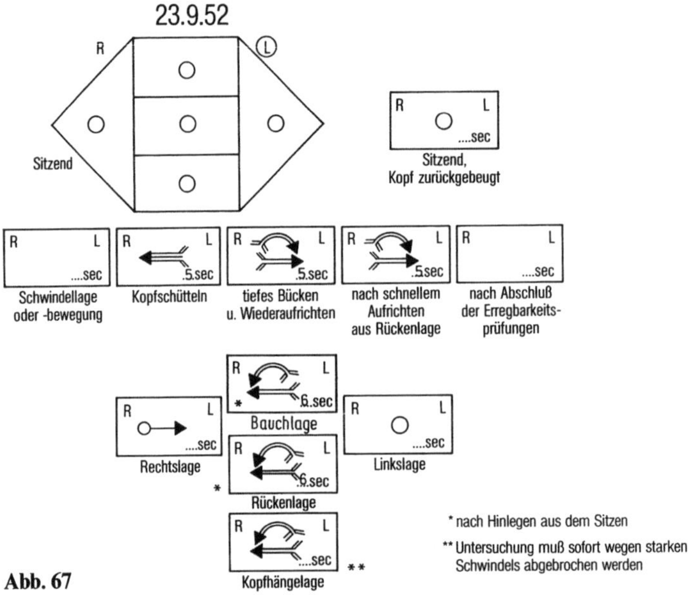

Abb. 67

Nystagmusbefund am 23. 9. 1952 (s. Abb. 67): Jeweils reproduzierbarer Lagerungsnystagmus bei Lagewechsel in der Sagittalebene, außerdem Kopfschüttelnystagmus.

Epikrise: Da die Pat. auf dem anderenorts operierten Ohr gut hörte, und da zum damaligen Zeitpunkt der Eingriff der Stapedektomie noch nicht bekannt war – den man sonst auf dem anderen Ohr hätte durchführen können –, war sie nicht gewillt, sich einer Labyrinthektomie zu unterziehen, obwohl sie durch die bei jeder Tätigkeit, bei jeder auch nur leichtesten Anstrengung auftretenden Schwindelerscheinungen so schwer behindert war, daß sie erwerbsunfähig geschrieben und damals invalidisiert werden mußte.
Es handelte sich bei diesem Befund um ein Lagefistelsymptom (Stenger 1953 u. 1955), das durch Lymphokinese hervorgerufen ist, wobei die durch den hydrostatischen Druck bedingte Verschiebung des Cerebrospinalliquors bei Lagewechsel mit Einwirkung über die Aquaedukte auf das Labyrinth als Ursache anzusehen ist. Legt sich die Pat. aus der sitzenden Stellung in die Kopfhängelage oder auch nur in die Rückenlage, kommt es zu einer Drucksteigerung und evtl. Verschiebung von Cerebrospinalflüssigkeit in Richtung auf das Endokranium und damit zu einer Einwirkung auch auf die Flüssigkeiten des Labyrinths, wobei sich die endolabyrinthäre Flüssig-

keit zur Fistel im horizontalen Bogen hin verschiebt. Daraus resultiert eine utriculofugale Ablenkung der Cupula, die einen transitorischen Nystagmus zur gesunden Seite auslöst. Bei Wiederaufrichten aus der Rückenlage kommt es zu einer Verschiebung der Flüssigkeiten von der Fistel weg, weil der cerebrospinale Liquordruck im Endokranium sinkt. Die utriculopetale Deviation der Cupula des horizontalen Bogenganges bewirkt dann einen transitorischen Nystagmus zur kranken Seite.

So ist also die Symptomatik der pressorischen Fistelsymptome genau entgegengesetzt gerichtet der Symptomatik der vaskulären Fistelsymptome und der des Lagefistelsymptoms. Bei Kompression der Halsgefäße und damit Drucksteigerung im cerebrospinalen Liquorraum tritt eine zur Fistel gerichtete und damit utriculofugal (ampullofugal) gerichtete Cupuladeviation auf, die den resultierenden Nystagmus zur gesunden Seite auslöst. Bei Dekompression der Halsgefäße wird eine utriculopetale Deviation mit Nystagmus zur kranken Seite ausgelöst (s. Abb. 68).

Beim kontinuierlichen Fistelsymptom (Mygind 1918), dem pulssynchronen Pendeln, bewirkt die Systole die Deviation zur kranken, die Diastole die zur gesunden Seite.[1]

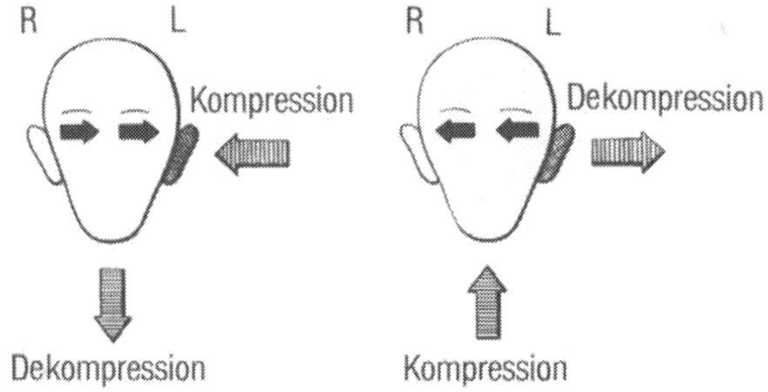

Abb. 68. Typisch regelrechtes pressorisches und vaskuläres Fistelsymptom li., Kompression der Gehörgangsluft bewirkt den gleichen Nystagmus wie Dekompression der Halsgefäße. Dekompression der Gehörgangsluft bewirkt den gleichen Nystagmus wie Kompression der Halsgefäße

1 Bei der Prüfung der vaskulären Fistelsymptome genügt die doppelseitige Kompression der Venae jugulares, um die Drucksteigerung wirksam zu machen.

Richtungsbestimmter Spontan-(Ausfall)-Nystagmus mit auffälligem Lagenystagmus, später Erholungs-Nystagmus und Lagerungsnystagmus bei frischer Stapes-Luxation li. (Aa 1, Cb 2 β, Da 2)

Beispiel 7: Luise K., 28 Jahre alt. Bisher keine ernsthaften Krankheiten. Am 31. 8. 1958 morgens versuchte die Pat. mit einer Stricknadel eine vermeintliche Getreidegranne aus dem re. Gehörgang zu entfernen. Dabei habe sie plötzlich einen heftigen Schmerz verspürt, es habe ein zuerst klingendes, dann ziehendes Geräusch eingesetzt, das Hörvermögen sei schlagartig geschwunden, und ihr sei sehr schwindlig geworden. Sie habe sich sofort hinlegen müssen und habe mehrmals erbrochen. Der Schwindel sei dann geringer geworden, sie bemerke ihn aber deutlich bei Einnehmen der li. Seitenlage.
Befund bei Klinikaufnahme 6 Stunden nach dem Ereignis: Li. Ohr: Auf dem Trommelfell und im Gehörgang frische Blutspuren. Große, zentrale Trommelfellperforation mit unregelmäßig gezacktem Rand, in deren hinterem Anteil man Teile von 2 Gehörknöchelchen sieht, die voneinander getrennt sind. Lange Getreidegranne im Gehörgang. Flüstern ac., Umgang 0,1, Schalleitungsschwerhörigkeit. Rechtes Ohr o. B.

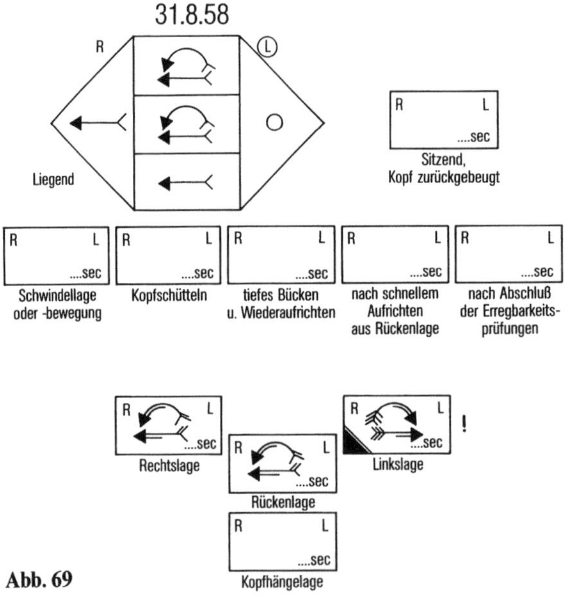

Abb. 69

Nystagmusbefund vom 31. 8. 1958 (Abb. 69): Fein- bis mittelschlägiger rechtsgerichteter Spontannystagmus in den 5 zwanglosen Hauptblickrichtungen und auch bei der Lageprüfung, jedoch in Linkslage Auftreten eines sehr heftigen Schwindelanfalls mit Richtungsumkehr des Nystagmus bei hoher Frequenz und mittlerer Amplitude, offenbar zeitlich nicht begrenzt, also ein peripher bedingter Lagenystagmus.

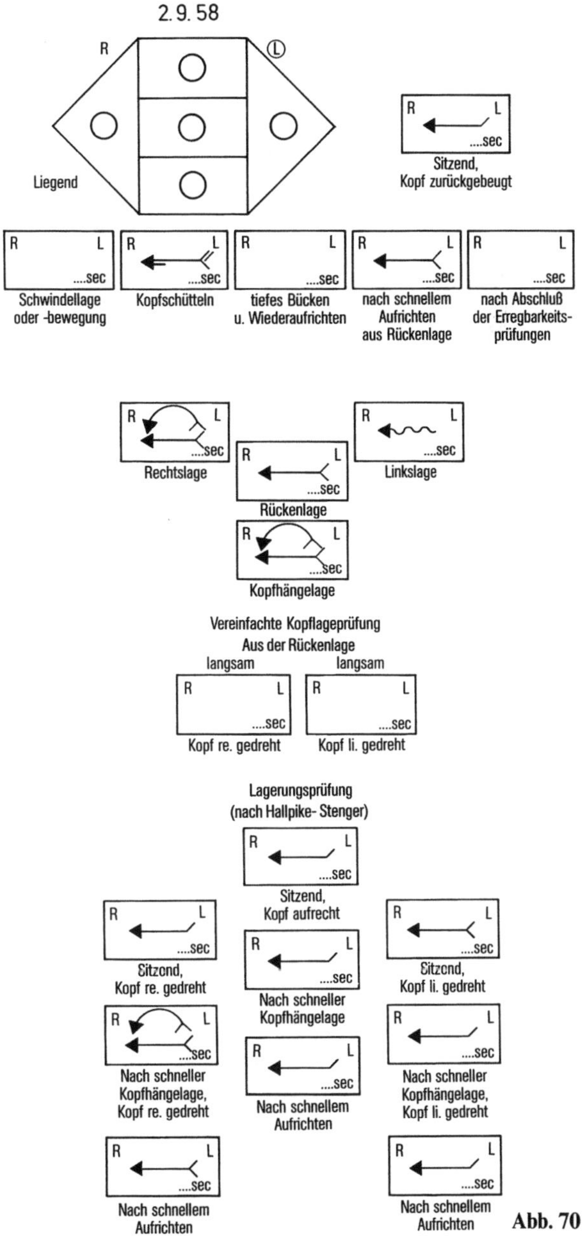

Abb. 70

Nystagmusbefund am 2. 9. 1958 (Abb. 70): Der richtungsbestimmte Nystagmus zur anderen gesunden Seite ist nur noch unter der Leuchtbrille nachzuweisen. Kein Anhalt für Lage- oder Lagerungs-Nystagmus. Die thermische Prüfung mit Luftgebläse wird in Bauchlage durchgeführt, weil dann beim Einblasen von zimmerwarmer Luft (Kaltreiz) ein Nystagmus zum kranken Ohr im Falle einer noch vorhandenen Erregbarkeit der verletzten Seite auftreten, also eine Umkehr des Spontan-Nystagmus induziert werden müßte. Mit dem applizierten Schwachreiz ist jedoch trotz der Perforation kein Stillstand oder Umschlag des vorhandenen Spontan-Nystagmus zu erzielen. Der SpN ist als Zeichen der verminderten Funktion zu deuten und somit als „Ausfallnystagmus" anzusehen.

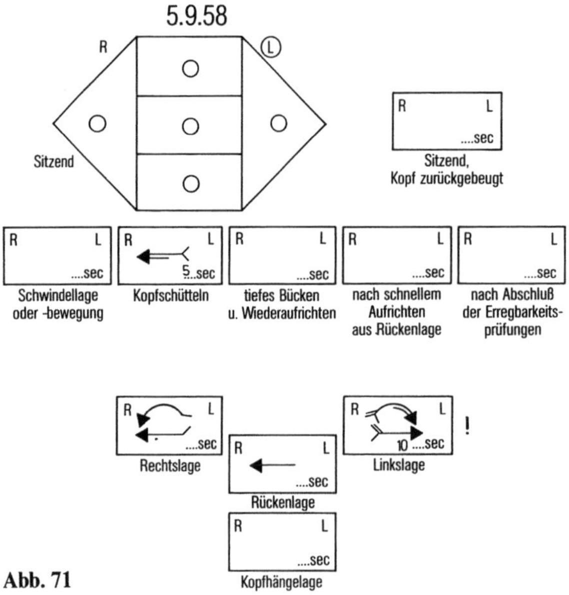

Abb. 71

Nystagmusbefund am 5. 9. 1958 (Abb. 71): Richtungsumschlag in Linkslage.

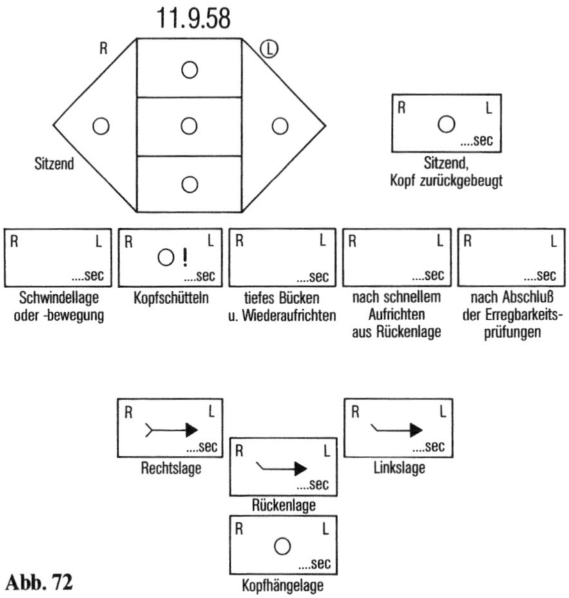

Abb. 72

Nystagmusbefund am 11. 9. 1958 (Abb. 72): Richtungsbestimmter Spontannystagmus zur verletzten Seite, als „Erholungsnystagmus" zu deuten.

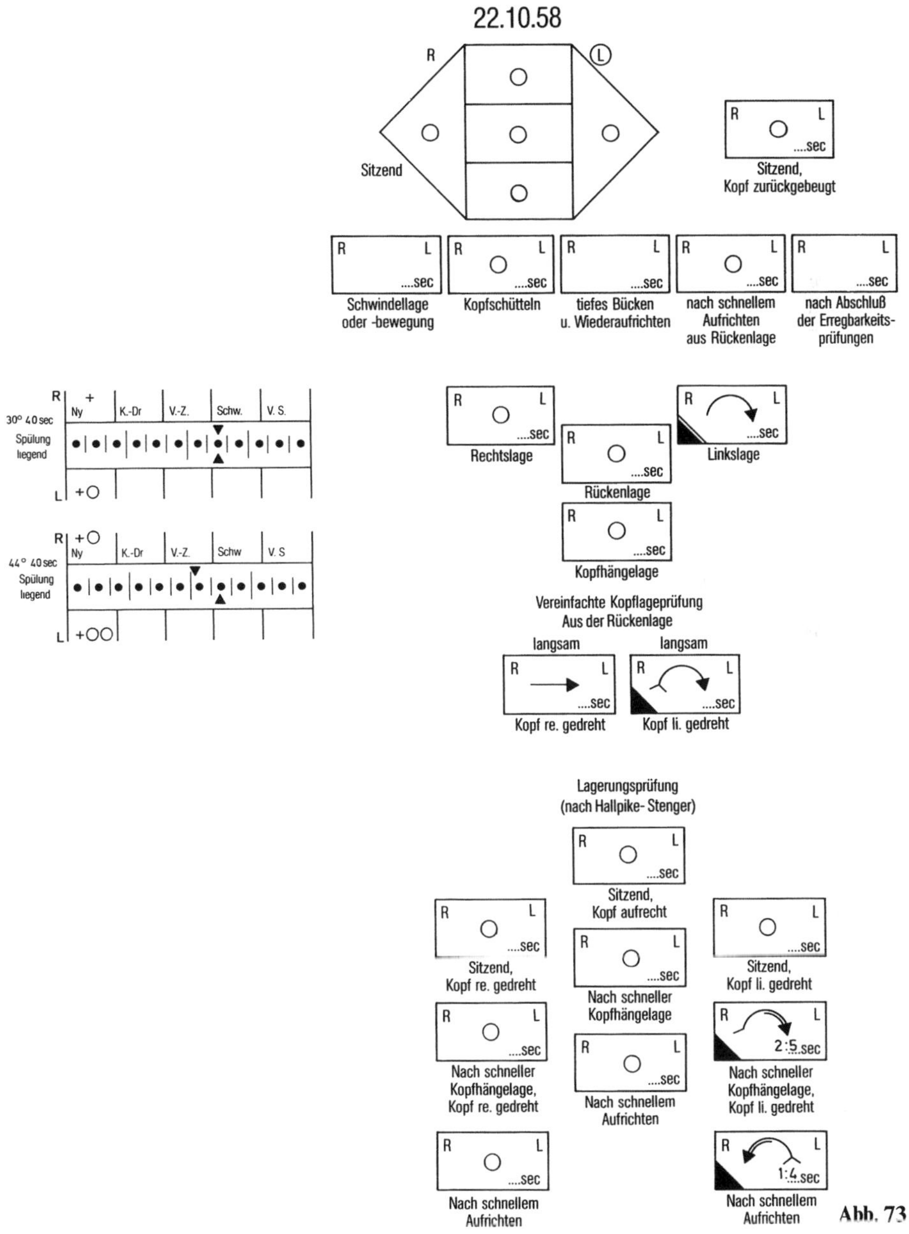

Abb. 73

Nystagmusbefund vom 22. 10. 1958 (Abb. 73): Typischer Lagerungsnystagmus (in Kopfhängelage zum kranken Ohr gerichtet). Doch auch bei der gewöhnlichen Lageprüfung und Kopflageprüfung ein von Schwindel begleiteter, sehr wenig intensiver Lagenystagmus. Die „Gegenläufigkeit" kommt aber erst bei der Lagerungsprüfung deutlich heraus und zeichnet im Zusammenhang mit dem rotierenden Charakter und der Latenz sowie dem Crescendo und Decrescendo innerhalb weniger Sekunden deutlich das Bild des vom li. Ohr ausgelösten und verursachten paroxysmalen Lagerungsnystagmus, insgesamt ein sozusagen experimenteller Beweis zur Theorie dieser transitorischen Nystagmusvorgänge.

Epikrise: Schon der erste Nystagmusstatus objektiviert die von der Pat. angegebenen Schwindelerscheinungen, und besonders der von einem regelrechten Schwindelanfall begleitete Befund in Linkslage zeigt die offenbar lymphokinetisch bedingte Bogengangsreaktion an, die durch den sich verlagernden, luxierten Steigbügel ausgelöst wird. Nach diesem initialen Stadium kam es zu einem relativ schwach intensiven Rechtsnystagmus, dessen geringe Intensität vermuten läßt, daß hier kein kompletter Vestibularisausfall, sondern nur eine mäßige Funktionsminderung eingetreten ist. Trotzdem kann man diesen richtungsbestimmten Nystagmus zur gesunden Seite als „Ausfallnystagmus" ansprechen. Die Befunde vom 5. 9. 1958 deuten an, daß eine Erholung sich anbahnt, weil in einzelnen Lagen ein Richtungswechsel des Spontannystagmus zu beobachten ist, insgesamt also ein regellos richtungswechselnder Lagenystagmus vorhanden ist. Der Befund am 11. 9. 1958 zeigt nun den richtungsbestimmten Nystagmus zur kranken Seite, einen „Erholungsnystagmus". Dementsprechend ergibt die thermische Prüfung am 22. 10. 1958 auch eine praktisch seitengleiche Erregbarkeit. Deutlich kommt jetzt ein Lagerungsnystagmus zum Vorschein, der unbedingt im Zusammenhang mit dem Erstbefund vom 31. 8. 1958 gesehen werden muß. Ähnliche Verläufe wurden von STENGER 1954, HOFMANN 1960 und MARTINS mitgeteilt (1976).

Kopfschüttelnystagmus (Provokation eines richtungsbestimmten Spontannystagmus durch Kopfschütteln als Lockerungsmaßnahme) bei Akustikus-Neurinom rechts (Aa)

Beispiel 8: Else F., 58 Jahre alt. Seit einem Jahr Völlegefühl und Sausen im rechten Ohr. Seit Anfang 1967 leichtes Schwindelgefühl beim Treppensteigen und Gehen im Dunklen. Seit ¼ Jahr erhebliche Hörstörung rechts. Trommelfelle bds. reizlos intakt, an Taubheit grenzende Schwerhörigkeit rechts bei negativem Rekruitment.

Thermisch ist das rechte Labyrinth unerregbar, das linke normal erregbar. Röntgen-Aufnahme nach Stenvers: normal! Cornealreflex seitengleich. Hirnnerven V, VII, IX–XII o. B. Unterberger Tretversuch Drehung nach rechts, Stauungspapille 2 Diopt., Überweisung an Neurologie: LP Gesamteiweiß erhöht auf 4,2.

Diagnose: Akustikus-Neurinom. Bei der Operation ein klein-kastaniengroßer Tumor im Brückenwinkel ohne Erweiterung des Porus akustikus internus. Nervus fascialis wird erhalten.

Epikrise: Von einer Fachärztin für HNO mit Verdacht auf Akustikus-Tumor eingewiesene Patientin, weil hier eine längere Anamnese einer zunehmenden Hörstörung mit Eintritt von leichten Schwindelerscheinungen und Gleichgewichtsstörungen den Verdacht auf einen Kleinhirn-Brückenwinkeltumor, Typ Akustikus-Tumor, aufkommen ließ. Die aufmerksame Kollegin entsann sich der Forderung, daß *jede einseitige Hörstörung aufgeklärt* oder – falls eine sofortige Klärung durch zusätzliche Beteiligung anderer Disziplinen nicht erreicht werden konnte – dann auf jeden Fall regelmäßig kontrolliert werden müsse.
Hier ergab jedoch schon die Vestibularis-Untersuchung einen Kopfschüttelnystagmus und eine thermische Unerregbarkeit rechts. Bei der weiteren Diagnostik in der Klinik wurde die Stauungspapille festgestellt, und die LP bestätigte den berechtigten Verdacht auf einen raumverdrängenden Prozeß.

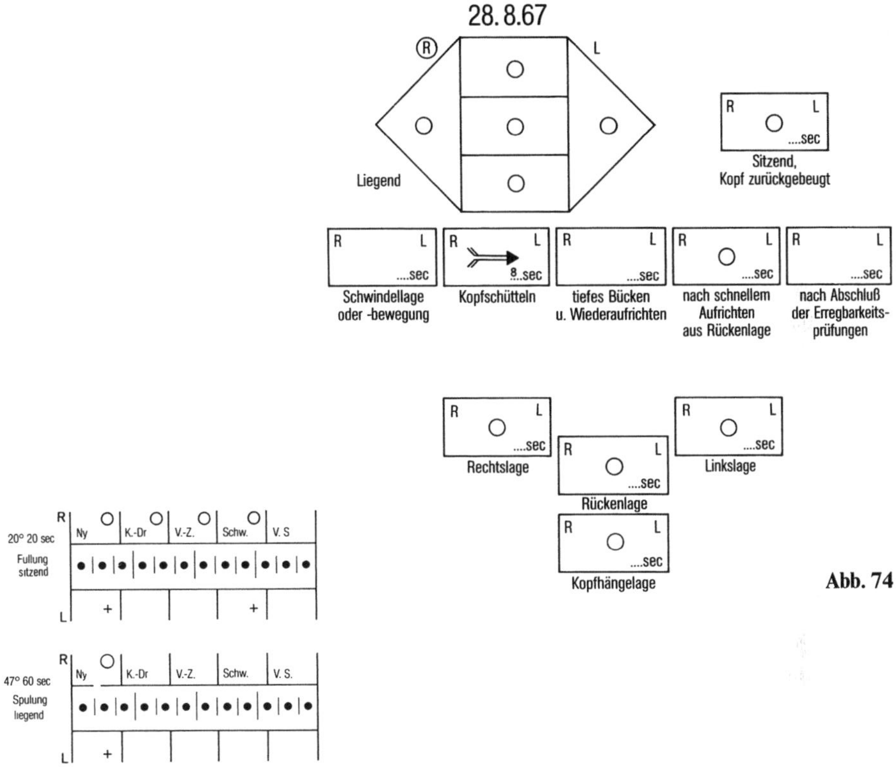

Abb. 74

Nystagmusbefund am 28. 8. 1967 (Abb. 74): Kein Spontan- oder Lagenystagmus, aber sehr deutlicher Linksnystagmus nach Kopfschütteln.

Hier führte die gezielte Diagnostik sehr schnell auf den richtigen Weg, so daß das Akustikus-Neurinom noch in einem sozusagen peripheren Stadium der Therapie zugeführt werden konnte, wodurch weitere Hirnnervenausfälle vermieden wurden. Der Vestibularis-Befund ergab keinen Anhalt für eine Beteiligung des Hirnstammes. Um so wichtiger war der eindeutige Befund eines Kopfschüttelnystagmus, der hier schon *vor* der thermischen Prüfung die Schädigung und die Asymmetrie im vestibulären System ganz deutlich aufzeigte.
Insgesamt hat es sich um ein symptomenarmes retrolabyrinthäres Syndrom gehandelt. Die Diagnostik dieses peripheren Stadiums eines Kleinhirnbrückenwinkel-Syndroms ist vor allem Aufgabe des HNO-Arztes.

Regellos richtungswechselnder Lagenystagmus und später Blickrichtungsnystagmus bei Akustikus-Neurinom rechts (Cb 2 β und Bb 1/2)

Beispiel 9: Lissy A., 58 Jahre alt. 1976 erstmals Hörstörung rechts bemerkt. 1977 Unsicherheit beim Gehen und Schwindel beim Treppensteigen. Pat. war bei mehreren Ohrenärzten, ohne eine Klärung zu erreichen.
Befund am 17. 3. 1977: Mittelgradige Schallempfindungsschwerhörigkeit re. bei negativem Rekruitment. Rö. Stenvers o. B., keine Hirnnervenparesen.

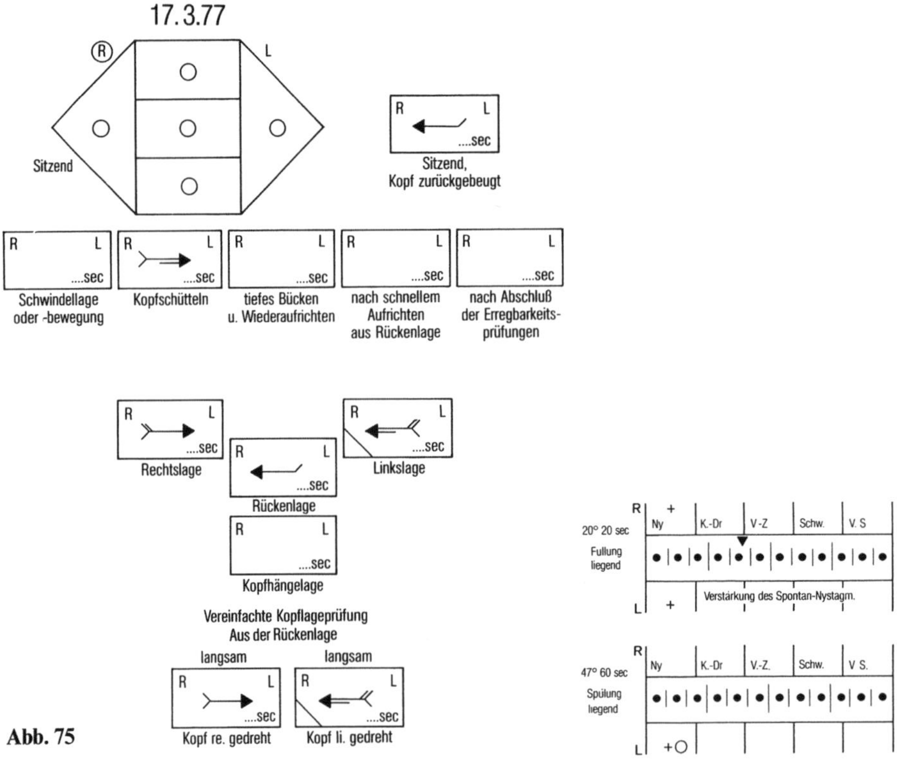

Abb. 75

Nystagmusbefund am 17. 3. 1977 (Abb. 75): Richtungswechselnder Lagenystagmus und Kopfschüttelnystagmus. Kein Anhalt für Erregbarkeitsstörung.

Überweisung zum Nervenarzt mit Verdachtsdiagnose eines raumfordernden Prozesses in der re. hinteren Schädelgrube bzw. einer Encephalitis disseminata.
Nervenärztliche Untersuchung ohne krankhaften Befund.

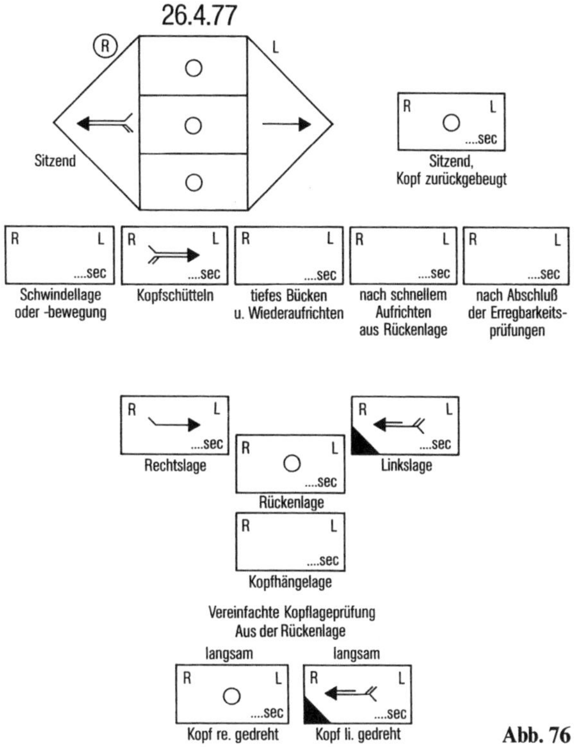

Abb. 76

Nystagmusbefund am 26. 4. 1977 (Abb. 76): Regelmäßiger Blickrichtungsnystagmus, bei Rechtsblick deutlich stärker als bei Linksblick. Kein Spontannystagmus unter der Leuchtbrille, aber Kopfschüttelnystagmus. Richtungswechselnder Lagenystagmus.

Trotz Weiterbestehens der Beschwerden ist die Pat. erst 1978 zu einer stat. Untersuchung in der Nervenklinik bereit, weil jetzt auch die Schwindelerscheinungen etwas stärker geworden sind und die einseitige Hörstörung zugenommen hat.
Audiometrisch ist die Zunahme der Hörstörung deutlich. Sichere thermische Untererregbarkeit re. ist vorhanden. Nystagmusbefund wie am 26. 4. 1977. Rö.-Aufn. nach Stenvers weiterhin o. B.

Nervenärztliche Untersuchung am 16. 5. 1978: Übrige Hirnnerven o. B., keine Ataxie, keine Koordinationsstörung. Lasègue re. endgradig positiv. Hypästhesie Innenseite re. Oberschenkel. Muskeleigenreflexe der oberen und unteren Extremitäten lebhaft, re. betont. Spasmus mobilis beider Beine. Liquorstatus: Gesamteiweiß deutlich erhöht auf 175 mg/dl. Eiweißbild wie bei subakutem entzündlichen Prozeß. Normomastix tiefe Linksausfällung. Vorläufige *Diagnose*: Encephalitis disseminata, spinale Form.

Augenärztliche Untersuchung: Hyperopie.

Erst im Mai 1979 erneute stat. Aufnahme wegen weiterer Zunahme von Schwindel, Gleichgewichts- und Hörstörung.
Befund bei ambulanter HNO-Untersuchung: An Taubheit grenzende Schallempfindungsschwerhörigkeit re., thermische Untererregbarkeit re., Cornealreflex re. abgeschwächt. Rö.-Aufnahme nach Stenvers: Erweiterung des re. meat. ac. internus.

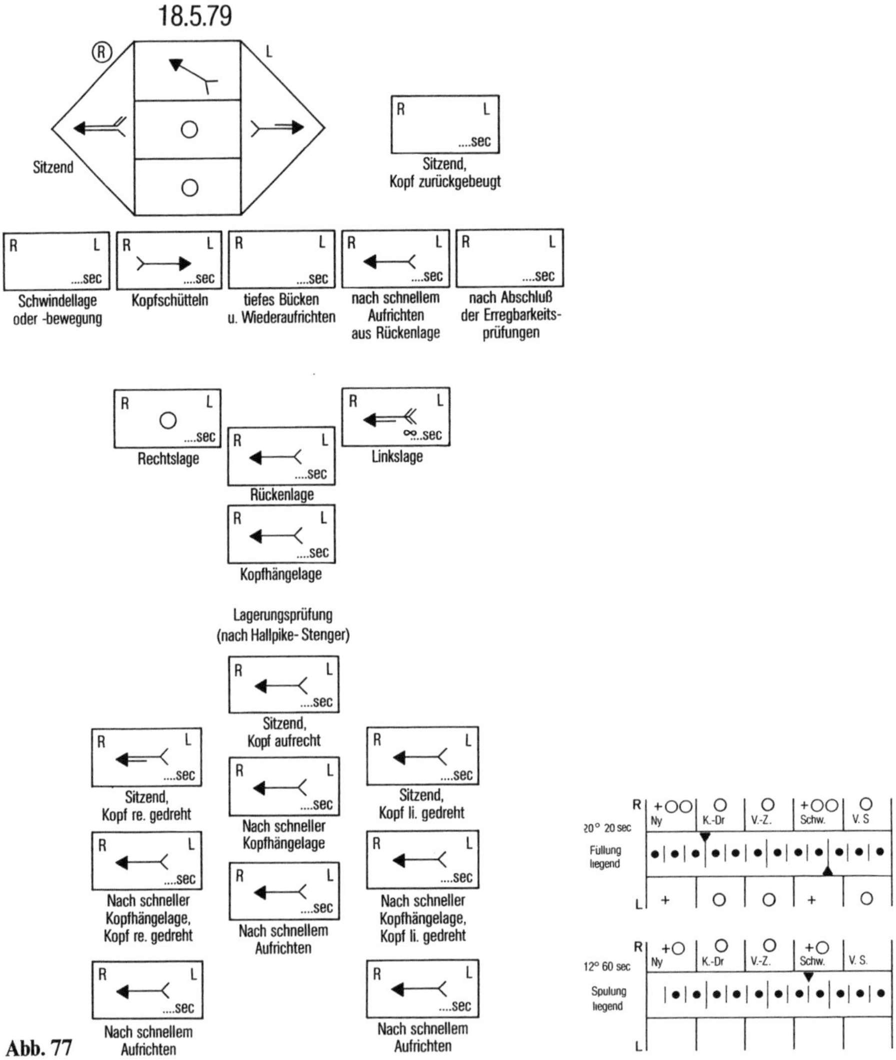

Abb. 77

Nystagmusbefund am 18. 5. 1979 (Abb. 77): Regelloser Blickrichtungsnystagmus. Richtungsbestimmter Lagenystagmus nach re., jedoch Kopfschüttelnystagmus nach li.

Diagnose eines Kleinhirnbrückenwinkeltumors, wohl eines Akustikus-Neurinoms, durch Computertomographie bestätigt. Überweisung an Neurochirurgie, operativ gesichertes, polycystisches Akustikus-Neurinom.

Epikrise: Bei diesem über 2 Jahre beobachteten, langsam wachsenden Akustikus-Neurinom bot der Nystagmusbefund zuerst eine periphere Symptomatik. Nur aufgrund der uncharakteristischen Schwindelerscheinungen, der sehr geringen Intensität des Schwindels bzw. der Gleichgewichtsstörung und der Art der Hörstörung, einer Innenohrschwerhörigkeit beim neuralen Typ ohne Rekruitment, konnte hier bei Fehlen aller neurologischen Symptome der Verdacht auf einen Kleinhirnbrücken-winkelprozeß geäußert werden. Bereits wenige Wochen später zeigte sich eine zen-

trale Symptomatik mit einem Blickrichtungsnystagmus, der dann in der Folge bei allen Nachuntersuchungen nachweisbar blieb, also eine bleibende zentrale Symptomatik, die nun im Zusammenhang mit der zunehmenden Hörstörung und der deutlich werdenden Erregbarkeitsstörung trotz der wenig eindrucksvollen anderen neurologischen Symptome den anfangs geäußerten Verdacht auf einen Kleinhirnbrükkenwinkelprozeß bestärkte. Erst 3 Jahre nach Beginn der Beschwerden war die volle Symptomatik des Kleinhirnbrückenwinkel- bzw. Akustikustumors ausgebildet.
Auffällig blieb, daß auch dann noch keine Taubheit und keine thermische Unerregbarkeit eingetreten waren. Damit mag auch der gleichsam unübliche Befund eines zur kranken Seite gerichteten richtungsbestimmten Provokationsnystagmus bei Lage-Lagerungsprüfung in Zusammenhang zu bringen sein. Üblicherweise pflegt ein vorwiegend zur gesunden Seite gerichteter Spontannystagmus das Bild unter der Leuchtbrille zu beherrschen, wobei dann auch die thermische Unerregbarkeit der kranken Seite nachweisbar ist. Die im Laufe der nervenärztlichen Untersuchung im Jahre 1978 beobachtete, damals sogar gering rückläufige Symptomatik gab zu der Vermutung Anlaß, daß eine Encephalomyelitis disseminata die Ursache des Geschehens war. Jedoch sind schwankende Befunde auch beim Akustikus-Neurinom bekannt, wenn es sich um weiche Tumoren handelt, wie z. B. ein polycystisches Neurinom, das ja auch hier vorlag. Die Druckwirkung der weichen Tumoren ist geringer als die der derben, harten Geschwülste (PAMPUS).[2]
Diese Krankengeschichte bestätigt, daß es beim Kleinhirnbrückenwinkelsyndrom durchaus ein „peripheres Stadium" geben kann, das schließlich durch ein „zentrales Stadium" abgelöst wird, wenn Symptome seitens des Hirnstamms hinzutreten.
Sie bestätigt aber auch:

1. Es gibt keinen allein für den Akustikus-Tumor typischen Nystagmusbefund.
2. Aus dem Nystagmusbefund allein ist keine verläßliche Diagnose zu stellen, auch wenn eine Erregbarkeitsstörung festgestellt wird.
3. Ohne das Hinzutreten neurologisch erfaßbarer Symptome bleibt die Diagnose eines retro-labyrinthär oder zentral lokalisierten Prozesses unsicher.

2 PAMPUS, F., Therapiewoche **32**, 1121 (1967)

Richtungsbestimmter, anhaltender Spontannystagmus später regelloser Blickrichtungsnystagmus vom Bruns-Typ bei einem Meningiom der hinteren Schädelgrube (Aa 1 u. Ba 1)

Beispiel Nr. 10: Luise St., 59 Jahre alt. Seit einem Jahr langsam zunehmende rechtsseitige Schwerhörigkeit mit Taumeligkeit beim Gehen und allgemeiner Schwäche. 10 kg Gewichtsabnahme. Aus der Nervenklinik wegen Hörstörung re., rotierendem Nystagmus und cerebellärer Ataxie zur HNO-ärztlichen Untersuchung vorgestellt.
Befund: Trommelfelle bds. reizlos intakt, Taubheit re., Hörvermögen li. normal, Rö.-Aufn. Stenvers o. B. Lumbalpunktion o. B.

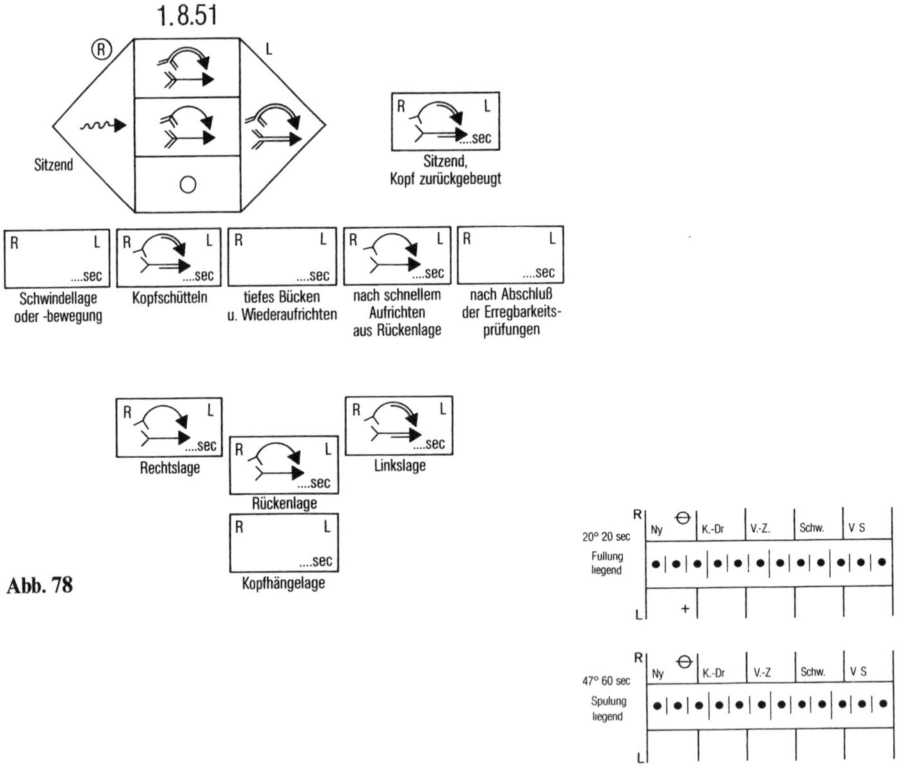

Abb. 78

Nystagmusbefund vom 1. 8. 1951 (Abb. 78): Richtungsbestimmter horizontalrotierender Linksnystagmus, keine Änderung nach Lockerungsmaßnahmen und bei der Lageprüfung. Thermisch ist das li. Labyrinth normal erregbar, das re. auch bei Dauerstarkreiz nicht erregbar.

14 Tage später gleichartiger Befund.

Bei der Nachuntersuchung 10 Monate später ist eine Stauungspapille nachweisbar.

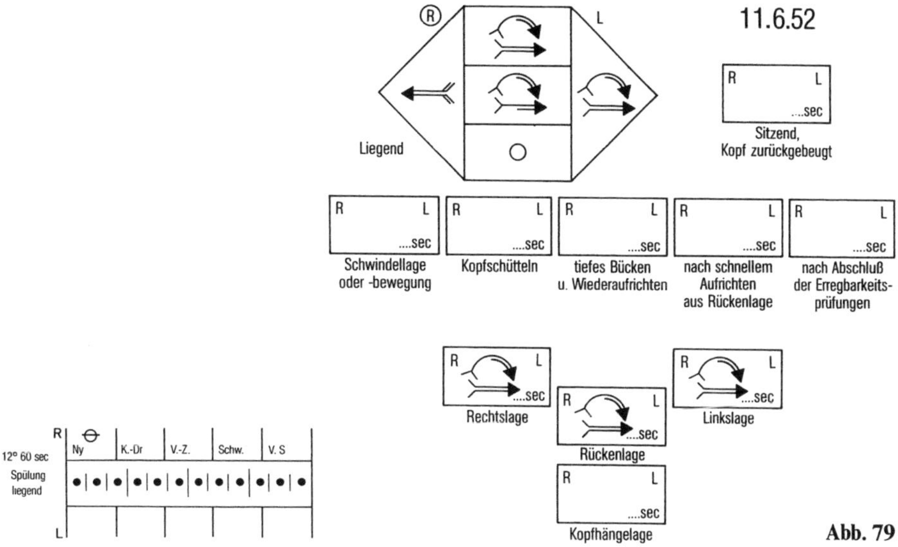

Abb. 79

Nystagmusbefund vom 11. 6. 1952 (Abb. 79): Aus dem richtungsbestimmten Nystagmus nach li. ist durch Hinzutreten eines Rechts-Nystagmus bei Rechtsblick ein regelloser Blickrichtungsnystagmus vom Typ des *Bruns*-Nystagmus geworden.

Epikrise: Die längere Anamnese mit zunehmender einseitiger rechtsseitiger Hörstörung und relativ leichten Schwindelerscheinungen bei nachweisbarer thermischer Unerregbarkeit des re. Vestibularis und einem in seiner Intensität sich über zwei Wochen nicht ändernden richtungsbestimmten Spontannystagmus vom Typ des Ausfallnystagmus (also zur gesunden Seite gerichtet) und das gleichzeitige Fehlen relevanter neurologischer Symptome (außer einer Ataxie) gestattete nur die Diagnose eines retrolabyrinthär lokalisierten Prozesses, eines Kleinhirnbrückenwinkelprozesses, jedoch ohne Möglichkeit, einen Akustikus-Tumor zu diagnostizieren. Das wurde der Nervenklinik mitgeteilt.

Bei der Nachuntersuchung 10 Monate später fand sich dann neben einer jetzt vorhandenen Stauungspapille das Bild eines regellosen Blickrichtungsnystagmus vom Typ des Bruns-Nystagmus, der für Prozesse des Kleinhirnbrückenwinkels recht charakteristisch ist: Zu dem richtungsbestimmten Nystagmus zur gesunden Seite tritt sozusagen als zweites Stadium des Kleinhirnbrückenwinkelsnydroms bei Blick zur kranken Seite ein ziemlich grobschlägiger Blickrichtungsnystagmus hinzu, ein Zeichen der stärkeren Beteiligung des Hirnstamms.

Operativ wurde hier ein Meningeom der re. hinteren Schädelgrube, das auch in die re. Kleinhirnhemisphäre eingewachsen war, entfernt.

Ein akutes Geschehen, etwa ein isolierter Statoakustikus-Ausfall oder eine Polyneuritis, war aus diesen Befunden nicht abzuleiten. Der gleichbleibende und sich später verdeutlichende Nystagmusbefund bei thermischer Unerregbarkeit und Taubheit re. mußte von vornherein auf einen retrolabyrinthären, in die re. hintere Schädelgrube lokalisierten Prozeß hinführen. Hier war es möglich, ein erstes Stadium vom peripher-retrolabyrinthären Typ dem 2. Stadium vom zentralen Typ gegenüberzustellen. Eine derartige Entwicklung des Nystagmusbildes kann man aber nicht als obligat ansehen (Stenger 1965).

Richtungsbestimmter zentraler Nystagmus bei Kleinhirntumor (Aa 1, zentral)

Bespiel 11: Hj. G., 18 Jahre alt. Großes Kleinhirn-Astrocytom li., operativ bestätigt. Seit einem Monat Dauerschwindel, Taumeln, Betrunkenheitsgefühl mit Lateropulsion nach li. Keine Ohrsymptome. Acusticus bds. auch im Audiogramm völlig normal.

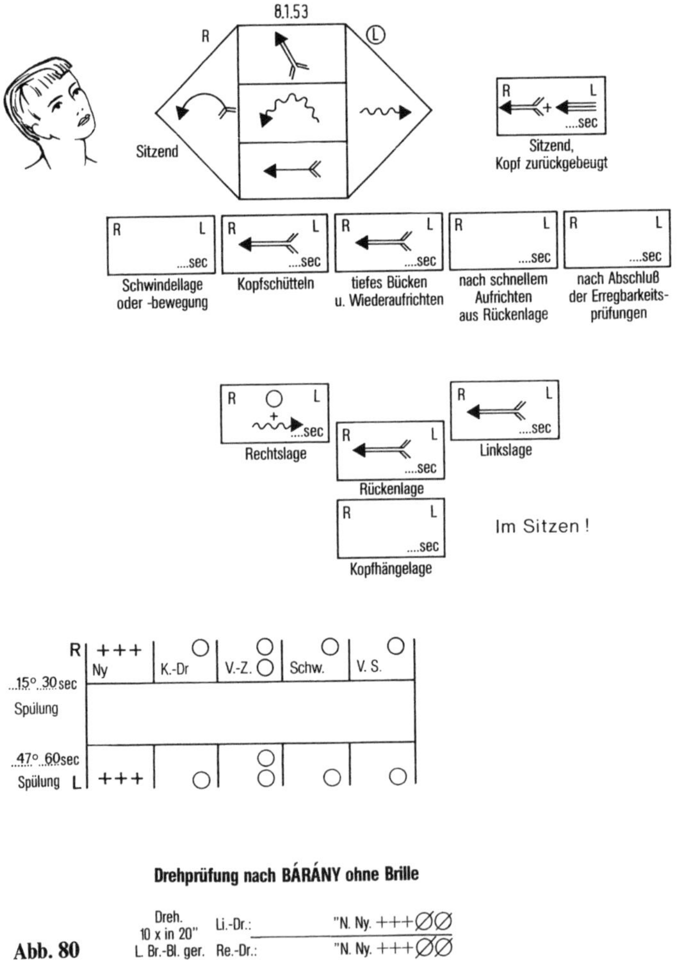

Abb. 80

Nystagmusbefund am 8. 1. 1953 (Abb. 80): Richtungsbestimmter Spontan- und Provokationsnystagmus nach re. bei thermischer und rotatorischer Übererregbarkeit.
Thermisch 20 °C, 20 sec Füllung.

Barany-Drehung: 10mal in 20 sec ohne Brille: Echte Übererregbarkeit nach Rechts- wie nach Linksdrehung mit „Bombennystagmus" bei gleichzeitig abgeschwächten sonstigen Erregungseffekten; kein nennenswerter Schwindel.
Kopfhaltung nach re. geneigt, nach li. gedreht.

Epikrise: Abgesehen von dem unsicheren und daher nicht verwertbaren Linksnystagmus bei Linksblick liegt ein richtungsbestimmter Nystagmus nach re. vor. Aber für einen peripher bedingten Nystagmus ist die diagonale Schlagrichtung bei Aufblick, ebenso die rotierende Schlagrichtung bei Rechtsblick ungewöhnlich. Grundsätzlich läßt sich jedoch aus dem Nystagmus allein die Entscheidung, ob zentral oder peripher bedingt, nicht treffen. Durch den Kleinhirntumor links könnte der Nervus vestibularis retrolabyrinthär – peripher geschädigt sein und dadurch ein dem Typus des peripher-labyrinthären Nystagmus gleichender oder, richtiger gesagt, stark ähnelnder Nystagmus entstanden sein. Es wäre aber ungewöhnlich, daß dann der erfahrungsgemäß viel empfindlichere Nervus acusticus nicht auch geschädigt wäre. Die experimentelle Vestibulariserregung weist auch auf eine zentrale Entstehung hin und zwar durch die pathologische thermische und Drehübererregbarkeit. Erstere bietet insofern noch eine interessante Besonderheit, als hier eine unverhältnismäßige Steigerung des thermischen Nystagmus durch stärkere Reize gegenüber dem mittleren Reiz der Gehörgangsfüllung auftritt. Von besonderer Wichtigkeit ist aber auch hier die Kopfzwangshaltung, die typisch für die Kleinhirnlokalisation als Drehung zur kranken und Neigung zur gesunden Seite vorhanden ist. Vom Nystagmus her betrachtet würde man, da beim kleinhirnbedingten Nystagmus, (der als Nachbarschaftssymptom des Hirnstammes aufgefaßt werden muß) die Schlagrichtung zur kranken Seite als Regel gilt, an einen rechtsseitigen Prozeß denken können. Jedoch hat diese Regel sehr viele Ausnahmen!

Die Kopf-Lageprüfung konnte zur orientierenden Prüfung vereinfacht im Sitzen erfolgen. Die Drehprüfung wäre entbehrlich gewesen.

Lagerungsnystagmus bei Zustand nach Schädel-Hirn-Trauma mit suboccipitaler Blutung und Pyramidenlängsfraktur (Da 2/3)

Beispiel 12: Otto F., 32 Jahre alt. Schädel-Hirn-Trauma mit suboccipitaler Blutung am 30. 11. 1957. Schwindelerscheinungen besonders morgens nach dem Aufstehen.
Befund: Im re. Gehörgang hinten oben eine Knochenstufe als Folge einer Gehörgangsfraktur. Ohren sonst o. B. Praktisch normales Hörvermögen, nur re. eine Hochtonsenke bei 6000 Hz bis 40 dB. Thermisch seitengleich normal erregbar.

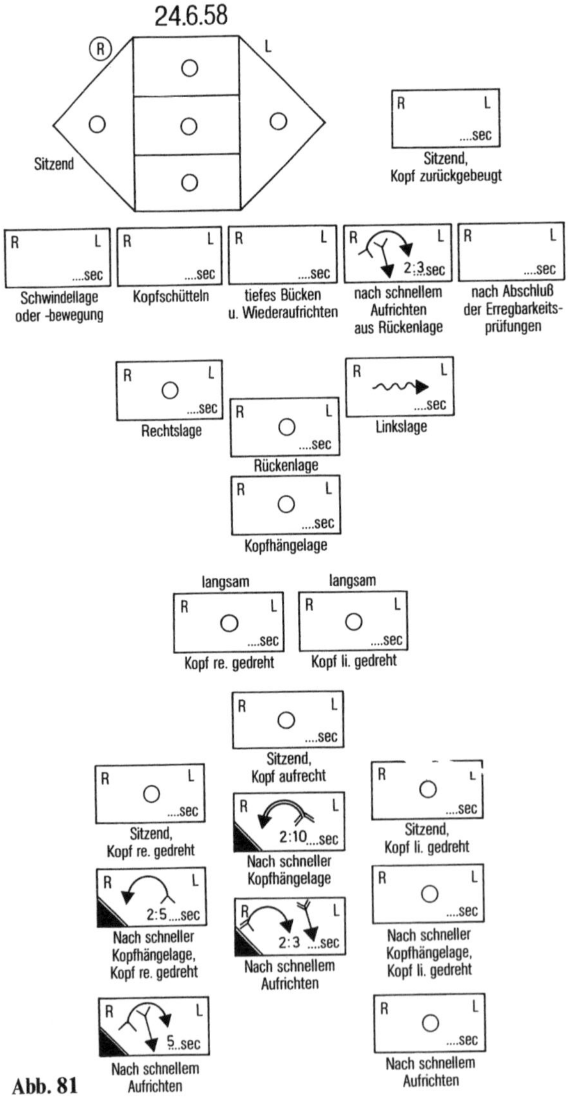

Abb. 81

Nystagmusbefund (Abb. 81): Typischer Lagerungsnystagmus mit rotierendem Nystagmus in der Kopfhängelage zur kranken Seite und Gegenläufigkeit nach dem Aufrichten. Latenz und transitorischer Charakter sowie synchroner Schwindel deutlich ausgebildet.

Epikrise: Es handelt sich hier um einen ganz typischen Lagerungsnystagmus, bei dem aber die Frage, ob es sich um eine periphere oder zentrale Schädigung des vestibulären Systems gehandelt hat, nicht ganz leicht zu entscheiden ist, weil hier ja nicht nur eine Gehörgangslängsfraktur re. und eine minimale Schallempfindungshörstörung re. auf die Peripherie hindeuten, sondern weil hier ein stärkeres Hirntrauma mit suboccipitaler Blutung auch eine zentrale Genese in Betracht ziehen läßt. Schwindelerscheinungen haben seit dem Unfall bestanden, eine Erregbarkeitsstörung ist zum Zeitpunkt der Untersuchung nicht nachzuweisen. In Anbetracht der vorhandenen peripheren Schäden liegt es hier bei Fehlen neurologischer Symptome nahe, diesen Lagerungsnystagmus als peripher verursacht anzusehen. Ein Befund, der zum Typ Dix-Hallpike eines Lagerungs-Nystagmus gehören könnte, da die Lagerungsprüfung in der Sagittalebene nicht zu der Untersuchungsmethodik dieser Autoren gehört.

Transitorischer regelmäßig richtungswechselnder Lage- und Lagerungsnystagmus (Cb 1 α u. Da 3)

Beispiel 13: M. B., 6 Jahre alt, zweieiiger Zwilling, Beckenendlage, Geburt und Entwicklung normal. Kinderkrankheiten: Röteln, Masern, Mumps. Impfungen: Pocken, BCG, Di-Keuchhusten-Tetanus, Poliomyelitis. Keine ernsteren Erkrankungen. Seit dem Frühsommer 1961 gelegentlich plötzlich auftretende Halbseitenkopfschmerzen und kurzdauernde urticarielle Hautreaktionen ohne sicher nachweisbare Ursache.
Am 14. 12. 1961 aus völliger Gesundheit heraus erwacht das Kind nachts. Starkes Schwindelgefühl („mein Bett fährt mit mir fort", „ich kann mich nicht zur Wand drehen"). Heftiges Erbrechen, das bei jeder Lageänderung erneut auftritt. Ausbruch kalten Schweißes. In Rückenlage tritt zunächst vorübergehend Beruhigung ein.

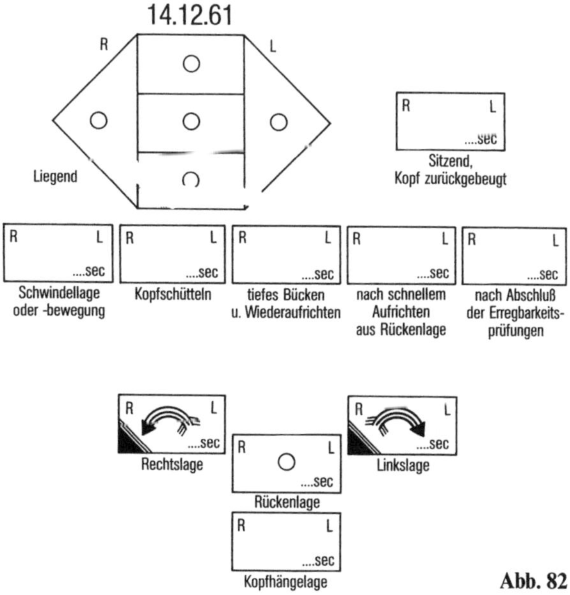

Abb. 82

Nystagmusbefund am 14. 12. 1961 nachts (Abb. 82)

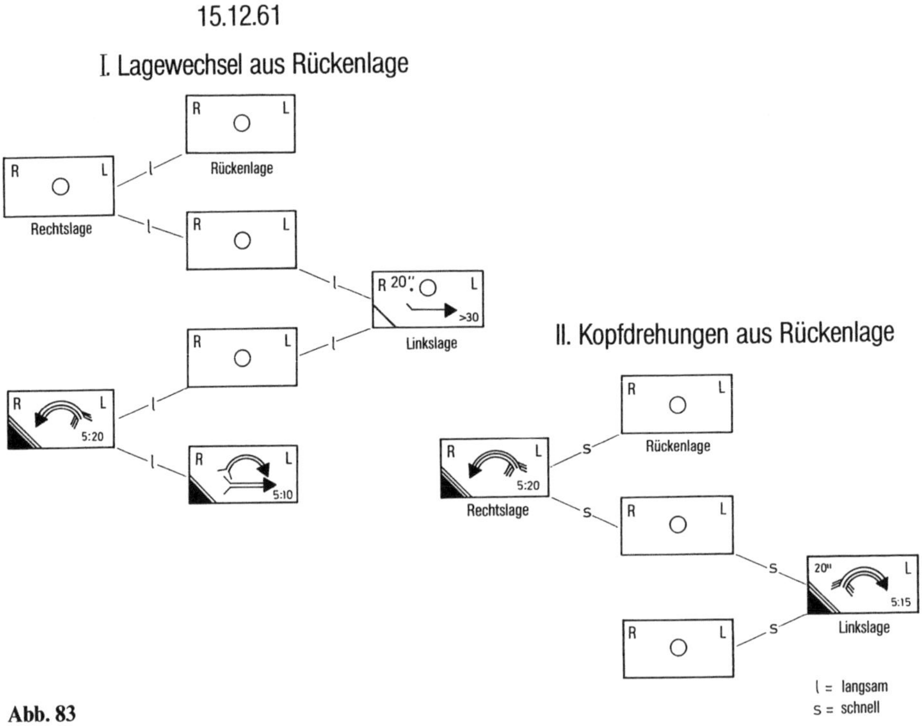

Abb. 83

Nystagmusbefund am 15. 12. 1961 (Abb. 83): Subjektiv unvermindertes Schwindelgefühl bei jeder Lageänderung, mehrfaches Erbrechen.

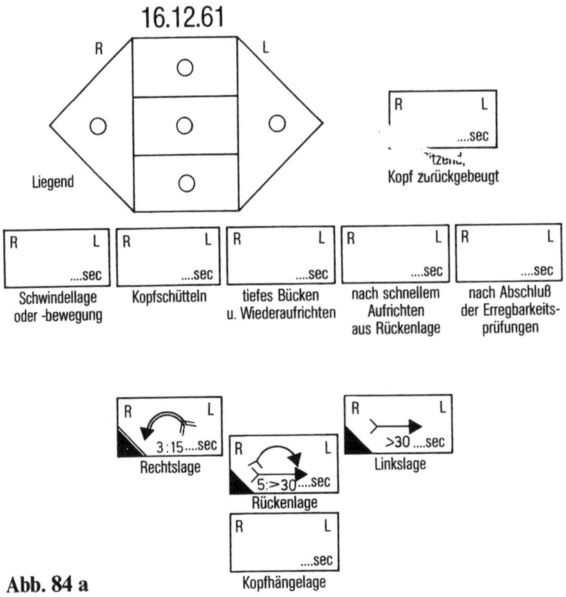

Abb. 84 a

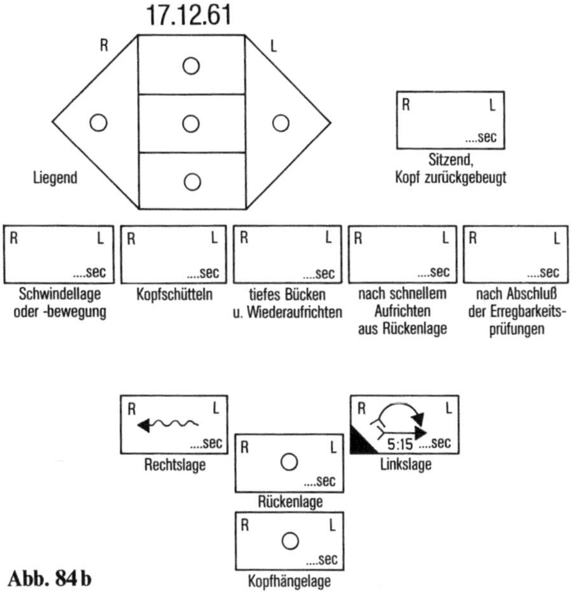

Abb. 84b

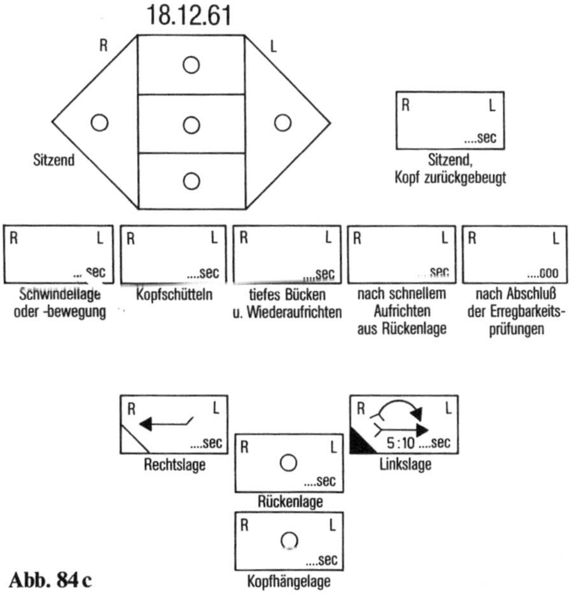

Abb. 84c

Die Spiegeluntersuchung ergibt einen regelrechten Befund. Hörvermögen bds. normal. Neurolog. Untersuchungsbefund einschließlich EEG und Spiegelung des Augenhintergrundes unauffällig. Über die weitere Rückbildung des Nystagmusbefundes bis zum 18. 12. 1961 gibt Abb. 84a–c Auskunft.

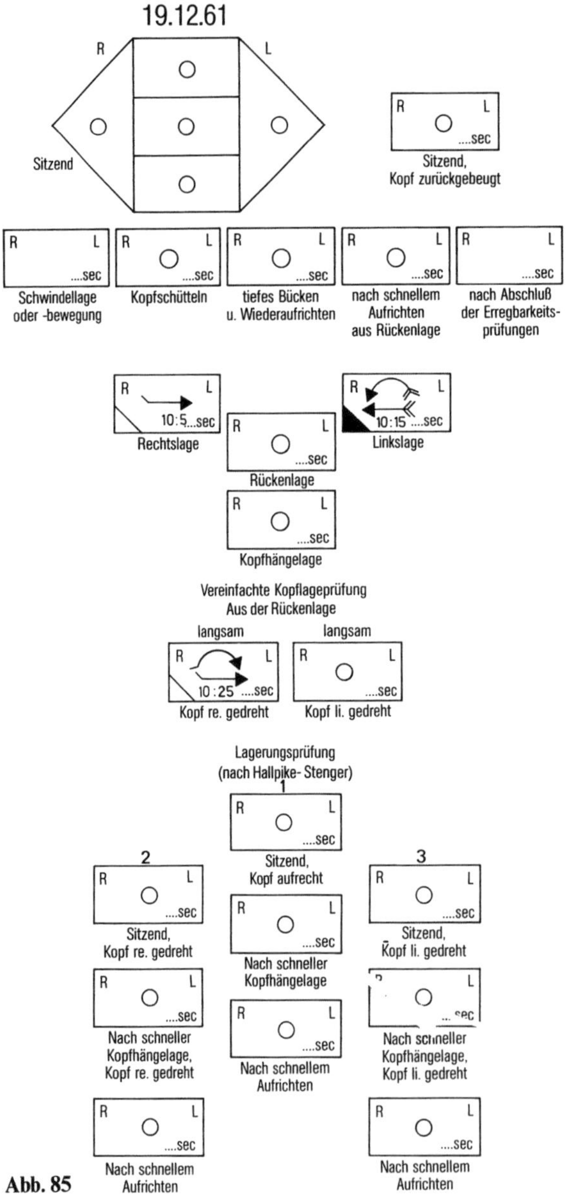

Abb. 85

Nystagmusbefund am 19. 12. 1961 (Untersuchung nach dem erweiterten Gesamtschema) Abb. 85

Thermisch (20 °C, 20 sec Füllung) bds. gute und seitengleiche Labyrintherregbarkeit.
Bárány-Drehung (10 Drehungen in 20 sec Leuchtbrille). Nach Linksdrehung 24 sec Drehnachnystagmus nach re. +, nach Rechtsdrehung 28 sec Drehnachnystagmus nach li. +.
ENG (Registrierung unter verschiedenen Bedingungen, wie z.B. Dunkelheit, Augenschluß u.a.m., die sog. Standardableitung, s. S. 151, Frenzel u. Tonndorf 1957): Keine weiteren Ergebnisse über den bei systematischem Fahnden nach Spontan- und Provokationsnystagmus mittels Leuchtbrille im Dunkelzimmer zu erhebenden Befund hinaus.

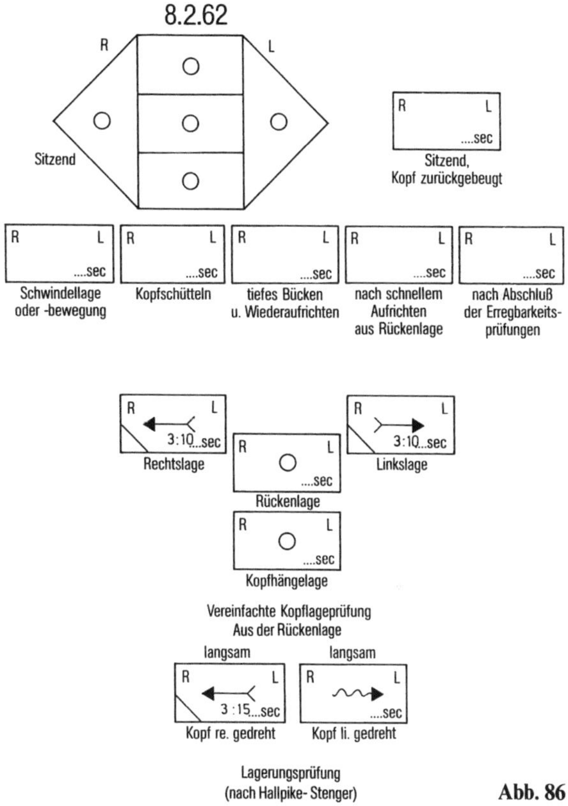

Abb. 86

Nystagmusbefund am 8. 2. 1962 (Abb. 86)

Drehprüfung (Beschleunigung 3°/sec² bis zur Geschwindigkeit von 90°/sec, nach 3 min plötzlicher Stop aus der Drehung, Augen geschlossen und verbunden, elektronystagmographische Registrierung): Zu Beginn bei Drehstuhlruhe Andeutungen eines spontanen Rechtsnystagmus, gewisses Rechtsüberwiegen des experimentellen Nystagmus.

Epikrise: Die akut aufgetretene Vestibularisstörung bietet das typische Bild eines regelmäßigen richtungswechselnden Lagenystagmus, der aufgrund seiner vorwiegend starken Intensität zunächst ganz allgemein als Hirnsymptom anzusehen ist. Die Deutung wird allerdings durch den hinzutretenden, mit Latenz ablaufenden transitorischen Charakter erschwert. Der im übrigen unauffällige klinische Befund läßt jedoch die Annahme zu, daß es sich um eine ohne ernste Grundkrankheit vorübergehende Schädigung im Vestibulariskomplex handelt, ohne allerdings hinsichtlich der Lokalisation des pathologisch-anatomischen Substrates eine sichere Aussage machen zu können. Alles formalanalytisch Wichtige ist aus dem Nystagmusbefund und einer einfachen thermischen Erregbarkeitsprüfung zu erkennen gewesen. Die im vorliegenden Beobachtungsfall zum Zwecke der Dokumentation vorgenommenen elektronystagmographischen Untersuchungen konnten weder zur ätio-pathogenetischen Klärung, noch zur Vervollständigung des klinischen Bildes beitragen.

Regelmäßig richtungswechselnder Lagerungsnystagmus bei CO-Intoxikation (C 1)

Beispiel 14: Gisela G., 47 Jahre alt. Seit Jahren in internistischer Behandlung wegen Hypotonie. Seit Ende Oktober 1969 stets müde, abgespannt, lustlos, viel Kopfschmerzen. Während eines verlängerten Weihnachtsurlaubs, den sie zu Hause verbrachte, traten zusätzlich Schwindelerscheinungen auf, die sie zuerst abends und nachts bemerkte, die sich dann aber zu einer anhaltenden Gleichgewichtsstörung entwickelten. Morgens hatte sie regelrechten Drehschwindel bei Lagewechsel. Auch hatte sie immer das Gefühl des Sauerstoffmangels und mußte oft ans Fenster gehen.
Am 2. 1. 1970 bat sie den diensthabenden HNO-Arzt ins Haus, der bei einer Überprüfung mit der Leuchtbrille einen divergierenden Lagerungsnystagmus fand.

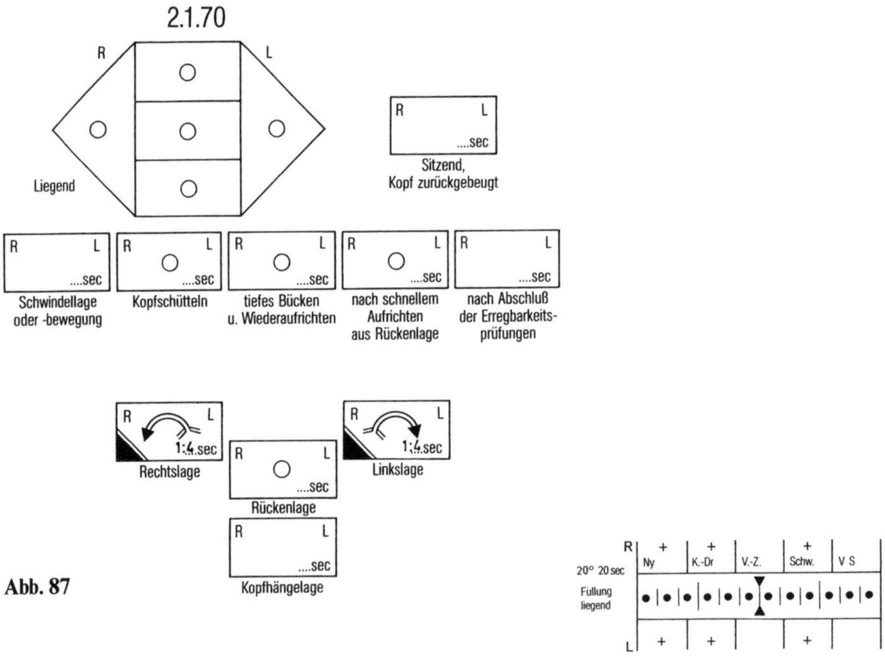

Abb. 87

Nystagmusbefund am 2. 1. 1970 (Abb. 87): Divergierender Lage-, Lagerungsnystagmus (keine Medikamente, kein Alkohol).

Epikrise: Die genauere Exploration bei der stationären Aufnahme am 7. 1. 1970 ergab, daß die Patientin eine Ölheizung im Zimmer hatte. Die am gleichen Tage durchgeführte CO-Bestimmung ergab 17% CO-Hb im Blut. Alle übrigen Befunde waren einschließlich der thermischen Erregbarkeit der Labyrinthe normal.
Nach Auswechseln des defekten Ölofens traten die Schwindelerscheinungen nicht mehr auf. Das Allgemeinbefinden hat sich entscheidend gebessert.

Lagerungsnystagmus, wahrscheinlich vertebro-basilärer Genese (Da 3)

Beispiel 15: Anna B., 45 Jahre alt. Frau B. hatte vor 3 Wochen nach einem Streit mit dem Ehemann eine Nacht in gekrümmter Stellung auf einer Couch verbracht. Morgens beim Aufstehen Drehschwindelgefühl für die Dauer von 5 min ohne Übelkeit. Seit dieser Zeit jeweils kurzdauernder Schwindel bei Lagewechsel, besonders bei Einnehmen der Rechtslage, dann auch etwas Übelkeit. In Rückenlage keine Beschwerden. Beim Gehen habe sie das Gefühl des Schwebens.

Vor Auftreten der Schwindelerscheinungen habe die Pat. mehrere Wochen in der Landwirtschaft schwer gearbeitet.

Befund am 7. 11. 1957 bei stat. Aufnahme: Trommelfelle und Hörvermögen normal, auch der übrige Spiegelbefund ohne Besonderheiten.

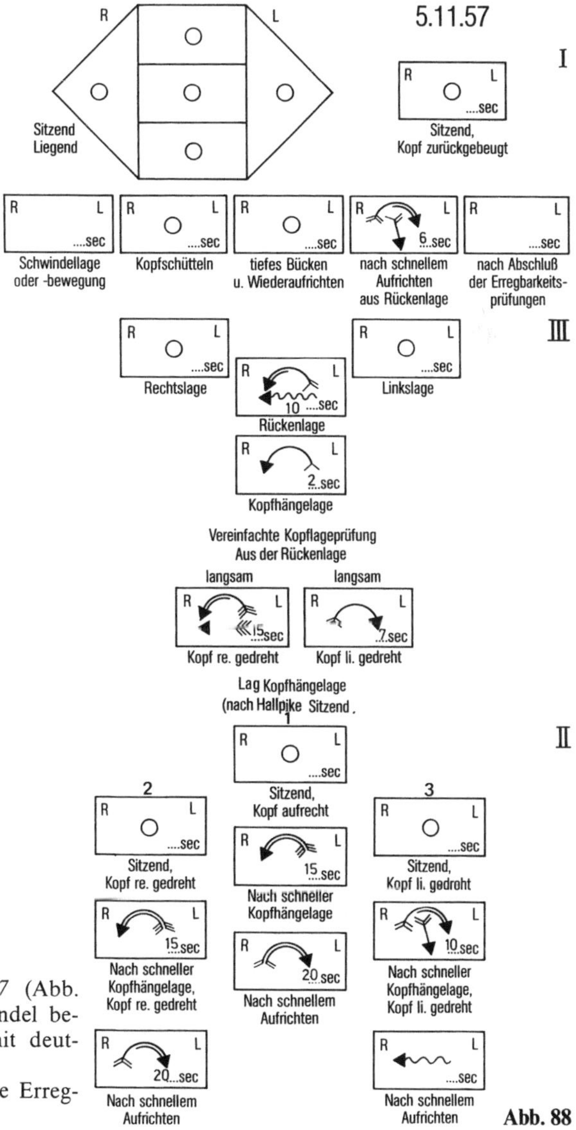

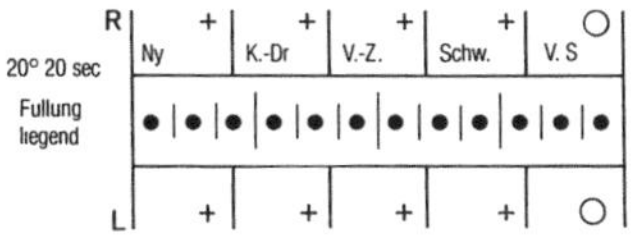

Nystagmusbefund am 5. 11. 1957 (Abb. 88): Sehr intensiver, von Schwindel begleiteter Lagerungsnystagmus mit deutlicher Gegenläufigkeit.

Seitengleiche normale thermische Erregbarkeit.

Abb. 88

Nach dieser Untersuchung mit ausgiebiger Lage- und Lagerungsprüfung sind die Schwindelerscheinungen geschwunden, und auch bei zahlreichen Kontrollen läßt sich kein krankhafter Vestibularisbefund mehr erheben. Die Pat. wird schließlich beschwerdefrei entlassen. Eine fachärztliche internistische und neurologische Untersuchung einschließlich der Liquoruntersuchung waren ohne krankhaften Befund.
Befund der chirurg. Rö.-Abteil.: Atlanto-Axis-Gelenk: Normalbreiter Gelenkspalt, keine Zeichen einer Torsionsstellung des Epistropheus gegenüber dem Atlas. Der Dens epistrophel zeigt eine normale Entwicklung. Kein Anhalt für basiläre Impression. Die Rö.-Aufn. der übrigen HWS zeigen bei normaler lordotischer Einstellung keinen Anhalt für einen degenerativen Bandscheibenprozeß. Bei normal weiten ZWR finden sich glatt konturierte Grund- und Deckplatten der HWS.
Der 4. Hw zeigt eine leichte Torsionsstellung. Stärkere uncovertebrale Exostosen oder erhebliche osteochondrotische Veränderungen fehlen ebenso wie Zeichen für eine deformierende Spondylosis.

Epikrise: Dieser Befund gibt zu wichtigen Rückschlüssen Anlaß. Es handelt sich hier um transitorische, synchron von Schwindel begleitete Nystagmusanfälle von vorwiegend rotierendem, aber auch horizontal-rotierendem Charakter, wobei die hohe Frequenz vor allem der re. rotierenden Nystagmen auffallend ist. Gegenläufigkeit ist vorhanden. Crescendo und Decrescendo sind aus dem transitorischen Charakter abzuleiten. Eine Latenz wurde offenbar nicht beobachtet. Insgesamt ein Lagerungsnystagmus!
Nachuntersuchungen erbrachten keinen krankhaften Befund mehr. Demnach dürfte bei der poliklinisch am Aufnahmetage vorgenommenen Lagerungs- bzw. Lageprüfung eine Manipulation vorgenommen worden sein, die einem gezielten Redressement der HWS entsprochen haben müßte. Anders kann man sich das sofortige Verschwinden aller Beschwerden und objektiven Symptome nicht erklären. Der noch nachweisbare röntgenologische Befund an der HWS unterstützt diese Annahme.
Im Zusammenhang mit dieser Feststellung muß die Ursache solcher Befunde diskutiert werden: Man kann aus dem transitorischen Charakter der Nystagmen nicht ableiten, daß die Ursache solcher Vestibularisstörungen immer in der Peripherie, also im Labyrinth, zu suchen sei, wie das noch in neuerer Zeit immer wieder behauptet wird (Kornhuber 1974). Zweifelsfrei ist es die Aufgabe des Labyrinths, auf Lage- und Lageänderungsreize zu antworten, aber es kommt auch darauf an, wie diese Reize im zentralen Bereich weiter verarbeitet werden können. Das Lagefistelsymptom ist der Beweis für eine labyrinthäre Ver[illegible]hung gegenläufiger Nystagmen. Das häufige Zusammentreffen einseitiger krankhafter Ohrbefunde ohne Labyrinthfistel mit typischen Lagerungsnystagmen legt die Vermutung nahe, daß dann auch solche Nystagmen peripher ausgelöst sind. Als typisch gilt, daß der vorwiegend rotierende Nystagmus in Kopfhängelage mit zur Seite gedrehtem Kopf zur Seite des unten liegenden Ohres gerichtet ist. Beim Lagefistelsymptom, das ja einen Labyrinthwanddefekt zur Voraussetzung hat, ist übrigens die Symptomatik anders, weil ja durch die Elastizität in den Wandungen die Ausweichbewegung der endolabyrinthären Flüssigkeit eindeutig durch den Sitz der Fistel programmiert ist (vgl. Beispiel 6).
Wir kennen aber auch Befunde transitorischer Nystagmen, bei denen in der re. wie in der li. Kopfhängelage transitorische Nystagmen zum jeweils unten liegenden Ohr gerichtet waren, Befunde, bei denen pathologische Veränderungen im Bereich des Hirnstamms viel eher wahrscheinlich waren. So finden sich Lagerungsnystagmen

vor allem bei den labilen Hypotonikern und bei Arteriosklerotikern mit labilem Hochdruck. Auch das Schädel-Hirn-Trauma ohne nachweisbare Ohrtraumatisierung muß als Ursache häufig angesprochen werden. Deshalb ist die Lagerungsprüfung auch bei der Begutachtung von Unfallverletzten mit Schädeltrauma zur Pflicht gemacht worden.

Im vorliegenden Falle der Frau B. gibt der Befund in linker Kopfhängelage, aber auch der massive, hochfrequente Nystagmusanfall bei der vereinfachten Kopflageprüfung, also der Kopfdrehung nach re., zu denken. Als nun plötzlich alle Beschwerden nach dieser Untersuchung beseitigt waren, mußte die Diagnose lauten: Lagerungsnystagmus bei vertebro-basilärer Insuffizienz. Die Nystagmusphänomene mußten hypothetisch auf eine zirkulatorisch bedingte Störung vestibulärer Zentren zurückgeführt werden, die zu einer Fehlverarbeitung peripherer Impulse Anlaß gaben.

Und schließlich gibt dieser Befund Anlaß, darauf hinzuweisen, daß die Schilderung eines Lagerungsschwindels eine *gezielte Provokation* nach sich ziehen sollte, indem der Pat. zuerst in die von ihm geschilderte Schwindellage gebracht wird, bevor man Lockerungsmaßnahmen und Lageprüfungen durchführt. Man kann damit evtl. Charakteristisches des Nystagmusbildes herausuntersuchen, was bei üblichem Gang der Untersuchung nicht deutlich werden könnte, und man kann dadurch auch die ganze Untersuchung abkürzen.

Richtungsbestimmter Spontannystagmus in den 5 zwanglosen Hauptblickrichtungen, regellos richtungswechselnder Lagenystagmus bei Encephalitis disseminata (Aa 1 und Cb 2 α)

Beispiel 16: Hildegard H., 42 Jahre alt. Seit 6 Jahren zunehmend Schwankschwindel und Gangabweichung, keine Übelkeit, Scheinbewegung der Umgebung in der vertikalen Ebene. Spiegelbefund der Ohren und Hörvermögen bds. normal. Thermische Erregbarkeit der Labyrinthe bds. lebhaft, seitengleich.

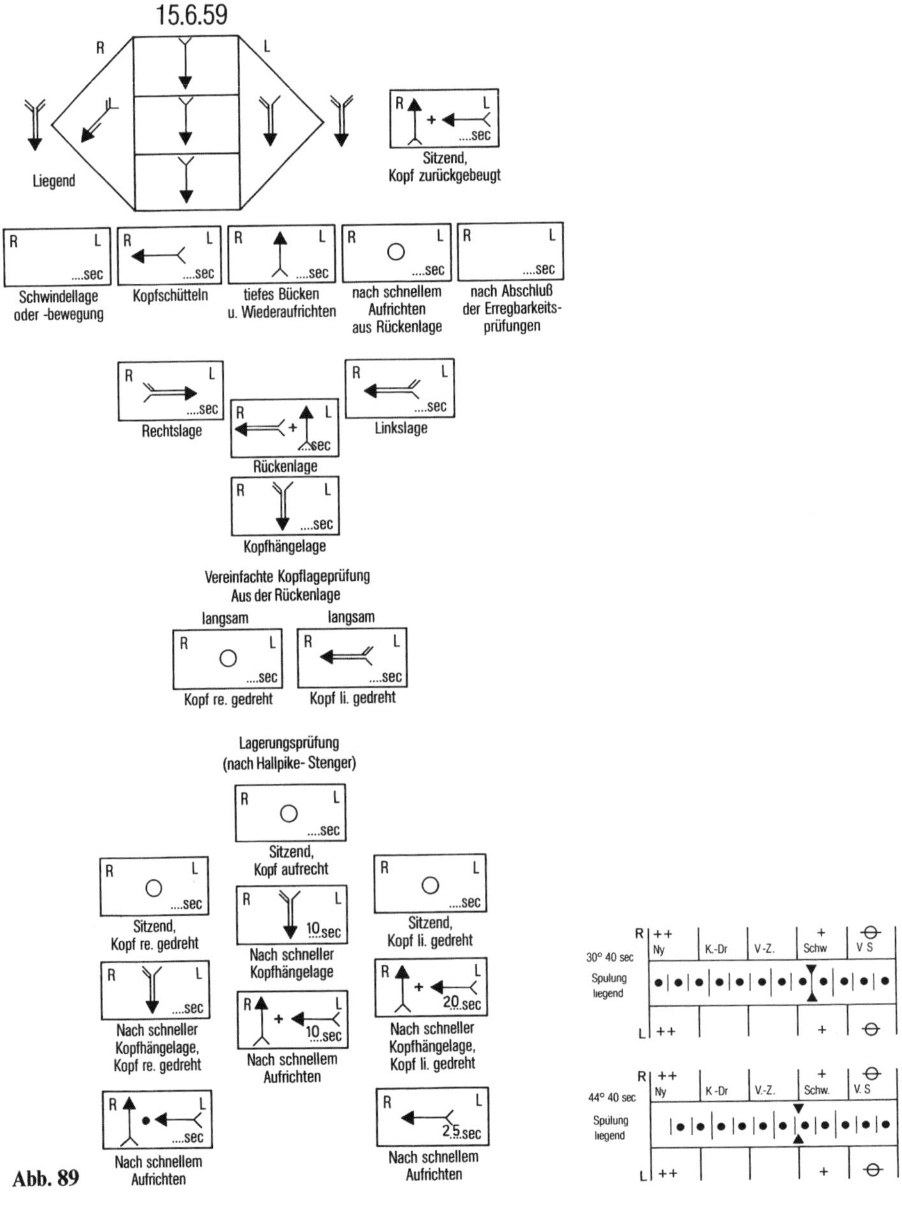

Abb. 89

Nystagmusbefund vom 15. 6. 1959 (Abb. 89): Richtungsbestimmter, fein- bis mittelschlägiger, wenig bis mittelfrequenter, vertikal abwärts gerichteter Spontannystagmus in den 5 zwanglosen Hauptblickrichtungen und regellos richtungswechselnder fein- bis mittelschlägiger Nystagmus nach Lockerungsmaßnahmen und Lagewechsel und bei der Lagerungsprüfung.

Epikrise: Die vertikale Schlagrichtung des richtungsbestimmten Spontannystagmus wies von vornherein auf eine zentralvestibuläre Genese hin, und auch das Ergebnis der Untersuchung unter der Leuchtbrille (Lockerungsmaßnahmen, Lageprüfung und Lagerungsprüfung) mit den regellos richtungswechselnden und auch schon in einer Lage die Richtung wechselnden Nystagmen sprach eindeutig für eine zentrale Genese, zumal auch die thermische Erregbarkeitsprüfung eine lebhafte, aber noch im Bereich des Normalen einzuordnende, seitengleiche Erregbarkeit ergab.
Dazu paßt auch die Angabe, daß die Schwindelerscheinungen nur als Schwankschwindel bzw. Gleichgewichtsstörungen empfunden wurden und auch schon über 6 Jahre in langsam zunehmender Weise bestünden.
Die Pat. wurde sofort unter dem Verdacht einer Multiplen Sklerose der Nervenklinik zugeleitet: Dort geringe neurologische Ausfälle im pyramidalen und cerebellären System mit mimischer Mundwinkelschwäche re. und leichter Rechtsbetonung der Armeigenreflexe. Diadochokinese re. gestört. Beim Gehen und beim Romberg deutliche cerebelläre Unsicherheit mit konstantem Rechtsabweichen. Im Zusammenhang mit dem außerordentlich deutlichen Nystagmusbefund lautete die Diagnose: Eminent chronisch verlaufende Encephalitis disseminata.
Auch dieser Befund zeigt deutlich, daß der Vestibularis bei der Diagnostik der bulbären Form der Multiplen Sklerose eine gewichtige Rolle spielt, während der Cochlearis keine charakteristischen Störungen zeigt.

Blickparetischer und zentral vestibulärer Nystagmus bei Encephalitis disseminata (Aa 2 u. Aa 1)

Beispiel 17: P. P., 46 Jahre alt. Klinische Diagnose der Nervenklinik Köln (Prof. ASCHAFFENBURG): Encephalitis disseminata. Januar 1928 plötzliches „Zusammenknicken der Beine“, vorübergehend Unfähigkeit, Wasser zu lassen, vorübergehend Doppeltsehen. Seit Mai 1928 Verschlechterung des Sprechens. Krampf im Gesicht re., Nackensteifigkeit, Schwierigkeiten beim Schlucken.
Befund: Kieferbewegungen etwas eingeschränkt, re. Gesichtshälfte verkrampft, Zunge weicht etwas nach re. ab. Schwacher, später fehlender unterer und mittlerer Bauchdeckenreflex re. Für Lues auch im Liquor kein Anhalt. Augenbefund (Prof. CORDS): Hintergrund o. B. Grobes Rechtsrucken bei Rechtsblick, Blickparese.
Eigener Befund am 17. 6. 1928: Acusticus bds. intakt. Thermisch (Spülung 13 °C, 5 sec) bds. gut erregbar. Re. durch den Spontannystagmus schwächer erregbar erscheinend.

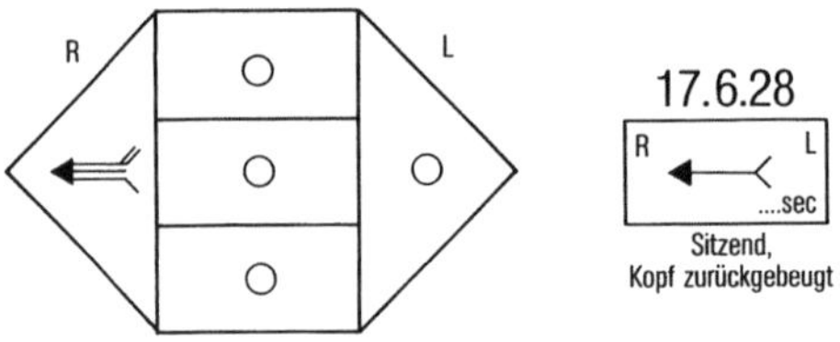

Abb. 90 a

Nystagmusbefund am 17. 6. 1928 (Abb. 90 a)

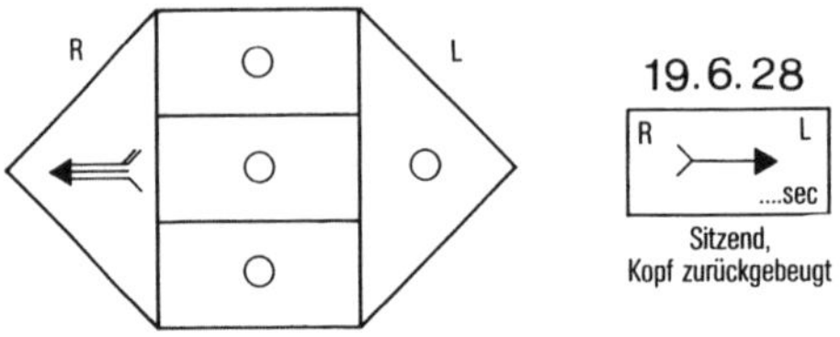

Abb. 90 b

Nystagmusbefund am 19. 6. 1928 (Abb. 90 b)

Am 22. 7. 1928 waren Facialiskrampf und das grobe Rechtsrucken bei Rechtsblick geschwunden.

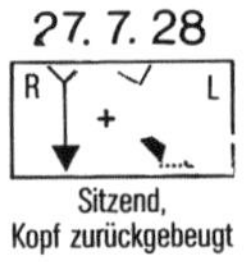

Abb. 90 c

Nystagmusbefund am 27. 7. 1928 (Abb. 90 c)

Am 11. 3. 1929 weiterhin Acusticus und thermische Erregbarkeit o. B. Keine scheinbare Differenz mehr zwischen re. und li. bei der thermischen Prüfung.

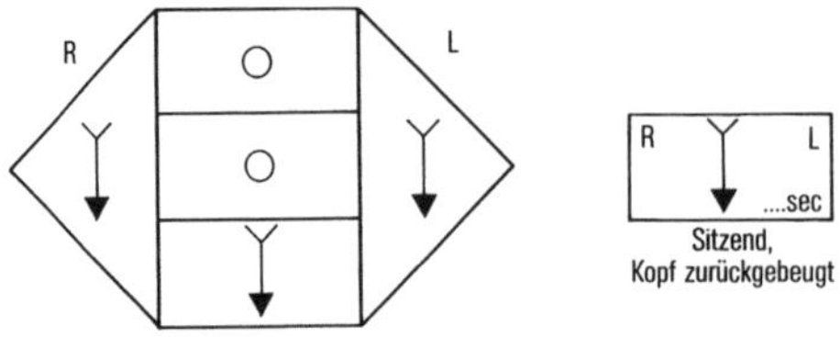

Abb. 90 d

Nystagmusbefund am 11. 3. 1929 (Abb. 90 d)

Epikrise: Die Beobachtung ist ein eindrucksvolles Beispiel für einen richtungsbestimmten horizontalen Rucknystagmus mit steilem Intensitätsgefälle (s. S. 39 ff). Obwohl bei der ersten Untersuchung keine Augenruhe bei Blick geradeaus unter der Leuchtbrille vorhanden war, sondern ein in gleicher Richtung wie das grobe Rechtsrucken bei Rechtsblick schlagender schwach intensiver Horizontalnystagmus, ist das Vorliegen eines steilen Intensitätsgefälles als Charakteristikum der Blickparese unverkennbar. In dem Befund vom 19. 6. wird das noch deutlicher. Man erkennt aus dem späteren Verschwinden des groben Rechtsruckens und dem dann auftretenden Vertikalnystagmus, daß hier zwei verschiedene Nystagmusvorgänge nebeneinander bestanden haben: das Rechtsrucken bei Rechtsblick mit steilem Intensitätsgefälle als Ausdruck einer rechtsseitigen Blickparese und ein anfänglich nach re., später nach li. gerichteter Horizontalnystagmus vestibulärer Genese, der dann in einen Vertikalnystagmus überging und der durch dieses Verhalten im Zusammenhang mit dem übrigen Befund als zentral ausgelöst beurteilt werden muß. Im Zusammenhang mit dem gleichseitigen Fascialistrismus muß die Blickparese nach re. auf eine Schädigung des re. pontinen Blickzentrums (Nucl. VI) bezogen werden.
Das vorliegende Beispiel demonstriert den lokalisatorisch verwertbaren Befund einer rein einseitigen Blickparese. Formanalytisch betrachtet läßt sich zwischen Blickparesen und Fixationsparesen kein grundsätzlicher Unterschied machen. Das rein einseitige Verhalten der geschilderten Art spricht aber eindeutig für Blickparese. Wenn aber im Sinne eines Blickrichtungsnystagmus grundsätzlich gleichartige Vorgänge nach beiden Seiten hin auftreten, so können sowohl multiple Blickparesen wie auch Fixationsparesen vorliegen.

Periodisch-alternierender Rucknystagmus (Nystagmus alternans), vorübergehend übergehend in einen intensiven, regelmäßig richtungswechselnden Lagedauernystagmus (Cb 1 α) und später in einen transitorischen gegenläufigen Lagerungsnystagmus (Da 2) im Verlauf einer otogenen Meningitis

Beispiel 18: E. Sch., 56 Jahre alt. Ende Februar 1959 nach einer Motorradfahrt linksseitige Ohrenschmerzen. Einige Tage darauf Ohrlaufen li., Nachlassen der Schmerzen. Seitdem Hörverschlechterung li. Hat bis zum Tage vor der Klinikaufnahme gearbeitet. In der Nacht vor der Klinikaufnahme heftige Hinterkopfschmerzen, Nackensteife. Bei erhaltener örtlicher und zeitlicher Orientierung allgemeine Verlangsamung. Einweisung wegen Verdachtes auf eine otogene Meningitis.
Befund bei der Klinikaufnahme: Li. Trommelfell stark gerötet und verschwollen, zitzenförmige Perforation, Fistelsymptom negativ. Übriger Spiegelbefund unauffällig. Stark ausgeprägte Nackensteife, kernig positiv, Eigenreflexe lebhaft, seitengleich, keine Fremdreflexe, Babinski, Gordon und Oppenheim re. angedeutet positiv, KHV und FNV regelrecht, keine Adiadochokinese, keine amnestische Aphasie. Hirnnerven bis auf Nervus VIII li. o. B. Augenhintergrund regelrecht. WaR in allen Reaktionen negativ. Lumbalpunktion: Anfangsdruck 280/Enddruck 240 mm H_2O, Liquor trüb, 25000/3 Zellen, Pandy + + +, beim Queckenstedtschen Versuch seitengleicher, mäßig rascher lumbaler Druckanstieg um 40 mm H_2O. Hörvermögen: Flüstersprache re. 0,5–0,75 m, li. teilweise verschärft a.c., Umgangssprache re. 5,0 m, li. laut a.c. (Prüfung mit Schüttelversuch und mit Lärmtrommel). Röntgenologisch Penumatisationshemmung bds.

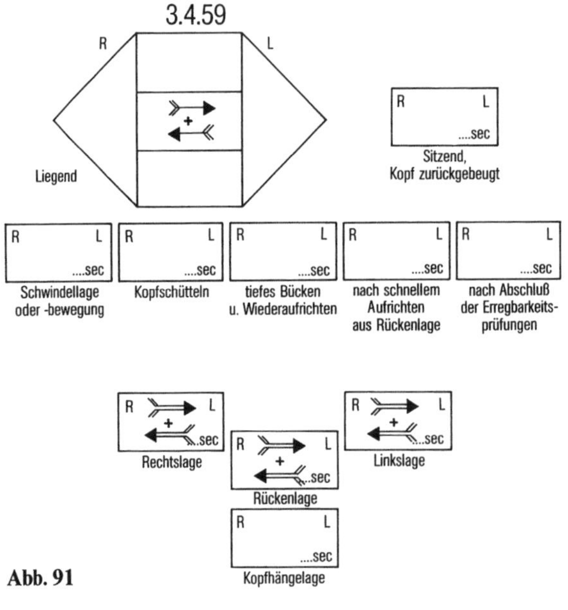

Abb. 91

Nystagmusbefund am 3. 4. 1959 (Abb. 91): Bei Beobachtung ohne Leuchtbrille in Mittelstellung der Bulbi mittelfrequenter, feinschlägiger Nystagmus nach li., der nach etwa 30 sec in einen ebensolchen Nystagmus nach re. umschlägt. Die Rechts- und Linksperioden wechseln regelmäßig nach 25 bis 30 sec und nur scheinbar ohne Pause. Bei Beobachtung unter der Leuchtbrille in Rückenlage ist zunächst ein in Frequenz und Amplitude gleichartiger Nystagmus nachweisbar, der aber ein deutliches Crescendo und Decrescendo während der einzelnen Perioden und eine Pause von jeweils 2–3 sec vor dem Richtungsumschlag erkennen läßt. Auf dem Höhepunkt der einzelnen Halbphasen ist der Nystagmus teilweise grob-klonisch. Kurzdauernder oder langdauernder Seitblick entgegen der Schlagrichtung führt zu keiner Richtungsänderung des Nystagmus, zwangloser Seitblick in die Schlagrichtung bewirkt Frequenzsteigerung. In verschiedenen Körperlagen ändert der Nystagmus seine Schlagrichtung nicht. Bei wiederholten Prüfungen mit der optischen Drehtrommel tritt kein optokinetischer Nystagmus auf, und die Halbphasendauer bleibt unbeeinflußt.

Thermisch (20 °C, 20 sec Füllung, Leuchtbrille) keine sichere Beeinflussung des Spontan-Nystagmus, (12 °C, 60 sec Spülung, Leuchtbrille) links während der Linksphase und re. während der Rechtsphase deutliche Hemmung des Nystagmus bds. als Zeichen der vorhandenen thermischen Erregbarkeit.
Bei der am 4. 4. 1959 durchgeführten Mastoidektomie findet sich ein Extraduralabszeß sowohl im Bereich der mittleren als auch der hinteren Schädelgrube. Die Dura dort verdickt, mit Granulationen bedeckt, teilweise mißfarben, nicht auffällig gespannt.
Bis zum 7. 4. 1959 bleibt bei deutlichem Rückgang der meningitischen Zeichen, fortschreitender Normalisierung des Trommelfellbefundes und Besserung des Hörvermögens li. der periodisch-alternierende Nystagmus bestehen. Der Richtungsumschlag tritt unregelmäßiger, aber von äußeren Reizen unabhängig ein.

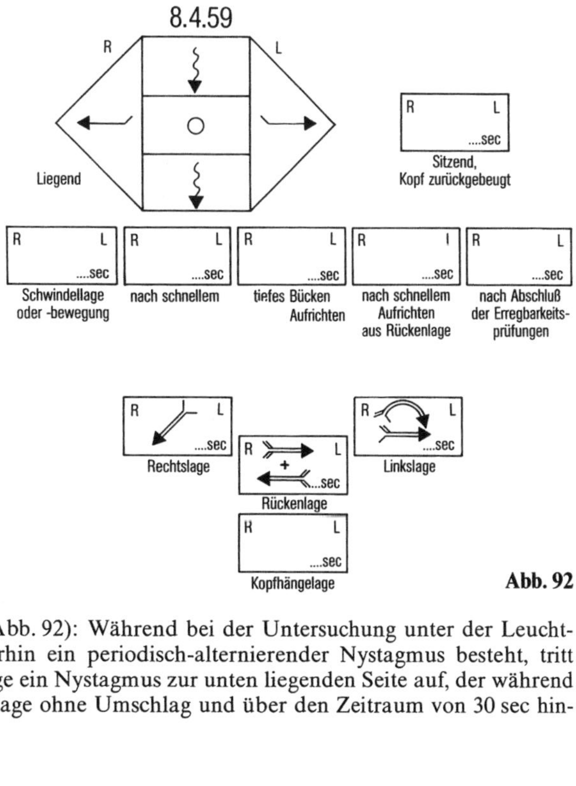

Abb. 92

Nystagmusbefund am 8. 4. 1959 (Abb. 92): Während bei der Untersuchung unter der Leuchtbrille in Rückenlage noch weiterhin ein periodisch-alternierender Nystagmus besteht, tritt erstmalig in Links- bzw. Rechtslage ein Nystagmus zur unten liegenden Seite auf, der während der Dauer der eingenommenen Lage ohne Umschlag und über den Zeitraum von 30 sec hinaus anhält.

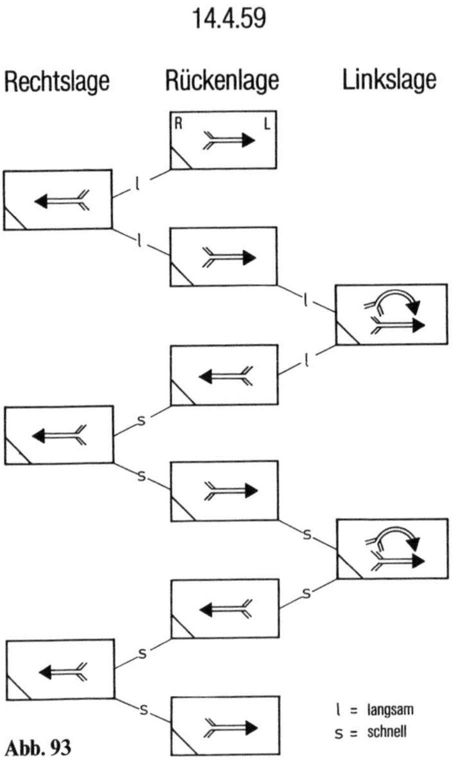

Abb. 93

Nystagmusbefund am 14. 4. 1959 (Abb. 93): Der Nystagmus alternans ist jetzt verschwunden. Nach Lagewechsel tritt jeweils mit einer Latenz von 5–10 sec ein richtungswechselnder transitorischer Lage- bzw. Lagerungsnystagmus auf, der in den darauffolgenden 45 sec in Frequenz und Amplitude zunimmt und dann allmählich abklingt, ohne in die Gegenrichtung umzuschlagen. Ein Richtungsumschlag tritt erst nach erneutem Lagewechsel ein.

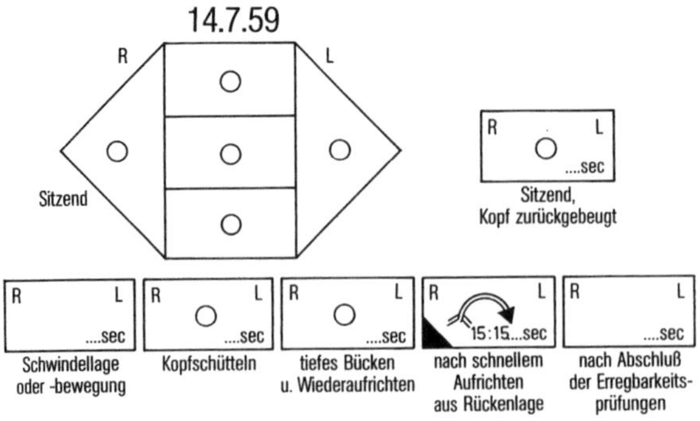

Abb. 94

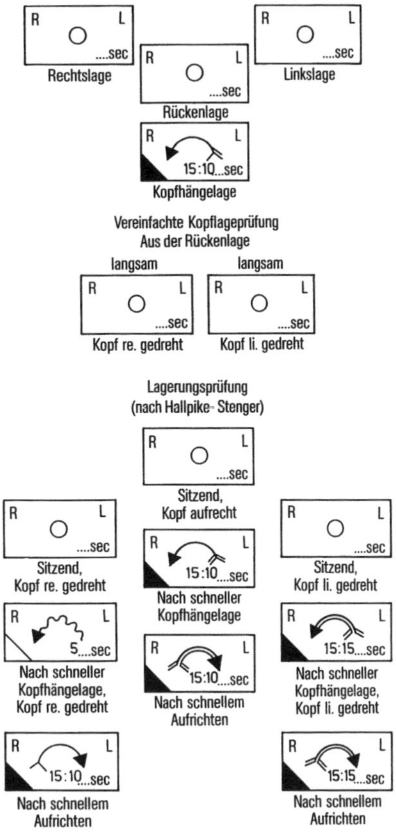

Abb. 94 (Forts.)

Nystagmusbefund am 14. 7. 1959 (Abb. 94): Dieser Befund ist unverändert noch 1½ Jahre nach Klinikentlassung nachweisbar.

Epikrise: Das Wesentliche des Beobachtungsfalles ist aus der Anamnese und dem Krankheitsbericht zu entnehmen. Hinsichtlich der Lokalisation der Schädigung muß aufgrund der bisherigen Kenntnisse des Nystagmus alternans (Lorente De No' 1926; Jung u. Mittermaier 1939; Teng, Shanzer u. Bender 1958; Kornhuber 1959) eine Hirndrucksteigerung mit Rückwirkung auf den Hirnstamm im Ablauf der Meningitis angenommen werden. Für die Deutung des periodisch-alternierenden Nystagmus als zentrales Symptom spricht dabei der spätere Übergang in einen intensiven, regelmäßigen, richtungswechselnden Lagedauernystagmus und in einen gegenläufigen, transitorischen Lagerungsnystagmus, in dem wahrscheinlich ein Restsymptom der endocraniellen Erkrankung mit zentraler Auslösung oder mit zentraler Fehlverarbeitung aus der Peripherie kommender Reize zu sehen ist.

Regellos richtungswechselnder Lagenystagmus bei Syringobulbie (Cb 2 β)

Beispiel 19: Heinrich H., 52 Jahre alt, Fabrikarbeiter. Vor 8 Wochen Erkältung, vor 3 Wochen wegen Tubenkatarrh behandelt. Seit 14 Tagen Schwankschwindel, Taumeligkeit und einmal Erbrechen. Unsicherheit im Dunkeln.
Befund am 19. 1. 1953: Reizlose Trommelfelle bds., geringe Innenohrschwerhörigkeit bds., seitengleich. Übriger Spiegelbefund o. B.

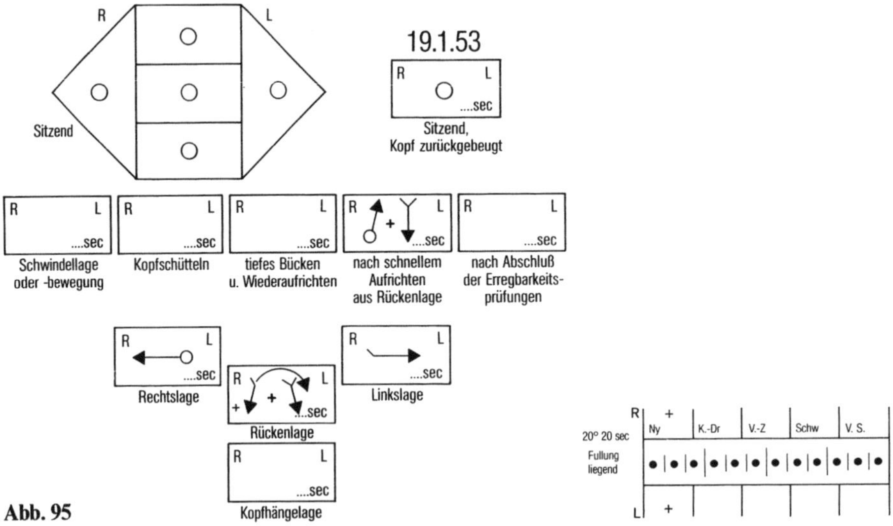

Abb. 95

Nystagmusbefund am 19. 1. 1953 (Abb. 95): Regelloser, richtungswechselnder Lagenystagmus. Labyrinthe thermisch seitengleich erregbar.

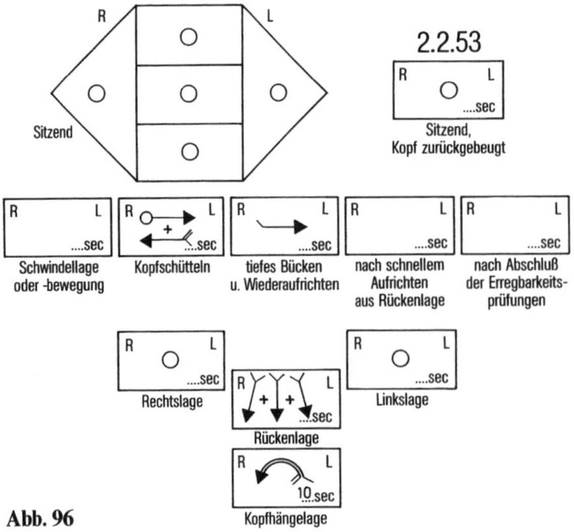

Abb. 96

Nystagmusbefund am 2. 2. 1953 (Abb . 96): Regellos richtungswechselnder Lagenystagmus.

Internistische Untersuchung o. B. Neurologische Untersuchung ergibt, daß Patient bereits seit 1931 wegen Syringomyelie behandelt wird.

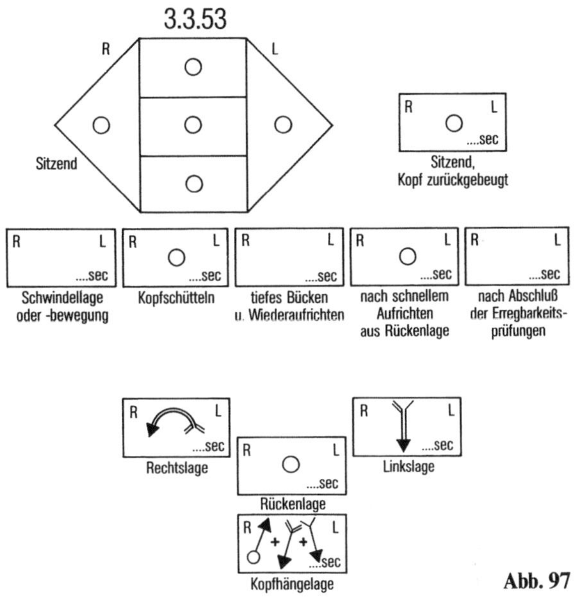

Abb. 97

Nystagmusbefund am 3. 3. 1953 (Abb. 97): Regellos richtungswechselnder Lagenystagmus.

Epikrise: Der relativ unauffällige Befund vom 19. 1. 1953 zwang zu weiterer Aufklärung. Der regellos richtungswechselnde Lagenystagmus bei normaler Erregbarkeit beider Labyrinthe war von vornherein auf eine zentrale Genese zurückzuführen. Hier mußte die internistische oder die neurologische Untersuchung Klärung bringen. Derartige diskrete Befunde kann man häufiger bei der vertebrobasilären Insuffizienz, der basilären Mangeldurchblutung, erheben, wobei dann oft die thermische Prüfung einen sehr lebhaften induzierten Nystagmus ergibt. In diesem Fall ergaben die Nachuntersuchungen deutlichere Befunde, die durch die Diagnose *Syringobulbie* als Oblongata-Erkrankung zu erklären waren.

Regelloser Blickrichtungsnystagmus, regellos richtungswechselnder Lagenystagmus bei dorso-lateralem Oblongata-Syndrom links (Wallenberg-Syndrom). (Bb 1 u. 2, pendelartiges Rucken)

Beispiel 20: Hans-Gerd B., 64 Jahre alt. Der ohrgesunde Pat. erkrankte in der Nacht vom 6./7. 6. 1980 nach größerer Anstrengung an den Vortagen (Teilnahme Beerdigung, längere Autofahrten) plötzlich mit starkem Schwindel, Erbrechen, Seh- und Gangstörung, mit Taubheitsgefühl in der li. Gesichtshälfte und Heiserkeit. Keine Bewußtlosigkeit. Schwere Abweichtendenz nach li. beim Gehversuch, Einweisung in eine Med. Klinik wegen Verdacht auf Apoplexie.
Ein Jahr zuvor wegen Durchblutungsstörungen beider Beine mit iliofemoralem Bypass versorgt, seitdem Marcumar.
Bei der HNO-Untersuchung am 9. 5. 1980 schwerkranker Zustand, Aufsitzen unmöglich, Brechreiz noch vorhanden, in Linkslage Schwindel am geringsten.

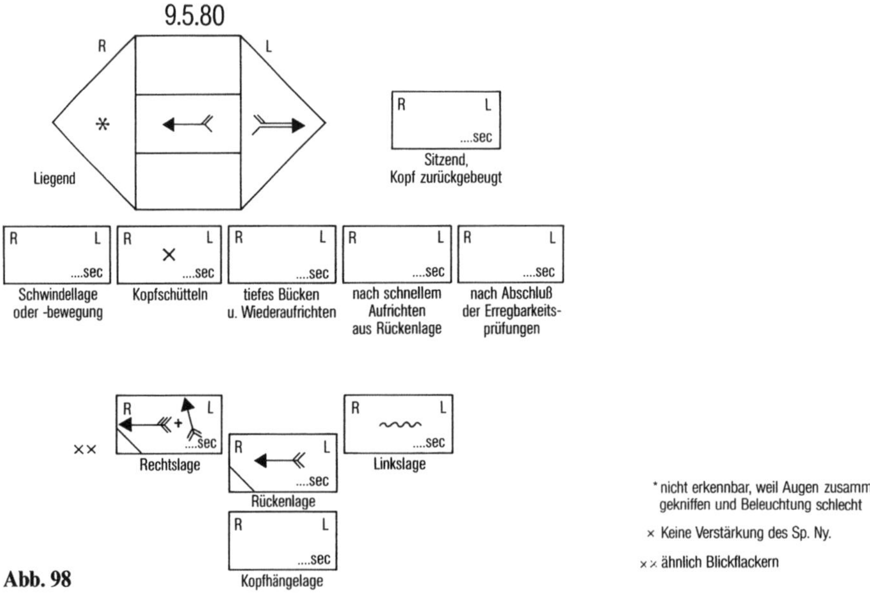

Abb. 98

Nystagmusbefund am 9. 5. 1980 (Abb. 98): Regelloser Blickrichtungsnystagmus, schon aus zwei Prüfsituationen zu erkennen (Geradeausblick und Linksblick). In Rechtslage ein sehr lebhaftes, pendelartiges Rucken der Augen mit Rechtsbetonung, in Linkslage kein sicherer Rucknystagmus erkennbar. Augenunruhe.

Weitere Untersuchungen aufgrund des Allgemeinzustandes nicht durchführbar, und auch im Augenblick nicht notwendig, da bei erhaltenem und unverändertem Hörvermögen schon aufgrund der Vorgeschichte und des Nystagmusbefundes eine zentrale Schädigung des vestibulären Systems sicher ist und im Verein mit den übrigen Befunden einen apoplektischen Insult im dorsolateralen Oblongata-Bereich links annehmen läßt. Enophthalmus li. und Miosis li., Cornealreflex li. abgeschwächt, deutliche Hypästhesie V 2 u. 3 li.
Bei der genauen HNO-ärztlichen Kontrolle am 13. 5. 1980 war der Vestibularis-Befund im Prinzip der gleiche wie am 9. 5. 1980. Thermisch war das re. Labyrinth normal, das li. untererregbar. Neurologisch schwere Hypästhesie im linken V-Bereich, IX-Parese li., Gaumensegelschwäche li., Laryngicus-Parese li. mit Paramedianstellung des li. Stimmbandes.

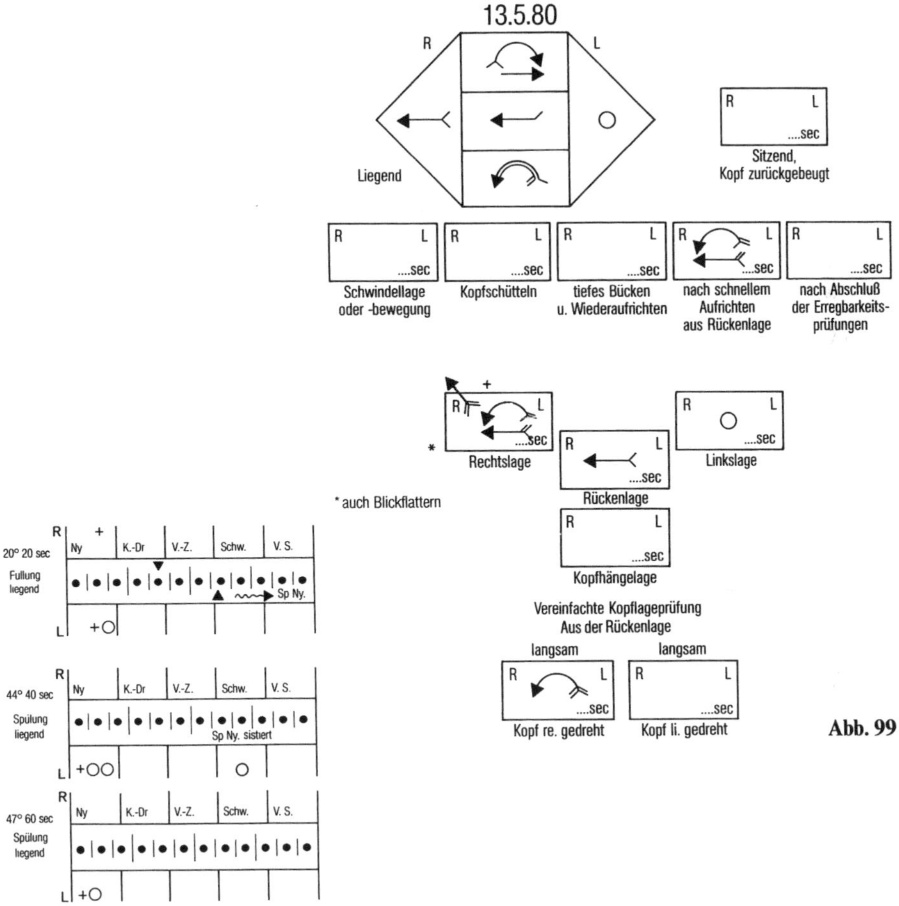

Abb. 99

Nystagmusbefund am 13. 5. 1980 (Abb. 99): Regelloser Blickrichtungsnystagmus, hochfrequentes, teils horizontal rotierendes, teils vertikal diagonales Rucken nach re. in Rechtslage, zeitweise sogar pendelartiges Rucken. In Rückenlage nur horizontaler Rucknystagmus nach re., und in Linkslage kein Nystagmus.
Verzicht auf Lagerungsprüfung selbstverständlich.

Bei der Nachuntersuchung am 1. 8. 1980 immer noch deutlicher Vestibularisbefund, jedoch kaum Schwindel, aber noch Gangabweichen. Lesen im Sitzen unmöglich, jedoch konnte in Linkslage auch kleine Schrift sehr gut erkannt werden!

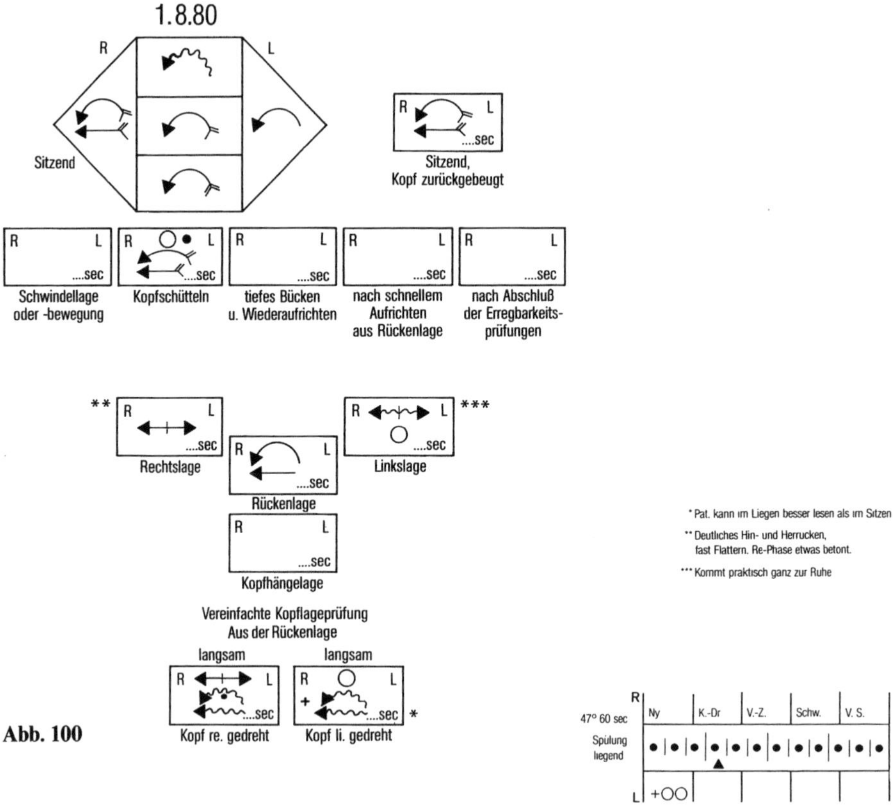

Abb. 100

Nystagmusbefund am 1. 8. 1980 (Abb. 100): Richtungsbestimmter Spontan- und Provokationsnystagmus nach re., teilweise pendelartiges Rucken.

Neurologische Nachuntersuchung am 17. 12. 1980: Gute Rückbildung der Ausfallerscheinungen. Allgemeinbefinden besser. Auch die Laryngicus-Parese ist wieder aufgehoben.

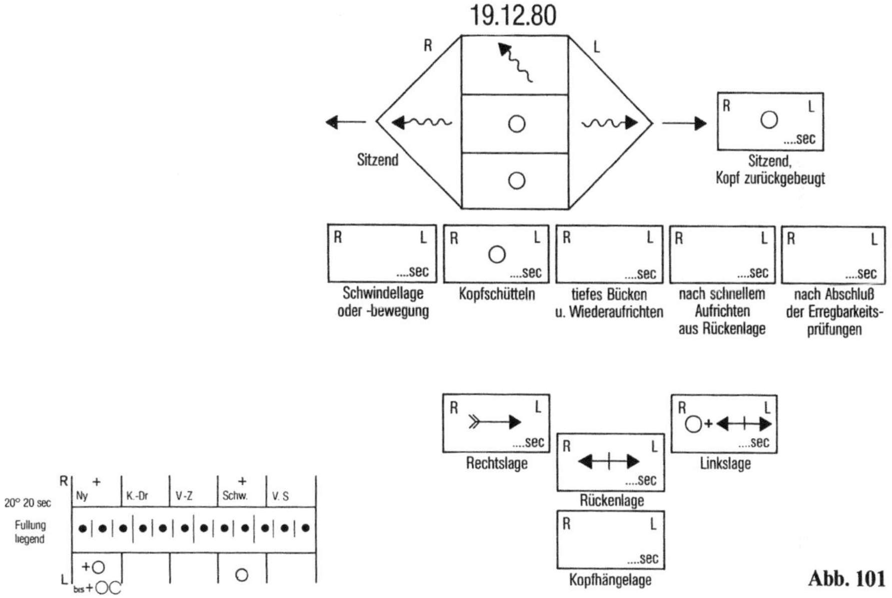

Abb. 101

Nystagmusbefund am 19. 12. 1980 (Abb. 101): Kein sicherer Blickrichtungsnystagmus, aber gelockerter Endstellungsnystagmus. Sehr feinschlägiges, pendelartiges Rucken in Rücken- und Linkslage, Linksnystagmus in Rechtslage, deutliche Erregbarkeitsstörung.

Epikrise: Das Ergebnis der Erstuntersuchung am Krankenbett in Form einer sog. Kurzuntersuchung bestätigte den Verdacht auf einen Insult im Hirnstammbereich. Der regellose Blickrichtungsnystagmus mit Rechtsnystagmus bei Blick geradeaus und in Rückenlage unter der Leuchtbrille war zwanglos mit den neurologisch faßbaren Symptomen in Beziehung zu setzen und sprach für eine Lokalisation im dorso-lateralen Bereich der Medulla oblongata. Dazu paßte auch die später festgestellte linksseitige Erregbarkeitsstörung. Im weiteren Verlauf ließ die Intensität der Nystagmen nach, jedoch blieb der eigenartige Charakter mit den feinschlägigen, frequenten Rucken und den zeitweisen pendelartigen Rucken bestehen und bewies durch diese Besonderheiten ebenfalls die zentral zu lokalisierende Schädigung.

8 Die Bedeutung der Elektronystagmographie bei der Fahndung nach Spontan- und Provokationsnystagmus

Die Elektronystagmographie, unter der man die Registrierung von Potentialdifferenzen zwischen periorbital angelegten Elektroden versteht, fand Eingang in die klinische Praxis, nachdem JUNG u. MITTERMAIER (1939) ihre mit dieser Registriertechnik gewonnenen Erfahrungen veröffentlicht hatten.[1]

Physiologisch basiert diese Registriertechnik auf den Untersuchungen von DUBOIS REYMOND (1849) über tierische Elektrizität, denen zufolge die Cornea des Auges eine positive und die Retina eine negative Ladung aufweist. Das Auge kann demnach als elektrischer Dipol angesehen werden, dessen Achse mit der Sehachse zusammenfällt. Bei Drehung des Bulbus um einen gegen die optische Achse des Auges geneigten Raumvektor ändert sich mit der elektrischen Feldstärke auch das Potential an den Orten der periorbital angelegten Elektroden. Die Potentialänderungen sind nach MOWRER et al. (1935) dem Winkel der Augenauslenkung proportional. In eigenen unveröffentlichten Untersuchungen konnte dies 1967 bei gesunden Versuchspersonen für Blickbewegungen bis +/–25° um die Nullstellung der Augen mit erkennbaren Abweichungen für Winkel über +/–10° bestätigt werden.
Zur Verstärkung der unter 1 mV liegenden Potentialschwankungen werden heute sowohl DC- als auch AC-gekoppelte Verstärker eingesetzt. Letztere sollten für eine unverfälschte Wiedergabe auch der langsamen Nystagmuskomponenten eine Zeitkonstante von etwa 3 sec besitzen. Die Registrierung der verstärkten Potentialdifferenzen kann schließlich elektromechanisch über Kurvenschreiber oder elektromagnetisch mit Magnetbandgeräten und zur Kurvendarstellung geeigneten Oszilloskopen erfolgen.

Eine komplette Erfassung aller registrierbaren Nystagmen erfordert eine beidseitige monokuläre Ableitungstechnik der horizontalen und vertikalen sowie zusätzlich die bitemporale Ableitung der horizontalen Nystagmusamplituden. Schräg oder diagonal gerichtete Augenzuckungen lassen sich so aus den horizontal und vertikal registrierten Amplituden mittels Vektoraddition auch quantitativ bestimmen. Ein qualitativ oder quantitativ dissoziierter Nystagmus wäre an den sich unterscheidenden beidseits monokulär abgeleiteten Potentialschwankungen zu erkennen. Da dieser jedoch selten (FRENZEL 1955) und sein Nachweis zumindest bei geöffneten und beleuchteten Augen möglich ist, reicht für die meisten Fragestellungen der Vestibularisdiagnostik eine monokuläre vertikale und die bitemporale Nystagmusregistrierung aus.
Die Elektronystagmographie erweitert die Fahndung nach Spontan- und Provokationsnystagmus auf die Untersuchung der unbeleuchteten geöffneten oder geschlossenen Augen im dunklen Raum. Bei Ausschluß von Artefakten dokumentiert das Elektronystagmogramm einen registrierten Nystagmus hinreichend objektiv. Dieses ermöglicht schließlich eine vom Untersuchungszeitpunkt unabhängige quantitative

---

1 Eine tabellarische Übersicht der historischen Entwicklung der Nystagmographie findet sich bei TOGLIA u. EGYED (1976).

Tabelle 2. Spontannystagmus-Registrierung

Ableitungsposition	horizontale Elektroden	vertikale Elektroden
a) Dunkelraum Leuchtbrille leuchtend Augen geöffnet		
b) Dunkelraum Leuchtbrille leuchtend Augen geschlossen		
c) Dunkelraum Leuchtbrille aus Augen geschlossen		
d) Dunkelraum Leuchtbrille aus Augen geöffnet		
e) Heller Raum, Leuchtbrille aus und hochgeklappt, Augen geöffnet		

Auswertung des Befundes. Allerdings kann eine solche Aufzeichnung wegen einer Reihe verschiedenartiger Fehlermöglichkeiten niemals allein für einen Vestibularisbefund bestimmend sein, sondern muß stets im Zusammenhang mit anderen klinischen Gleichgewichtsuntersuchungen gesehen werden. Die Photoelektronystagmographie ist in dieser Hinsicht nicht anders zu bewerten. Bei ihr werden einige Fehlerquellen bei der Registrierung eines Nystagmus lediglich durch andere, nicht minder gravierende ersetzt. Mit besonderer Vorsicht sollten auch heute noch die Resultate beurteilt werden, die von Registrierversuchen während der Fahndung nach Provokationsnystagmus herrühren; denn bei diesem vom Frenzelschema vorgegebenen Untersuchungsgang sind erhebliche Artefakte ohne hohen technischen Aufwand mit Sicherheit unvermeidbar.

8.1 Nachweis des Spontannystagmus

Im Gegensatz zu den experimentellen Gleichgewichtsprüfungen, die in der heutigen Durchführungsweise ohne Elektronystagmographie nicht denkbar wären, hat die Fahndung nach Spontan- und Provokationsnystagmus grundsätzlich mit der direkten Beobachtung unter der Leuchtbrille zu beginnen. Sofern es allein um den Nachweis eines Spontannystagmus geht, benötigt der erfahrene Otologe ein Elektronystagmogramm erst dann, wenn trotz der nach Frenzel (1938) und Stenger (1955) vorgenommenen Provokationsmaßnahmen ein Nystagmus bei positiver Schwindelanamnese entweder nicht oder nur sehr unsicher diagnostiziert werden kann. Tritt ein Nystagmus nur bei Provokation auf, interessieren im Elektronystagmogramm jene Ableitungen, in denen die bei Beobachtung mit der Leuchtbrille noch wirksamen hemmenden Faktoren wie geöffnete Lider und die Beleuchtung der Augen schrittweise reduziert werden.

Während die Registrierung eines Nystagmus im Dunkeln bei geöffneten Augen noch mit einer Infrarot-Photoelektronystagmographie durchführbar wäre, ist eine Aufzeichnung von Augenbewegungen bei geschlossenen Lidern allein mit der Elektronystagmographie möglich. Aufgrund dieser Tatsache hat sich die Elektronystagmographie als universelle Registriermethode bei der Fahndung nach Spontannystagmus weitgehend durchgesetzt und wird bei speziellen Fragestellungen von der Photoelektronystagmographie ergänzt.
Bereits ROSSBERG (1954), ASCHAN et al. (1956), KOCH et al. (1959) weisen darauf hin, daß ein Nystagmus in völliger Dunkelheit registriert, häufig deutlicher in Erscheinung tritt als bei Ableitung mit eingeschalteter Leuchtbrille. Gestützt auf die Untersuchungen von FRENZEL u. TONNDORF (1957) erwähnt STENGER (1965) in seinem Handbuchartikel, daß ein derart noch nachweisbarer Nystagmus bei eingeschalteter Leuchtbrille sogar gänzlich unterdrückt werden kann.
MEGIGHIAN u. WALDECKER (1961) folgern aus ihren Untersuchungen, daß alle vom optischen System auf den vestibulo-okulären Reflexbogen einwirkenden Impulse den vestibulären Nystagmus hemmen. Sofern nicht eine Störung der raschen Phasen infolge einer zentralen Läsion vorliegt, ist nach KORNHUBER (1965) der vestibuläre Spontannystagmus am stärksten bei geschlossenen Augen.

In der klinischen Routine hat sich bis heute das von FRENZEL als Standardableitung bezeichnete Registrierschema bewährt (Tab. 2). Um Relativbewegungen zwischen Kopf und Körper weitgehend zu verhindern und so einen eventuell vorhandenen Cervikalnystagmus zu unterdrücken, wird dabei der Kopf des Patienten in einer Kinnstütze und gegen einen Stirnbügel, an dem zugleich die Leuchtbrille befestigt ist, abgestützt (Abb. 102).
Nach einer Blickwinkeleichung wird in den 5 Positionen a–e mit bitemporal und monokulär vertikal angelegten Elektroden die Spontannystagmus-Registrierung vorgenommen. Erfahrungsgemäß reicht in den Positionen a–d eine Registrierdauer von 60 sec aus. In der Position e, bei Ableitung im hellen Raum mit offenen Augen

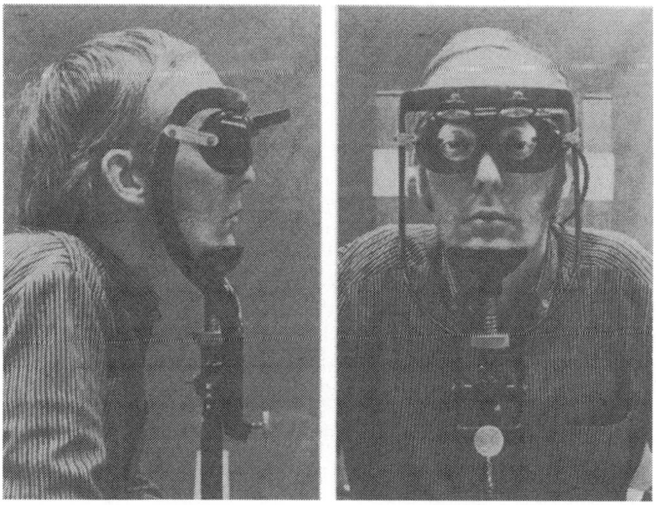

Abb. 102. Untersuchungsanordnung zur Spontannystagmus-Registrierung im Kinnstütze-Stirnbügel-Leuchtbrillengestell

und ausgeschalteter sowie hochgeklappter Leuchtbrille, d.h. bei Blickfixation, genügen in der Regel 30 sec. Diese Zeiten sind allerdings lediglich als Richtwerte anzusehen, von denen je nach Nystagmusbefund abgewichen werden kann. Sofern nicht eine vollständige Ausmessung des registrierten Spontannystagmus erfolgt, kann dieser zur Befunddokumentation mittels der Frenzelschen Pfeilsymbolik in das Ableitungsschema eingetragen werden.

8.2 Dokumentation des Spontannystagmus

Das Elektronystagmogramm liefert zwar bei technisch einwandfreier Ausführung eine objektive Dokumentation der Augenbewegungen, beinhaltet jedoch im Gegensatz zur Filmaufnahme eine Reihe von Artefaktmöglichkeiten, ohne deren Kenntnis ein Betrachter insbesondere bei unsicheren Befunden leicht Fehlschlüssen unterläge. Sieht man von diesen vorerst ab, so bildet die Elektronystagmographie in der Tat ein einfaches Dokumentationsverfahren, das zwar rotierende Nystagmen nicht erfaßt, dafür aber noch solche Befunde nachzuweisen gestattet, die sich nur im Dunkeln und bei geschlossenen Augen manifestieren. Im Gegensatz zum Frenzelschema kann ein so aufgezeichneter Nystagmus unabhängig vom Untersuchungstag jederzeit nach Richtung, Dauer, Frequenz und der auf die Blickwinkeleichung bezogenen Amplitude neu ausgewertet werden. Das Elektronystagmogramm gibt Aufschluß, ob während der Registrierdauer in den einzelnen Ableitungspositionen ein Nystagmus vorhanden war oder nicht. Es gestattet einen Vergleich der vestibulären Reaktionen von unterschiedlichen Untersuchungsbedingungen. Zugleich vermittelt es einen Eindruck vom zeitlichen Verlauf des vestibulo-okulären Reflexes sowohl im Ganzen als auch im Detail bezüglich aller Nystagmusparameter. Langzeitregistrierungen lassen erkennen, ob ein Nystagmus als transitorisch oder unerschöpflich einzustufen ist. Das Kurvenbild selbst gibt ferner Aufschluß, ob es sich um einen regulären Nystagmus, bestehend aus langsamer und schneller Komponente mit jeweils konstanter Winkelgeschwindigkeit oder um einen Sondertyp handelt. Solche Sonderformen sind sowohl die langsamen Pendeldeviationen als Ausdruck einer sehr schwachen vestibulären Reaktion oder Störung als auch der hüpfende und der Pendelnystagmus sowie das pendelartige Rucken (siehe auch Abschnitt 2.4.1).
Aufgrund seines Informationsgehaltes besitzt das Elektronystagmogramm einen hohen dokumentarischen Wert, der zwar etwa gleichrangig neben seiner Bedeutung für den Nachweis eines Spontannystagmus steht, aber unter anderem dadurch eingeschränkt wird, daß die Elektronystagmographie nur mit unverhältnismäßig großem technischen Aufwand auch bei der Fahndung nach Provokationsnystagmus eingesetzt werden kann.
Im hellen Raum und bei geöffneten Augen stellen auch heute noch Filmaufnahmen mit einem Gitternetz vor den Bulbi die zuverlässigste Dokumentation eines Nystagmus dar. Für Routineuntersuchungen haben sich kinematographische Verfahren jedoch sowohl aus Kostengründen als auch wegen ihrer schwierigen Auswertbarkeit nicht durchgesetzt.

8.3 Quantifizierung des Spontannystagmus

Im einfachsten Fall einer Auswertung ließe sich ein registrierter Nystagmus zwar bezüglich seiner Richtung, Amplitude, Frequenz und Dauer in die Frenzelsche Pfeilsymbolik übertragen, doch bliebe dieses Vorgehen ebenso subjektiv wie die Bewertung des Nystagmus unter der Leuchtbrille seitens des Untersuchers, wenn dabei das Elektronystagmogramm nicht wirklich ausgemessen, sondern nur summarisch vom Betrachter beurteilt würde.

An Versuchen, einen registrierten Nystagmus zahlenmäßig auszuwerten, hat es seit Beginn der Elektronystagmographie nicht gefehlt. Im Vordergrund des Bemühens stand dabei allerdings stets die Suche nach einem einzigen Parameter, mit dem die Vielgestaltigkeit des Elektronystagmogramms in möglichst einfacher Weise charakterisiert werden sollte. Ausgehend von den experimentellen Gleichgewichtsprüfungen, bei denen in der Regel in einem Zeitintervall unmittelbar aufeinanderfolgende Nystagmusschläge registriert werden, versuchten JUNG (1948), MITTERMAIER (1954), GROHMANN und MINNIGERODE (1967) die Stärke der vestibulären Reaktion mit der Amplitudensumme der langsamen Nystagmuskomponente zu beschreiben. JONGKEES (1969) mißt der Dauer und Latenzzeit nur einen beschränkten Wert für die Beurteilung eines Nystagmus bei. DOHLMANN (1936), HENRIKSSON (1955), ASCHAN u. Mitarb. (1956), STAHLE (1956), JONGKEES und PHILIPSZOON (1964) bewerten ein Elektronystagmogramm nach der Winkelgeschwindigkeit der langsamen Nystagmuskomponente. OHM (1939) versuchte mit dem Produkt Amplitude × Frequenz die einem Nystagmus innewohnende Energie zu erfassen. In Anlehnung an TOROK (1957) bestimmt CLAUSSEN (1969) die Frequenz in einem 30 sec Intervall im Bereich des Frequenzmaximum. Mit einer Theorie des Drehnystagmus gelang es GROHMANN (1972) die vestibuläre Reaktion mit nur zwei Nystagmusfunktionen, je einer für die Frequenz und für die Amplitude der langsamen Komponente, vollständig zu beschreiben und die übrigen gebräuchlichen Parameter wie Schlagzahl, Gesamtamplitude und Winkelgeschwindigkeit aus diesen beiden Funktionen abzuleiten. Die Dauer erwies sich in dieser Theorie als jener schon von MITTERMAIER (1965) erkannte Rahmen, in dessen Grenzen sich die vestibuläre Reaktion abspielt. Der Latenzzeit wird jedoch als weiterem unabhängigen Parameter noch stärkere Beachtung geschenkt werden müssen.

Mit nur einem Parameter läßt sich ein Elektronystagmogramm quantitativ nicht eindeutig erfassen. Dieses wichtige Ergebnis, abgeleitet vom experimentellen Drehnystagmus, kann verallgemeinernd auf jedes Elektronystagmogramm übertragen werden. Der gesamte Informationsgehalt eines Elektronystagmogramms bezüglich einer vestibulären Reaktion ist eindeutig nur dann bestimmt, wenn neben der Richtung und Dauer des Nystagmus sowie eventuell seiner Latenzzeit auch seine Frequenz und die Amplitude der langsamen Nystagmuskomponente angegeben wird. Auf die Angabe der Winkelgeschwindigkeit der langsamen Komponente kann verzichtet werden, da sie aus den beiden voneinander unabhängigen Parametern Frequenz und Amplitude berechenbar ist. Inwieweit auch die Auswertung der schnellen Komponente erforderlich ist, läßt sich nur nach näherer Erforschung des vestibulo-okulären Reflexes beantworten. Im nachhinein ist es beeindruckend, mit welcher Sicherheit FRENZEL schon 1955 die Widersprüchlichkeit einer Nystagmusbewertung mit nur einem Parameter erkannt und in seinem Nystagmusschema mit der Pfeilsymbolik und den Zeiteintragungen genau die oben genannten Kenngrößen zur vollständigen Beschreibung eines Nystagmus herangezogen hat.

Im Gegensatz zu den experimentellen Vestibularisprüfungen dient die Elektronystagmographie bei der Fahndung nach Spontannystagmus in erster Linie dem Nachweis und der Dokumentation, weniger der Quantifizierung eines solchen, weil für diagnostische Zwecke vor allem die Existenz und Qualität eines Spontannystag-

mus von Bedeutung ist. Das mag jedoch auf den Umstand zurückzuführen sein, daß es bislang an einer einfachen Auswertungsmethode fehlt, die alle Parameter erfaßt. Dem heutigen Kenntnisstand zufolge ist das Problem der quantitativen Nystagmusauswertung nur elektronisch mit Prozeßrechnern zu lösen. Erst danach wird sich erweisen, in welchem Maße sämtliche Parameter zum Vergleich von unterschiedlichen Vestibularisbefunden herangezogen werden müssen und worin ihr Wert für eine umkehrbar eindeutige Zuordnung zu vestibulären Krankheitsbildern besteht.
Quantitativ betrachtet sind zwei in einem Elektronystagmogramm dokumentierte Vestibularisbefunde dann und nur dann einander gleich, wenn alle zugehörigen Nystagmusparameter innerhalb der Meß- und Auswertungsgenauigkeit übereinstimmen. Als verschieden sind sie bereits dann anzusehen, wenn sie sich in nur einem Parameter signifikant voneinander unterscheiden.

8.4 Grenzen und Fehlermöglichkeiten der Elektronystagmographie

Der zunehmende Einsatz der Elektronystagmographie für die Vestibularisdiagnostik sollte von einem kritischen Wissen über ihre Leistungsgrenzen und Fehlermöglichkeiten begleitet sein. Diese resultieren aus den physiologischen Grundlagen der Methodik, aus apparativen und räumlichen Gegebenheiten des Untersuchers ebenso wie aus der Disposition und Mitarbeit des Patienten. Das in der Regel nicht von ihm selbst, sondern von einer medizinischen Hilfskraft aufgenommene elektronystagmographische Dokument muß vom Arzt unter Berücksichtigung einer Vielfalt von Artefaktmöglichkeiten interpretiert werden.
Bei Ausschluß von Artefakten treten an den Ableitungselektroden nur dann Potentialänderungen auf, wenn die elektrische Dipolachse der Augen ihre Lage relativ zu den Elektroden ändert. Dies geschieht nicht beim Vorliegen eines rein rotierenden Nystagmus. So ist nach MITTERMAIER (1965) und KORNHUBER (1965) die klinisch überaus wichtige Form des rein rotierenden Nystagmus weder elektro- noch photoelektronystagmographisch erfaßbar.
Ebenso wie bei der direkten Beobachtung der Augenbewegungen unter der Leuchtbrille bedient man sich in der Elektronystagmographie des okulomotorischen Systems als Anzeigeinstrument. Bei der Ableitung von Potentialschwankungen an den periorbital angelegten Elektroden und ihrer Verstärkung zwecks elektromagnetischer Speicherung oder Umsetzung in Hebelbewegungen eines elektromechanischen Kurvenschreibers nutzt man darüber hinaus noch die elektrischen Dipoleigenschaften des Auges aus. Voraussetzung für eine Diagnostik von Vestibulariserkrankungen anhand von Nystagmusbefunden ist demzufolge entweder eine intakte Okulomotorik des Patienten oder im Falle einer Störung derselben eine genaue Kenntnis der Wechselwirkung einer solchen mit dem vestibulär bedingten Nystagmus. Bei Verwendung der Elektronystagmographie muß zudem noch von ungestörten elektrischen Dipoleigenschaften der Augen ausgegangen werden; denn trotz fehlenden Augendipols ist schon ein periodischer Nystagmus registriert worden (MINNIGERODE et al. 1977).
Das Elektronystagmogramm kann zusätzlich von Artefakten überlagert sein. Schon eine Verschiebung der Elektroden infolge von Zug an den Kabeln führt zu deutli-

chen Amplitudenänderungen der Aufzeichnung. Überlagerungen von Hautpotentialen, die z. B. durch Lidzwinkern, Lidkneifen oder Lidschluß, aber auch von Zungenbewegungen im Munde, durch forcierte Nasenatmung und andere Bewegungen der mimischen Muskulatur verursacht werden, sind oft von Nystagmusschlägen nicht eindeutig abzugrenzen und können bei der Auswertung eines Elektronystagmogramms leicht zu Fehldeutungen führen. Auch das Untersuchungsumfeld ist nicht ohne Einfluß auf einen unter der Leuchtbrille beobachteten oder einen registrierten Nystagmus. Sinnesreize jeglicher Art, besonders wenn sie richtungsgebunden auftreten, verändern in bisher unzureichend erforschtem Maße sämtliche Parameter eines Nystagmus. In das Untersuchungsergebnis geht ebenso der Bewußtseinsgrad des Patienten (Eckel et al., 1963) wie sein Lebensalter ein (Arslan, 1957; Rossberg, 1964; Zelenka u. Slaninova, 1964; Minnigerode et al., 1967).
Für die Vestibularisdiagnostik hat sich die Auswertung eines Elektronystagmogramms in erster Linie an der langsamen Komponente des Nystagmus, als jener vestibulären Ursprungs, zu orientieren. Nystagmusaufzeichnungen, die allein die schnellen Komponenten oder die langsamen nur unzureichend erfassen, büßen zwangsläufig an Aussagefähigkeit ein. Obwohl DC-gekoppelte Verstärker auch langsame Potentialänderungen unverfälscht auf Schreib- oder Speichersysteme übertragen, haben sie sich in der Elektronystagmographie nicht allgemein durchgesetzt. Grund dafür sind Nullinienabwanderungen infolge nicht vermeidbarer Polarisationspotentiale an den Elektroden oder verursacht durch Schlagfeldverlagerungen des Nystagmus.
Derartige Gleichspannungsverschiebungen überschreiten leicht den vom Registriergerät oder bei elektronischer Abtastung den vom Analog-Digitalwandler vorgegebenen Dynamikbereich für die Amplitudenaufzeichnung. Die heute vielfach gebräuchlichen AC-gekoppelten Verstärker unterdrücken zwar derartige langsame Potentialänderungen, gestatten aber auch keine Aussage über eventuelle Schlagfeldverlagerungen, welche durchaus einen Nystagmus qualitativ und quantitativ zu beeinflussen vermögen. Es sei in diesem Zusammenhang nur auf die einfache Untersuchung des Blickrichtungsnystagmus hingewiesen. Bei einer Zeitkonstanten von nur 1 sec oder darunter werden außerdem die langsamen Nystagmuskomponenten stark verfälscht verstärkt. Denn jede einmalige Deflektion ohne sofortige Rückbewegung der Augen zur Ausgangslage kann in der Aufzeichnung durch die von der Verstärkerelektronik bedingte Rückwanderung des Zeigerausschlages zur Nullinie die Form eines Nystagmus annehmen, wobei im Falle einer Zeitkonstanten von 1 sec der Ausschlag innerhalb dieser Zeit bereits auf 1/e seines Anfangswertes absinkt. Nach Kornhuber (1965) sollte deshalb die Zeitkonstante eines AC-gekoppelten Verstärkers nicht unter 2 sec liegen. Als praktikabel und daher empfehlenswert hat sich aber noch eine solche von 3 sec erwiesen. Eine solche Verstärkertechnik erlaubt sowohl die Aufzeichnung der langsamen Komponenten eines wenig frequenten und feinschlägigen Nystagmus als auch die Registrierung von sinusförmigen, langsamen Pendeldeviationen. Die Genese derartiger langsamer Hin- und Herbewegungen der Bulbi, die schon von Christian (1954), Aschan u. Mitarb. (1956), Hamersma (1957), Kornhuber (1959), Schilling (1959), Trincker u. Mitarb. (1961) beobachtet worden waren, ist bis heute nicht geklärt.
Unabhängig vom nachgeschalteten Verstärkertyp wird bei Verwendung der Photoelektronystagmographie in der Regel übersehen, daß bei Justierung beider Photo-

zellen auf Pupille und Iris die gemessenen Helligkeitsdifferenzen entgegengesetzt denen bei Einstellung auf Iris und Sklera sind. Überschreiten grobschlägige Nystagmen die mit der Justierung erfaßten Augenareale, so kommt es zu einer echten Fehlanzeige mit veränderter Amplitude und Richtungsänderung des Nystagmus in der Aufzeichnung, die mit der unter der Leuchtbrille wirklich zu beobachtenden Bewegung der Augen nicht mehr übereinstimmt. Unbeachtet bleibt bei dieser Registriermethode außerdem der infolge der Kreisform von Pupille und Iris in der Horizontalableitung bei Vertikalbewegungen der Bulbi entstehende sowie der in der Vertikalableitung von horizontalen Augenbewegungen verursachte Scheinnystagmus. Bei großen Schlagfeldänderungen wird ein überlagerter Nystagmus u. U. überhaupt nicht mehr registriert, weil beide Photozellen nur gleichhelle Sklerabezirke erfassen. Abgesehen von der Beschränkung der Photoelektronystagmographie auf die Registrierung eines Nystagmus bei geöffneten Augen und den im Verhältnis zur Elektronystagmographie sehr viel deutlicher in Erscheinung tretenden Lidschlagartefakten, sollte der angeführten Gründe wegen diese Methode nicht zur Aufzeichnung eines mittel- und grobschlägigen Nystagmus verwendet werden. Ihre Stärke liegt aufgrund der gegenüber der Elektronystagmographie wesentlich höheren Empfindlichkeit im Nachweis und in der Dokumentation von sehr feinschlägigen Nystagmen.

Neben dem rotierenden Nystagmus und dem Nystagmus retractorius sind nach Kornhuber (1965) eine Reihe von Nystagmen im Routine-Elektronystagmogramm mit bitemporaler Ableitung nicht zu erkennen. Nystagmen mit Phasenumkehr der Bewegungen der Augen lassen sich nur durch Einzelableitung beider Augen erfassen. Ein latenter Nystagmus bei monokulärer Fixation erfordert eine separate Prüfung dieser Fixation und des optokinetischen Nystagmus mit monokulären Reizen. Blicklähmungen, ein Blickrichtungs- oder ein blickparetischer Nystagmus lassen sich besser durch einfache Beobachtung als durch Nystagmographie beurteilen, weil es auf die Mitarbeit des Patienten ankommt.

Derart prinzipielle Einschränkungen weisen der Elektronystagmographie im Rahmen der Fahndung nach Spontan- und Provokationsnystagmus einen zur Beobachtung unter der Leuchtbrille nachgeordneten Platz zu.

8.5 Der Wert der Elektronystagmographie für die Fahndung nach Provokationsnystagmus

Alles bisher Gesagte über die Elektronystagmographie zum Nachweis, zur Dokumentation und Quantifizierung eines Spontannystagmus gilt ebenso für die Registrierung eines Provokationsnystagmus. Hinzu kommen allerdings aus dem Gang der Untersuchung resultierende Schwierigkeiten für eine artefaktarme Aufzeichnung des Nystagmus.

Der Kopf des Patienten oder auch sein gesamter Körper werden während der Fahndung nach Provokationsnystagmus bewegt, so daß mechanische Auswirkungen auf die Elektrodenlage, verfälschende Muskelpotentiale oder ein Einfluß der Halswirbelsäule auf den gesuchten Nystagmus insbesondere dann nicht ausgeschlossen werden können, wenn die Provokationsphase mitregistriert werden soll. Die aus dem Untersuchungsgang resultierenden Artefakte lassen sich nur mit extrem hohem

technischen Aufwand verhindern. Notwendig dafür wäre ein elektronisch steuer- und in mindestens zwei Achsen kipp- und drehbarer Lagetisch mit diversen Sicherheitsvorrichtungen für den Patienten.
Wenn auch von einer etwas differierenden Ausprägung der Artefakte begleitet, unterscheiden sich Elektro- und Photoelektronystagmographie hinsichtlich ihres Wertes für die Fahndung nach Provokationsnystagmus nicht.
Im Falle der Aufzeichnung eines Provokationsnystagmus sollte man sich im klaren sein, daß Informationen vom Untersuchungsbefund verlorengehen, wenn nicht ebenso wie im Frenzelschema zusätzliche Notizen über vegetative Mißempfindungen und die Art eines eventuellen Begleitschwindels angefertigt werden. Das Elektronystagmogramm gibt nur Aufschluß über einen registrierten Nystagmus, es enthält jedoch keine Informationen über subjektive Schwindelsensationen oder vegetative Symptome des Patienten.
Die im Gegensatz zur Registrierung eines Spontannystagmus verstärkten Einschränkungen und vermehrten Artefaktgefahren stellen den Wert der Elektronystagmographie bei der Fahndung nach Provokationsnystagmus ohne die genannten technischen Voraussetzungen so sehr in Frage, daß der Einsatz dieser Registriermethode zu diesem Zweck nur mit größtem Vorbehalt den Befunden gegenüber erwogen werden sollte.
Eine kritische Betrachtung ordnet die Elektronystagmographie als ergänzende Untersuchungsmethode dem von Frenzel erarbeiteten Schema zur Fahndung nach Spontan- und Provokationsnystagmus bei und schränkt ihren dokumentarischen Wert aufgrund der Artefaktmöglichkeiten ein. Selbst ein hinsichtlich seines vollständigen Informationsgehaltes mit einem in den Anfängen bereits existierenden elektronischen Verfahren ausgewertetes Elektronystagmogramm ersetzt nicht die orientierende Fahndung nach Spontan- und Provokationsnystagmus mit der Leuchtbrille und wäre auch heute noch für sich allein zum Zwecke einer Vestibularisdiagnostik gewertet, nicht zu vertreten. Den von Megighian (1959), Greiner u. Mitarb. (1961), Montandon (1961) oder in jüngster Zeit von Toglia und Egyed (1976) unternommenen Versuchen, allein aus dem Kurvenverlauf, d.h. unter Verzicht auf eine quantitative Auswertung aller Nystagmusparameter, auf bestimmte Krankheitsbilder schließen zu wollen, kann nur mit größter Skepsis begegnet werden.

Literaturverzeichnis

Aanta, E.: Caloric test with air. Acta oto-laryng. (Stockh.) Suppl. **224,** 82 (1967)

Abels, H.: Die Seekrankheit. In: Handb. d. Neurol. d. Ohres Bd. III, hrsg. v. G. Alexander u. O. Marburg, Berlin, Wien: Urban & Schwarzenberg 1926

Alexander, G.: Zur Frage der pathologischen Bedeutung der endolymphatischen Labyrinthblutung. Arch. Ohrenheilk. **59,** 13 (1903)

Alexander, G.: Die Ohrenkrankheiten im Kindesalter. Leipzig: Vogel 1912

Altmann, F.: Morbus Menière. Fortschr. Hals-, Nas.-Ohrenheilk. **2,** 1 (1955)

Arslan, M.: The senescence of the vestibular apparatus. Pract. oto-rhino-laryng. (Basel) **19,** 475 (1957)

Aschan, G., Stahle, I.: Nystagmus in Menière's disease during attacks. Acta oto-laryng. (Stockh.) **47,** 189 (1957)

Aschan, G., Bergstedt, M., Stahle, J.: Nystagmography. Recording of nystagmus in clinical neuro-otological examinations. Acta oto-laryng. (Stockh.) Suppl. **129,** 1 (1956)

Aubry, M., Pialoux, P., Bouchet, J.: Le nystagmus de position en oto-neurologie. Ann. Oto-laryng. (Paris) **71,** 531 (1954)

Bárány, R.: Untersuchungen über den vom Vestibularapparat des Ohres reflektorisch ausgelösten rhythmischen Nystagmus und seine Begleiterscheinungen. Mschr. Ohrenheilk. **40,** 193 (1906)

Bartels, M.: Über Drehnystagmus mit und ohne Fixation. Albrecht v. Graefes Arch. Ophthal. **110,** 426 (1922)

Beckinger, D., Kornhuber, H. H.: Vertigo caused by undiagnosed absences. Proc. V. Extraordinary Meeting of Bárány Soc., Kyoto, 270 (1975)

Bechterew, W.: Ergebnisse der Durchschneidung des N. acusticus nebst Erörterungen der Bedeutung der semicirculären Canäle für das Körper-Gleichgewicht. Pflügers Arch. ges. Physiol. **30,** 312 (1883)

Bonnefoy, J., Boucher, M.: A propos de trois observations de nystagmus pendulaire post-traumatique. J. franc. ORL **13,** 877 (1967) und Diskussion

Borries, G. V. Th.: Ein neues Labyrinthfistelsymptom. Acta otolaryng. (Stockh.) **2,** 485 (1921)

Borries, G. V. Th.: Vaskuläre Labyrinthfistelsymptome. Mschr. Ohrenheilk. **57,** 443 (1923)

Borries, G. V. Th.: Zur Klinik des Nystagmus. Mschr. Ohrenheilk. **57,** 443 (1923)

Borries, G. V. Th.: Statisch (cephalostatisch) ausgelöster Nystagmus. Arch. Ohr.-, Nas.- u. Kehlk. Heilk. **112,** 53 (1925)

Borries, G. V. Th.: A contribution to the clinic of non purulent otogeneous encephalitis. Acta oto-laryng. (Stockh.) Suppl. **67,** 13 (1948)

Broser, F.: Die cerebralen vegetativen Anfälle. Berlin, Heidelberg, Göttingen: J. Springer 1958

Brünings, W.: Beiträge zur Theorie. Methodik und Klinik der kalorimetrischen Funktionsprüfung des Bogengangsapparates. Z. Ohrenheilk. **63,** 20 (1911)

Brunner, H.: Otologische Diagnostik der Hirntumoren. Berlin: Urban & Schwarzenberg 1936

Buys, E.: Du fonctionnement des centres du nystagmus. Bull. Soc. belge Otol. Lar. Rhin. **4,** 156 (1913)

Capps, M. J. et al.: Evaluation of the air caloric test as a routine examination procedure. Laryngoscope **83,** 1013 (1973)

Carmichael, E. A. et al.: Lesions of the cerebral hemispheres and their effects upon optokinetic and caloric nystagmus. Brain **77,** 345 (1954)

Cawthorne, T.: Positional Nystagmus. Ann. Otol. (St. Louis) **63,** 481 (1954)

Cawthorne, T., Hewlett, A. B.: Menière's Disease. Proc. Roy. Soc. Med. **47,** 663 (1954)
Christian, W.: Erfahrungen mit der Nystagmographie des kalorisch ausgelösten Nystagmus. Z. Laryng. Rhinol. **33,** 29 (1954)
Claussen, C. F.: Das Frequenzmaximum des kalorisch ausgelösten Nystagmus als Kennlinienfunktion des geprüften Vestibularorgans. Acta oto-laryng. (Stockh.) **67,** 639 (1969)
De Kleyn, A., Versteegh, C.: Some remarks upon the present position of the physiology of the labyrinth. J. Laryng. (Lond.) **41,** 649 (1927)
De Kleyn, A., Versteegh, C.: Über zwei seltene endokranielle Komplikationen. Z. Hals.-, Nas.- u. Ohrenheilk. **21,** 295 (1928)
Di Marzio, G., Ferreri, G.: L'influenza dell' abbacinamento sulla fase rapida del nistagmo vestibolare. Riv. oto-neurooftal. **4,** 501 (1927)
Dittrich, F. L.: Analyse d'une composante vectorielle du nystagmogramme normal chez l'homme. Medico (Lisbonne) **558,** 1 (1962)
Dittrich, F. L.: Etude mathématique des tracés ENG obtenus chez les lapins expérimentés et analyse des phénomènes physiques apparus. Acta oto-laryng. (Stockh.) **56,** 407 (1963)
Dittrich, F. L.: Le vestibulomètre rotatoire à accélérations continues, ses qualités techniques et ses applications cliniques. Révue d'Oto-neuro-ophthal. **37,** 256 (1965)
Dix, M. R., Hallpike, C. S.: The Pathology, symptomatology and diagnosis of certain common disorders of the vestibular system. Proc. Roy. Soc. Med. **45,** 341 (1952)
Dohlman, G.: Toward the method for quantitative measurement of the functional capacity of the vestibular apparatus. Acta oto-laryng. (Stockh.) **23,** 50 (1936)
Dohlman, G. F.: On the Mechanism of the Menière Attack. Arch. Oto-Rhino-Laryng. **212,** 301 (1976)
Dubbs, R.: Persönliche Mitteilung 1956
Dubois Reymond, E.: Untersuchungen über tierische Elektrizität. Untersuchungen 2.1, 236 (1849)
Eckel, W.: Über die Prüfung auf Lagenystagmus am sitzenden Patienten. HNO (Berl.) **1,** 267 (1949)
Eckel, W., Kuipers, G., Wendt, D.: Elektronystagmographische Untersuchungen zur tageszeitlichen und durch verschiedene Bewußtseinsgrade bedingte Variabilität des experimentellen Nystagmus. Arch. Ohr.-, Nas.- u. Kehlk. Heilk. **181,** 175 (1963)
Evers, I.: Charakteristischer Nystagmus bei Erkrankungen des extrapyramidalen Systems. Arch. Ohr.-, Nas.- u. Kehlk. Heilk. **160,** 64 (1951)
Ewald, R.: Physiologische Untersuchungen über das Endorgan des Nervus octavus. Wiesbaden: J. F. Bergmann 1892
Fischer, M. H.: Die Regulationsfunktionen des menschlichen Labyrinthes. München: J. F. Bergmann 1928
Fischer, M. H.: Zur quantitativen Prüfung des postrotatorischen Nystagmus. Klin. Wschr. **14,** 634 (1928)
Fitzgerald, G., Hallpike, C. S.: Studies in human vestibular function: Observations on the directional preponderance („Nystagmusbereitschaft") of caloric nystagmus resulting from cerebral lesion. Brain **65,** 115 (1942)
Fluur, E.: Interaction between the utricles and the horizontal semicircular canals. Acta oto-laryng. (Stockh.) **76,** 349 (1973)
Fluur, E.: Positional and positioning nystagmus as a result of utriculocupular integration. Acta oto-laryng. (Stockh.) **78,** 19 (1974)
Fluur, E.: Investigation of positional and positioning nystagmus by using a new type of electrically driven rotation table. Acta oto-laryng. (Stockh.) **78,** 385 (1974)
Fluur, E., Siegborn, J.: Interaction between the utricles and the horizontal semicircular canals. Unilateral selective sectioning of the horizontal ampullar nerve, followed by tilting around the longitudinal axis. Acta oto-laryng. (Stockh.) **75,** 17 (1973)
Fluur, E., Siegborn, J.: Interaction between the utricles and the horizontal semicircular canals. Unilateral selective sectioning of the horizontal ampullar nerve, followed by tilting around the longitudinal axis. Acta oto-laryng. (Stockh.) **75,** 393 (1973)
Fluur, E., Siegborn, J.: Interaction between the utricles and the horizontal semicircular canals. Sectioning of the horizontal ampullar nerve on one side, followed by tilting around the longitudinal axis. Acta oto-laryng. (Stockh.) **75,** 485 (1973)
Fluur, E., Siegborn, J.: The otolith organs and the nystagmus problem. Acta oto-laryng. (Stockh.) **76,** 438 (1973)

Fluur, E., Siegborn, J.: Interaction between the utricles and the vertical semicircular canals. Bilateral selective sectioning of anterior and posterior ampullar nerves or unilateral selective sectioning of two vertical ampullar nerves, followed by tilting around their bitemporal or longitudinal axis. Acta oto-laryng. (Stockh.) **77,** 80 (1974)
Fluur, E., Siegborn, J.: Interaction between the utricles and the vertical semicircular canals. Unilateral selective sectioning of the horizontal and vertical ampullar nerves, followed by tilting around the longitudinal axis. Acta oto-laryng. (Stockh.) **77,** 167 (1974)
Fredrickson, J. M. et al.: Vestibular nerve projection to the cerebral cortex of the Rhesus monkey. Experimental Brain Research **2,** 318 (1966)
Fremel, F.: Ein Tumor der Medulla oblongata unter dem Bilde einer Menièreschen Erkrankung. Z. Hals-, Nas.- u. Ohrenheilk. **29,** 207 (1931)
Frenzel, H.: Beiträge zur Theorie und Methodik der thermischen Vestibularerregung. Arch. Ohr.-, Nas.- u. Kehlk. Heilk. **113,** 234 (1925)
Frenzel, H. Nystagmusbeobachtung während der Drehung. Z. Hals-, Nas. u. Ohrenheilk. **12,** 637 (1925)
Frenzel, H.: Nystagmusbeobachtung mit einer Leuchtbrille. Klin. Wschr. **1925,** 138
Frenzel, H.: Der Nachweis von schwachem, bei gewöhnlicher Beobachtung nicht sichtbarem Spontannystagmus. Klin. Wschr. **1928,** 396
Frenzel, H.: Rucknystagmus als Halsreflex und Schlagfeldverlagerung des labyrinthären Drehnystagmus durch Halsreflexe. Z. Hals-, Nas.- u. Ohrenheilk. **21,** 177 (1928)
Frenzel, H.: Nystagmus als Hirnsymptom. Passow-Schaefers Beitr. **28,** 38 u. 221 (1930)
Frenzel, H.: Halsreflektorisches Augenrucken von vestibulärer Schlagform, ein typisches Vorkommnis bei vollständig oder nahezu vollständig Unerregbaren. Passow-Schaefers Beitr. **28,** 305 (1930)
Frenzel, H.: Tumoren im Bereich des 4. Ventrikels mit regelwidriger Schlagrichtung des kalorischen Nystagmus. Klin. Wschr. **1932,** 802
Frenzel, H.: Grundsätzliches zur Vestibularisuntersuchung bei Fliegern. Mit einem Anhang: Prinzip und Durchführung der Leuchtbrillenuntersuchung zum Zwecke der Nystagmusbeobachtung unter Ausschluß der Fixation. Luftfahrtmed. Abh. **1,** 192 (1936)
Frenzel, H.: Alkohollagenystagmus beim Menschen. Arch. Ohr.-, Nas.- u. Kehlk. Heilk. **146,** 220 (1938)
Frenzel, H.: Das Fahnden nach Spontannystagmus, der wichtigste Teil der Vestibularisuntersuchung in der Praxis. Z. Hals- usw. Heilk. **44,** 347 (1938)
Frenzel, H.: Massives Fistelsymptom ohne Fistel bei Mittelohreiterungen (Pseudofistelsymptom „mit Verzögerung" nach starker Kompression). Arch. Ohr.-, Nas.- u. Kehlk. Heilk. **152,** 207 (1943)
Frenzel, H.: Calorische Prüfung mittels Wasserfüllung des Gehörganges und mittels Luftgebläse. Z. Hals-, Nas.- u. Ohrenheilk. **50,** 185 (1943)
Frenzel, H.: Hüpfender Nystagmus, eine besondere Schlagform des Spontannystagmus. Nervenarzt **18,** 205 (1947)
Frenzel, H.: Nystagmustypen bei Kleinhirnabszessen. HNO (Berl.) **2,** 226 (1950)
Frenzel, H.: Retrolabyrinthärer Funktionsausfall des Nervus octavus durch otogenen Kleinhirnabszeß. HNO (Berl.) **2,** 273 (1951)
Frenzel, H.: Zur Differenzierung vestibulärer Schwindelerscheinungen. HNO (Berl.) **3,** 193 (1952)
Frenzel, H.: Neuere Bestrebungen zur Verbesserung der vestibulären Erregbarkeitsprüfungen und zur Frage einer „gezielten" Vestibularisprüfung in der Praxis. HNO (Berl.) **4,** 193 (1954)
Frenzel, H.: Spontan- und Provokationsnystagmus als Krankheits-Symptom. Leitfaden für seine Beobachtung, Aufzeichnung und Formanalyse. Berlin, Göttingen, Heidelberg: J. Springer 1955
Frenzel, H.: Zum Bauplan des nystagmogenen Vestibulariskomplexes. Arch. Ohr.-, Nas.- u. Kehlk. Heilk. **168,** 269 (1956)
Frenzel, H.: Zur Frage der Routinetechnik der thermischen Vestibularerregung. HNO (Berl.) **7,** 353 (1959)
Frenzel, H.: Zur Systematik, Klinik und Untersuchungsmethodik der Vestibularisstörungen. Arch. Ohr.-, Nas.- u. Kehlk. Heilk. **177,** 353 (1961)
Frenzel, H.: Disk. Bem. zum Vortrag Montandon. Acta oto-laryng. (Stockh.) **59,** 327 (1965)

Frenzel, H.: Die Geschwindigkeit der Primärphase des optokinetischen Nystagmus. Acta oto-laryng. (Stockh.) **63,** 222 (1967)
Frenzel, H., Tonndorf, E. Eb.: Zur Frage der Nystagmusmobilisation infolge geschlossener Augen und durch die Dunkelheit sowie zur Frage der Ausschaltung der Fixation durch die Leuchtbrille. Pract. oto-rhino-laryng. (Basel) **19,** 507 (1957)
Fromm, B., Nylén, C. O.: Contribution to the symptomatology of transplanted brain tumours in rats with and without labyrinths. Acta oto-laryng. (Stockh.) **23,** 1 (1936)
Fürstner, J., Kralovanszky, Z.: Über Fälle von vertikalem Nystagmus peripheren Ursprungs. Fül-Orr-, Gége-Gyógyászat (Budapest) **6,** 138 (1969)
Gerlings, P. G.: Peripheral positional nystagmus. J. Laryng. (Lond.) **42,** 147 (1948)
Graf, K.: Kleinhirnbrückenwinkelgeschwülste. Fortschr. Hals-, Nas.-Ohrenheilk. **2,** 146 (1955)
Greiner, G. F., Conraux, Cl., Picart, P.: La stimulation vestibulaire rotatoire de forme pendulaire et ses applications cliniques. Confin. neurol. (Basel) **21,** 438 (1961)
Groen, J. J.: On the Repeal of Ewald's Second Law. Acta oto-laryng. (Stockh.) Suppl. **159,** 42 (1960)
Grohmann, R.: Drehnystagmus als gesetzmäßige Folgeerscheinung physikalischer Vorgänge im menschlichen Gleichgewichtsorgan. Adv. oto-rhino-laryng. (Basel) **18,** 1 (1972)
Grohmann, R.: Zur Auswertung und Dokumentation von Elektronystagmogrammen. Z. Laryng. Rhinol. **54,** 498 (1975)
Grohmann, R., Minnigerode, B.: Gesamtamplitude und Frequenz als Bewertungsgrößen des experimentellen Nystagmus. Acta oto-laryng. (Stockh.) **63,** 551 (1967)
Günther, W.: Das Verhalten des Nystagmus im Anfall bei der Menièreschen Krankheit. HNO (Berl.) **9,** 97 (1961)
Güttich, A.: Disk. Bem. zu Grahe. Vers. südwestdeutsch. HNO-Ärzte 19./20. 10. 1929. Fol. Oto-Laryngologica **19,** 53 (1930)
Güttich, H.: Flüchtige neurologische Symptome bei der akuten nicht eitrigen Encephalitis. HNO (Berl.) **5,** 16 (1955)
Hakas, P., Kornhuber H. H.: Der vestibuläre Nystagmus bei Großhirnläsionen des Menschen. Arch. Psychiat. Nervenkr. **200,** 19 (1959)
Hallpike, C. S., Harrison, M. S., Slater, E.: Abnormalities of the caloric test results in certain varietis of mental disorder. Acta oto-laryng. (Stockh.) **39,** 151 (1950)
Hallpike, C. S.: Nystagmus de position. Acta oto-rhino-laryng. belg. **19,** 337 (1965)
Hallpike, C. S.: The caloric test: a review of its principles and practice with especial reference to the phenomenon of directional preponderance. In: The vestibular system and its disease. Hrsg. v. R. H. Wolfson, Philadelphia: University of Pennsylvania Press 1966
Hallpike, C. S.: Directional preponderance. Acta oto-laryng. (Stockh.) **79,** 409 (1975)
Hamersma, A.: The caloric test. A nystagmographical study. Diss., Amsterdam 1957
Hautant, A.: Les vertiges-névrites périphériques. Ann. d'Oto-Laryng. (Paris) **1,** 24 (1933)
Hennebert, C.: Reactions vestibulaires dans les labyrinthites. Clinique (Brux.) **23,** 565 (1909)
Hennebert, J.: Vestibularisreaktion auf die pneumatische Probe. Internat. Zentralbl. Ohrenheilk. **1,** 532 (1909)
Henriksson, N. G.: The correlation between the speed of the eyes in the slow phase of the nystagmus and vestibular stimulus. Acta oto-laryng. (Stockh.) **45,** 120 (1955)
Henriksson, N. et al.: A Synopsis of the Vestibular System. Basel: Sandoz Monographs 1972
Hensen, V.: Zit. n. Cl. F. Werner. Das Labyrinth. Leipzig: G. Thieme 1940
Högyes, A.: Über den Nervenmechanismus der associierten Augenbewegungen. Ann. d. Akad. d. Wissensch. Budapest **10, 11, 12** (1881)
Högyes, A.: Über den Nervenmechanismus der assoziierten Augenbewegungen. Berlin, Wien: Urban & Schwarzenberg 1913
Hofmann, W.: Vestibulariserscheinungen nach traumatischer Stapesluxation. Mschr. Ohrenheilk. **94,** 75 (1960)
Hofmann, W.: Vestibularisuntersuchungen nach Hemisphärektomie am Kaninchen. Arch. Ohr.-, Nas.- u. Kehlk. Heilk. **177,** 432 (1961)
Jatho, K.: Der pharmakologisch ausgelöste Vertikalnystagmus. Z. Laryng. Rhinol. **32,** 320 (1953)
Jongkees, L. B. W.: L'épreuve thermique. Considérations générales. Acta O.R.L. belg. **4,** 376 (1950)

Jongkees, L. B. W.: Über die Untersuchungsmethoden des Gleichgewichtsorganes. Fortschr. Hals-, Nas.-, Ohrenheilk. **1,** 1 (1953)
Jongkees, L. B. W.: Physiologie und Pathophysiologie des Vestibularorganes. Arch. Ohr.-, Nas.- u. Kehlk. Heilk. **194,** 1 (1969)
Jongkees, L. B. W., Philipszoon, A. H.: Electronystagmography. Acta oto-laryng. (Stockh.) Suppl. **189,** 1 (1964)
Jung, R.: Die Registrierung des postrotatorischen und optokinetischen Nystagmus und die optisch-vestibuläre Integration beim Menschen. Acta oto-laryng. (Stockh.) **36,** 199 (1948)
Jung, R.: Allgemeine Neurophysiologie. Zur Physiologie und Pathologie des optisch-vestibulären Systems des Menschen. In: Handb. d. inneren Med. Bd. V, hrsg. v. G. v. Bergmann, W. Frey u. H. Schwiegk, Berlin: J. Springer 1953
Jung, R., Mittermaier, R.: Zur objektiven Registrierung und Analyse verschiedener Nystagmusformen: Vestibulärer, optokinetischer und spontaner Nystagmus in ihren Wechselbeziehungen. Arch. Ohr.-, Nas.- u. Kehlk. Heilk. **146,** 410 (1939)
Khrapko, N. S.: Otoneurological investigation in tumors of the brain. Vestn. Oto-rino-laring. (Mosk.) **22,** 83 (1960)
Kirstein, R.: Zur klinischen Bedeutung der Vestibularisprüfung mit niederfrequentem Wechselstrom. Arch. Ohr.-, Nas.- u. Kehlk. Heilk. **155,** 75 (1949)
Kirstein, R.: Nystagmustypen bei Kleinhirntumoren. HNO (Berl.) **1,** 443 (1949)
Kirstein, R.: Elektrische Vestibularisprüfung ohne störende Miterregung des Facialis durch verzögert ansteigenden niederfrequenten Wechselstrom. Arch. Ohr.-, Nas.- u. Kehlk. Heilk. **155,** 405 (1949)
Kirstein, R.: Nystagmus bei lokalisierten elektrischen Reizen im Hirnstamm des Kaninchens. Arch. Ohr.-, Nas.- u. Kehlk. Heilk. **163,** 400 (1953)
Knapp, E.: Kommt Spontannystagmus beim Gesunden vor? HNO (Berl.) **2,** 17 (1950)
Knapp, P.: A clinical analysis of the inflammatory affections of the inner ear. Arch. Ophthal. (Chicago) **2,** 204 (1871)
Kobrak, F.: Klinische Beiträge zur funktionellen Otologie. Z. Laryng. Rhinol. **28,** 68 (1949)
Kobrak, F.: Disk. Bem. zum Referat Mittermaier. Arch. Ohr.-, Nas.- u. Kehlk. Heilk. **161,** 363 (1952)
Kobrak, F.: Zum Wesen der vestibulären Relationstests – „Doratest". Arch. Ohr.-, Nas.- u. Kehlk. Heilk. **164,** 428 (1954)
Kobrak, H.: Zur Ausschaltung der Fixation bei der Nystagmusbeobachtung. Int. Zbl. Ohrenheilk. **35,** 199 u. 200 (1932)
Koch, H., Henriksson, N. G., Lundgren, A., Andgren, G.: Directional preponderance and spontaneous nystagmus in eye-speed recording. Acta oto-laryng. (Stockh.) **50,** 517 (1959)
Kornhuber, H. H.: Der periodisch alternierende Nystagmus (Nystagmus alternans) und die Enthemmung des vestibulären Systems. Arch. Ohr.-, Nas.- u. Kehlk. Heilk. **174,** 182 (1959)
Kornhuber, H. H.: Neurologische Grundlagen des zentralen Nystagmus und der Blicklähmungen. HNO (Berl.) **8,** 217 (1960)
Kornhuber, H. H.: Physiologie und Klinik des zentralvestibulären Systems. In: Handb. d. Hals-Nasen-Ohrenheilk. Bd. III/3, hrsg. v. J. Berendes, R. Link u. F. Zöllner, Stuttgart: G. Thieme 1966
Kornhuber, H. H.: Physiologie und Klinik des vestibulären Systems. Arch. Ohr.-, Nas.- u. Kehlk. Heilk. **194,** 111 (1969)
Kornhuber, H. H.: Nystagmus and Related Phenomena in man: An Outline of Otoneurology. Handbook of Sensory Physiology Volume VI/2, hrsg. v. H. H. Kornhuber Berlin, Heidelberg, New York: Springer 1974
Kornhuber, H. H.: Zur Differentialdiagnose des Schwindels. Arch. Oto-Rhino-Laryng. **212,** 339 (1976)
Kornhuber, H. H., Waldecker, G.: Akute isolierte periphere Vestibularisstörungen. Arch. Ohr.-, Nas.- u. Kehlk. Heilk. **173,** 340 (1958)
Kornmüller, A. E.: Über einige bei Willkürbewegungen und auf Sinnesreize auftretende bioelektrische Erscheinungen der Hirnrinde. Z. Sinnesphysiol. **68,** 119 (1940)
Kornmüller, A. E.: Erregbarkeitssteuernde Elemente und Systeme des Nervensystems – Grundriß ihrer Morphologie, Physiologie und Klinik. Fortschr. Neurol. Psychiat. **18,** 534 (1950)

Lange, G.: Erholungs-Nystagmus nach einseitigen Labyrinthschäden und seine Begleitsymptome. Beobachtung seiner Entstehung und seines Verlaufes. Arch. Ohr.-, Nas.- u. Kehlk. Heilk. **184,** 521 (1965)
Langenbeck, B.: Persönliche Mitteilung, 1964
Leicher, H. Persönliche Mitteilung, 1957
Leidler, R.: Zit. n. Broser. Die cerebralen vegetativen Anfälle. Berlin, Heidelberg, Göttingen: J. Springer 1958
Leisse, O.: Beispiele aus der Praxis für die Unsicherheit der Vestibularisdiagnose. HNO (Berl.) **8,** 218 (1960)
Leyle, D. J., Mayfield, F. H.: Retraction nystagmus: a case report. Amer. J. Ophthalm. **37,** 177 (1954)
Lindsay, I. R.: Labyrinth dropsy and Menière's disease. Arch. Oto-laryng. (Chicago) **35,** 853 (1942)
Lindsay, I. R.: The significance of a positional nystagmus in otoneurological diagnosis. Laryngoscope (St. Louis) **55,** 527 (1945)
Lindsay, I. R., Hemmenway, W. G.: Postural vertigo due to unilateral sudden partial loss of vestibular function. Ann. Otol. (St. Louis) **65,** 692 (1956)
Loewy, K.: Zit. n. Broser. Die cerebralen vegetativen Anfälle. Berlin, Heidelberg, Göttingen: J. Springer 1958
Lorente de Nó, R.: Die Grundlagen der Labyrinthphysiologie. Skandin. Arch. Physiol. **49,** 251 (1926)
Lorente de Nó, R.: Vestibulo-ocular reflex arc. A.M.A. Arch. Neurol. Psychiat. **30,** 245 (1933)
Lund, R.: Theorie des Labyrinthfistelsymptoms. Mschr. Ohrenheilk. **65,** 1511 (1931)
Magoun, H. W.: An ascending reticular activating system in the brain stem. Arch. Neurol. Psychiat. (Chicago) **67,** 145 (1952)
Martins, M.: Symptomatologie und Therapie der Stapesimpression und Stapesluxation. HNO (Berl.) **24,** 396 (1976)
Marx, H.: Über den galvanischen Nystagmus. Z. Ohrenheilk. **63,** 201 (1911)
Mayoux, R.: Quelques notions nouvelles sur le vertige. Méthodes d'exploration de l'appareil vestibulaires. Paris: Masson et Cie 1951
Megighian, D.: Electronistagmografia. Collana Neurografica di Minerva otorinolaring. **310** (1959)
Megighian, D., Waldecker, G.: Über die Beeinflussung des vestibulären Nystagmus durch physiologische Interferenzfaktoren. Arch. Ohr.-, Nas.- u. Kehlk. Heilk. **179,** 207 (1961)
Megighian, D., Decher, H.: Elektronystagmographische Registrierung des Konvergenzklonus in einem Fall von Nystagmus retractorius. Arch. Ohr.-, Nas.- u. Kehlk. Heilk. **179,** 611 (1962)
Menzio, P., Voena, G.: Änderungen der eigenen elektrischen Aktivität der vestibulären Kerne nach Hirnhautreizung (Elektrophysiologische Forschung). Arch. Ohr.-, Nas.- u. Kehlk. Heilk. **185,** 595 (1965)
Meran, A., Pfaltz, C. R.: Der akute Vestibularisausfall. Arch. Oto-Rhino-Laryng. **209,** 229 (1975)
Meyer zum Gottesberge, A.: Lagenystagmus. Zbl. Hals-, Nas.- u. Ohrenheilk. **33,** 1 (1940)
Meyer zum Gottesberge, A.: Lagenystagmus. Z. Laryng. Rhinol. **27,** 239 (1948)
Meyer zum Gottesberge, A., Maurer, W.: Über den Funktionsmechanismus des vertikalen Bogengangssystems bei der Entstehung des rotatorischen und vertikalen Nystagmus. Arch. Ohr.-, Nas.- u. Kehlk. Heilk. **155,** 705 (1949)
Mills, Ch. K.: Nervous system and its diseases. Philadelphia: Lippinkott 1898
Mills, Ch. K.: The reclassification of some organic nervous diseases on the basis of the neuron. J. Amer. med. Ass. **31,** 11 (1898)
Minnigerode, B.: Akut aufgetretener, reizwiderstandsfähiger, periodisch-alternierender Rucknystagmus (Nystagmus alternans) im Verlauf einer otogenen Meningitis. Arch. Ohr.-, Nas.- u. Kehlk. Heilk. **179,** 417 (1962)
Minnigerode, B.: Transitorischer richtungswechselnder Lage- bzw. Lagerungs-Nystagmus beim Kinde. Arch. Ohr.-, Nas.- u. Kehlk. Heilk. **179,** 425 (1962)
Minnigerode, B.: Disk. Bem. Arch. Ohr.-, Nas.- u. Kehlk. Heilk. **182,** 575 (1963)

Minnigerode, B.: Zum Nystagmusverhalten bei vorübergehender reizloser Ausschaltung der Großhirnrinde im Bereich des Lobus temporalis mittels direkter Unterkühlung. Acta oto-laryng. (Stockh.) **60,** 428 (1970)
Minnigerode, B.: Nystagmusbefunde bei unkomplizierter akuter Otitis media purulenta. Pract. oto-rhino-laryng. (Basel) **32,** 244 (1970)
Minnigerode, B.: Zur Methodik der Nystagmusprüfung bei Schädelverletzten. Mschr. Unfallheilk. **74,** 282 (1971)
Minnigerode, B.: Das Nystagmusbild beim synkopalen vertebrobasilären Anfallsyndrom. Pract. oto-rhino-laryng. (Basel) **34,** 101 (1972)
Minnigerode, B.: Kritisches zur Standardisierung quantitativer Vestibularisprüfungen unter besonderer Berücksichtigung des Frequenznystagmogrammes. Z. Laryng. Rhinol. **53,** 837 (1974)
Minnigerode, B.: Über den heutigen Stand der Funktionsprüfung des Vestibularis. HNO (Berl.) **25,** 41 (1977)
Minnigerode, B.: Bemerkungen zu dem Aufsatz von B. Conrad u. J. C. Aschoff: „Zur Frage der traumatischen Entstehung der Menièreschen Erkrankung." Nervenarzt **49,** 738 (1978)
Minnigerode, B., Grohmann, R., Vontin, H.: Elektronystagmographische Untersuchungen zum Verhalten der Labyrinthfunktion gesunder Versuchspersonen verschiedenen Lebensalters. Pract. oto-rhino-laryng. (Basel) **29,** 153 (1967)
Minnigerode, B., Grohmann, R., Bartholomé, W.: Zur Problematik der Elektronystagmographie in der klinischen Diagnostik der Vestibulariserkrankungen. Arch. Otorhinolaryngol. **218,** 123 (1977)
Minnigerode, B., Berend, R.: Spontan- und Provokationsnystagmus als Kriterium der Wirkungsdauer von Hypnotika und Narkotika bei ambulanten Eingriffen. Z. Laryng. Rhinol. **57,** 524 (1978)
Minnigerode, B., Meißner, R.: Funktionsrückkehr ohne und mit Erholungsnystagmus nach plötzlichem einseitigen isolierten Vestibularisausfall. Arch. Oto-Rhino-Laryng. **225,** 249 (1979)
Mittermaier, R.: Über die Amplitude des experimentell ausgelösten Nystagmus. Pract. oto-rhino-laryng. (Basel) **16,** 108 (1954)
Mittermaier, R.: Disk. Bem. HNO (Berl.) **8,** 218 (1960)
Mittermaier, R.: Die experimentellen Gleichgewichtsprüfungen. In: Handb. d. Hals-, Nas.- u. Ohrenheilk., Bd. III/1, hrsg. v. J. Berendes, R. Link, F. Zöllner, Stuttgart: Thieme 1965
Montandon, A.: Les relations du système nerveux végétatif el du labyrinth. Rev. Laryng. (Bordeaux) **71,** 289 (1950)
Montandon, A.: Discussion au sujet de la second loi d'Ewald. Acta oto-laryng. (Stockh.) Suppl. **159,** 56 (1960)
Montandon, A.: Etude Electronystagmographique du Syndrome de Menière. Acta oto-laryng. (Stockh.) **53,** 287 (1961)
Moser, F.: Herdsymptome bei oto- und rhinogener Meningitis und ihre diagnostische Verwendung. Arch. Ohr.-, Nas.- u. Kehlk. Heilk. **154,** 421 (1944)
Mowrer, O. H., Ruch, T. C., Miller, N. G.: The corneo-retinal potential difference as the basis of the galvanometric method of recording eye movements. Psychol. Bull. **32,** 566 (1935)
Mygind, S. H.: Ein neues Fistelsymptom. Mschr. Ohrenheilk. **54,** 260 (1918)
Mygind, S. H.: Studies of the function of the labyrinth. Acta oto-laryng. (Stockh.) **7,** 161 (1925)
Mygind, S. H.: The theory of the function of the static part of the labyrinth. Acta oto-laryng. (Stockh.) **11,** 137 (1927)
Mygind, S. H.: Über vertikalen Nystagmus. Arch. Ohr.-, Nas.- u. Kehlk. Heilk. **128,** 70 (1931)
Mygind, S. H.: The vestibular tonus and its influence on normal and pathological labyrinthine phenomena. Acta oto-laryng. (Stockh.) Suppl. **100,** 55 (1952)
Mygind, S. H.: Mechanism of vestibular manifestations in intracranial lesions. Acta oto-laryng. (Stockh.) **43,** 291 (1953)
Neil Gordon: Lancet **1954,** 1216
Neumann, H.: Der otitische Kleinhirnabszeß. Leipzig, Wien: F. Deuticke 1907
Neveling R., Poeck, K.: Störungen der schnellen Nystagmusphase bei Oblongataherd (Wallenberg-Syndrom). Arch. Ohr.-, Nas.- u. Kehlk. Heilk. **176,** 470 (1960)

Nylén, C. O.: The labyrinthine fistula Symptoms and pseudofistula Symptoms in otitis. Acta oto-laryng. (Stockh.) Suppl. **3,** 1 (1923)
Nylén, C. O.: Some cases of ocular nystagmus due to certain positions of the head. Acta oto-laryng. (Stockh.) **6,** 106 (1924)
Nylén, C. O.: A clinical study on positional nystagmus in cases of brain tumour. Acta oto-laryng. (Stockh.) Suppl. **15,** 1 (1931)
Nylén, C. O.: Einiges über die Entwicklung der klinischen Vestibularisforschung während der letzten 25 Jahre, besonders bezüglich des Labyrinthfistelsymptoms und des Lagenystagmus. Acta oto-laryng. (Stockh.) **31,** 223 (1943)
Nylén, C. O.: Positional nystagmus. A review and future prospects. J. Laryng. (Lond.) **64,** 295 (1950)
Nylén, C. O.: The posture test. Acta oto-laryng. (Stockh.) Suppl. **109,** 125 (1953)
Ohm, J.: Über die Abhängigkeit des labyrinthären Rucknystagmus von der Beleuchtung und seiner Beziehungen zum Augenzittern der Bergleute. Acta oto-laryng. (Stockh.) **9,** 195 (1926)
Ohm, J.: Über die Erfolge der Nystagmusmessung und ein Schema zur Eintragung des Befundes. Arch. Ohr.-, Nas.- u. Kehlk. Heilk. **146,** 223 (1939)
Ohm, J.: Über flüchtige Vestibularisstörungen nebst Bemerkungen zur Wirkung der Leuchtbrille von Frenzel. Z. Hals-, Nas.- u. Ohrenheilk. **45,** 22 (1940)
Ohm, J. Die Mikroneurologie des Auges. Stuttgart: F. Enke 1943
Ohm, J.: Der Nystagmus alternans in der Begutachtung. Arch. Ohr.-, Nas.- u. Kehlk. Heilk. **170,** 584 (1957)
Pfaltz, C. R.: Progrès techniques en électronystagmographie. J. franç. Oto-rhino-laryng. **21,** 409 (1972)
Riecker, O. E.: Der experimentelle Lagenystagmus nach Luminalgaben. Z. Laryng. Rhinol. **28,** 138 (1949)
Romberg, G. v., Ohm, J.: Über den vestibulären Wechselstromnystagmus. Z. Nervenheilk. **154,** 230 (1942/43)
Rossberg, G.: Spontannystagmus und Drehschwindel. Arch. Ohr.-, Nas.- u. Kehlk. Heilk. **165,** 417 (1954)
Rossberg, G.: Die Altersabhängigkeit der vestibulären Leistungsfähigkeit. Ein Beitrag zur Regulationsfunktion des Vestibularissystems. Arch. Ohr.-, Nas.- u. Kehlk. Heilk. **181,** 475 (1964)
Rossberg, G., Kessler, G.: Über die Nystagmographie des rotatorischen Nystagmus. Z. Laryng. Rhinol. **32,** 472 (1953)
Rüedi, L., Escher, F.: Über die Auswertung der Gleichgewichtsprüfung in der otologischen Praxis. Pract. oto-rhino-laryng. (Basel) **11,** 147 (1949)
Ruttin, E.: Klinische und pathologisch-histologische Beiträge zur Frage der Labyrinthfistel. Mschr. Ohrenheilk. **43,** 121 (1909)
Ruttin, E.: Über Nystagmus bei Lagewechsel. Z. Hals-, Nas.- u. Ohrenheilk. **27,** 606 (1930)
Schierbeek, P.: Vestibular turning test by means of weak stimuli. Pract. oto-rhino-laryng. (Basel) **15,** 73 (1953)
Schilling, A.: Elektronystagmographische Befunde als Hinweis auf zentrale Koordinationsdefekte bei Stotterern. Arch. Ohr.-, Nas.- u. Kehlk. Heilk. **175,** 457 (1959)
Schmidt, C. L., Löhle, E.: Ätiologie und Differentialdiagnose des Lage- und Lagerungsnystagmus. Arch Otorhinolaryngology **223,** 361 (1979)
Schuknecht, H. F.: Cupulolithiasis. Arch. Otolaryng. **90,** 765 (1969)
Schuknecht, H. F.: Pathophysiology of Menière's disease. Oto-laryng. Clinics of N. Amer. **8,** 507 (1975)
Schuknecht, H. F.: Pathophysiology of Endolymphatic Hydrops. Arch. Oto-Rhino-Laryng. **212,** 253 (1976)
Seiferth, L. B.: Die Bedeutung des Lagenystagmus für die otologische und neurologische Diagnostik. Arch. Ohr.-, Nas.- u. Kehlk. Heilk. **143,** 52 (1937)
Shambaugh, G. E.: Observations on the endolymphatic sac in cases of hydrops. Arch. oto-laryng. (Chic.) **89,** 98 (1969)
Silverstein, H.: Partial or total eight nerve section in the treatment of vertigo. Ann. Oto-Rhino-Laryng. **86,** 47 (1978)

Spiegel, E. G., Sommer, J.: Ophthalmo- und Otoneurologie, Berlin, Wien: J. Springer 1931
Stahle, J.: Electronystagmography in the caloric test. Acta Soc. Med. upsalien. **61,** 307 (1956)
Stahle, J.: Allergy, Immunology, Psychosomatic, Hypo- and Hypertonus. General Etiology of Menières Disease. Arch. Oto-Rhino-Laryng. **212,** 287 (1976)
Stauder, K. H.: Epilepsie, Fortschr. Neurologie **6,** 419 (1934)
Stenger, H. H.: Pulssynchroner Pendelnystagmus, Fistelsymptom ohne Fistel und Lagefistelsymptom. Arch. Ohr.-, Nas.- u. Kehlk. Heilk. **162,** 213 (1953)
Stenger, H. H.: Vestibulariserscheinungen nach Stapesluxation. Ein Beitrag zur Frage des peripheren Lageny stagmus. HNO (Berl.) **4,** 206 (1954)
Stenger, H. H.: Über Lagerungsnystagmus unter besonderer Berücksichtigung des gegenläufigen transitorischen Provokationsnystagmus bei Lagewechsel in der Sagittalebene. Arch. Ohr.-, Nas.- u. Kehlk. Heilk. **168,** 220 (1955)
Stenger, H. H.: Nystagmustypen bei Kleinhirnbrückenwinkeltumoren, HNO (Berl.) **7,** 33 (1958)
Stenger, H. H.: Schaukelsymptom bei wechselweisen Betasten einer Bogengangsfistel und des ovalen Fensters. HNO (Berl.) **7,** 242 (1959)
Stenger, H. H.: „Erholungs-Nystagmus" nach einseitigem Vestibularisausfall, ein dem Bechterew-Nystagmus verwandter Vorgang. Arch. Ohr.-, Nas.- u. Kehlk. Heilk. **175,** 545 (1959)
Stenger, H. H.: Zur Klinik des akuten isolierten einseitigen Vestibularisausfalles. HNO (Berl.) **8,** 218 (1960)
Stenger, H. H.: Isolierte Vestibularisausfälle nach Stapesplastik. Arch. Ohr.-, Nas.- u. Kehlk. Heilk. **179,** 400 (1962)
Stenger, H. H.: Schwindelanalyse, Untersuchung auf Spontan- und Provokationsnystagmus. In: Handb. d. Hals-Nasen-Ohrenheilk. Band III/1, hrsg. v. J. Berendes, R. Link u. F. Zöllner, Stuttgart: G. Thieme 1965
Stenger, H. H.: Isolierter einseitiger Vestibularisausfall – Neuronitis vestibularis – Neuropathia vestibularis, Lagenystagmus – Lagerungsnystagmus – Otolithennystagmus. In: Handb. d. Hals-Nasen-Ohrenheilk. Bd. III/3, hrsg. v. J. Berendes, R. Link u. F. Zöllner, Stuttgart: G. Thieme 1966
Stenger, H. H.: Zur Analyse von Schwindelerscheinungen. Therapiewoche **17,** 1114 (1967)
Stenger, H. H.: Vestibularisuntersuchung in der Praxis. In: Handb. d. Hals-Nasen-Ohrenheilk. Bd. V, hrsg. v. J. Berendes, R. Link u. F. Zöllner, Stuttgart: G. Thieme 1979
Teng, P., Shanzer, S., Bender, M.: Effects of brainsystem lesions on optocinetic nystagmus in monkeys. Neurology (Minneap.) **8,** 22 (1958)
Toglia, J. U., Egyed, J.: Electronystagmography. Technical aspects and atlas. Springfield (Ill.): Thomas 1976
Tole, J. R.: A protocol for the air caloric test and a comparision with a standard water caloric test. Arch. Otolaryng. (St. Louis) **105,** 314 (1979)
Torok, N.: Significance of the frequency in caloric nystagmus. Acta oto-laryng. (Stockh.) **36,** 38 (1948)
Torok, N.: The culmination phenomenon and frequency pattern of thermic nystagmus. Acta oto-laryng. (Stockh.) **48,** 530 (1957)
Trincker, D., Sieber, J., Bartnal, J.: Schwingungsanalyse der vestibulär, optokinetisch und durch elektrische Reizung ausgelösten Augenbewegungen beim Menschen. Kybernetik **1,** 21 (1961)
Unterberger, S.: Versteckte Nystagmusreste und ihr Einfluß auf die Vestibularisreaktion. Neues über die Kompensation. Passow-Schaefer's Beitr. **28,** 246 (1931)
Unterberger, S.: Erläuterungen zum vestibulären Enthemmungsphänomen anhand eigener alter und neuer Beobachtungen. Z. Hals-, Nas.- u. Ohrenheilk. **42,** 255 (1937)
Venzlaff, U.: Disk. Bem. HNO (Berl.) **8,** 220 (1960)
Vogel, K.: Die Bewertung der Ergebnisse bei der calorischen Reaktion, insbesondere bei der Menièreschen Erkrankung. Z. Hals-, Nas.- u. Ohrenheilk. **23,** 39 (1929)
Vogel, K.: Über die Verwendung der galvanischen Nystagmusreaktion bei der Begutachtung von Schädelverletzten und zur Diagnose der Menièreschen Erkrankung. Z. Hals-, Nas.- u. Ohrenheilk. **28,** 30 (1930)
Vogel, K.: Über den Nachweis des latenten Spontannystagmus. Z. Laryng. Rhinol. **22,** 202 (1932)

Werner, Cl. F.: Das Labyrinth. Leipzig: G. Thieme 1940
Wessely, E. A.: Klinik der Hals-Nasen-Ohrenerkrankungen. Berlin, Wien: Urban & Schwarzenberg 1942
Wetterer, O., Bodechtel, G., Wullstein, H. L.: Schwindel (Tagung Nürnberg 1961) München: E. Banaschewski 1961
Wilbrand, H. F.: Menière's Disease-Roentgenologic Diagnosis. Arch. Oto-Rhino-Laryng. **212,** 331 (1976)
Wittmaack, K.: Die Ortho- und Pathobiologie des Labyrinthes. Stuttgart: G. Thieme 1956
Youngerman, W. M.: Kommt Spontannystagmus beim Gesunden vor? Arch. Ohr.-, Nas.- u. Kehlk. Heilk. **136,** 314 (1933)
Zechner, G.: Pathohistologie des Ductus und Saccus endolymphaticus beim Innenohrhydrops. Arch. Oto-Rhino-Laryng. **212,** 277 (1976)
Zelenka, J., Slaninova, B.: Changes of labyrinthfunction due to age. Csl. Otolaryng. **13,** 21 (1964)

Sachverzeichnis

3035736R00111

Printed in Germany
by Amazon Distribution
GmbH, Leipzig